1722

IC
A (Par Hacquet)
B

TRAITÉ
DES DISPENSES
DU CARÊME,

DANS LEQUEL ON DÉCOUVRE la fausseté des prétextes qu'on apporte pour les obtenir,

EN FAISANT VOIR PAR LA MECANIQUE du corps, les rapports naturels des alimens maigres, avec la nature de l'homme :

ET PAR L'HISTOIRE, PAR L'ANALYSE & par l'observation, leur convenance avec la santé.

SECONDE EDITION.

Revûe, corrigée, & augmentée par l'Auteur, de deux Dissertations, l'une sur les MACREUSES, & l'autre sur le TABAC.

TOME SECOND.

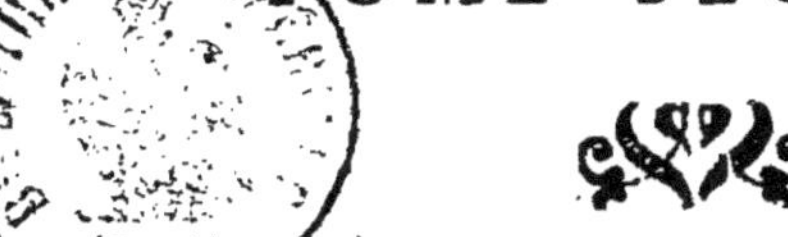

A PARIS,

Chez FRANÇOIS FOURNIER Libraire, en la maison de FREDERIC LEONARD, Imprimeur du Roi, rue Saint Jacques, à l'Ecu de Venise.

M. DCC. X.

AVEC PRIVILEGE DE SA MAJESTE'

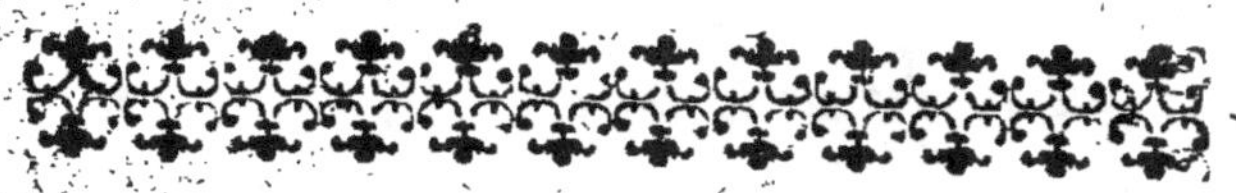

TABLE

DES CHAPITRES

contenus dans ce second tome.

SECONDE PARTIE,

Où l'on traite de la matiere du jeûne.

ã ij

Fin de la table des chapitres du
second tome.

TRAITE'

TRAITÉ
DES DISPENSES
DU CARÊME.

SECONDE PARTIE.

Où l'on traite la matiere
du jeûne.

CHAPITRE I.

Du jeûne en général.

'IDE'E qu'on a du jeûne est
la cause des frayeurs qu'on
s'en fait. On se figure qu'il
est contraire à la nature, ou
du moins opposé à ses vrais besoins,
comme s'il exposoit la santé à des in-

Tome II.   A

firmitez qu'il entretiendroit, ou qu'il feroit naître. Ou s'est encore imaginé que le jeûne est une chose extraordinaire, trop contraignante, & à la portée de peu de personnes, parce qu'on s'est laissé persuader qu'il ruine les forces, & qu'il sappe par là les fondemens de la vie. Ces préjugez sont d'autant plus puissans qu'ils sont universellement reçus, car il est peu d'esprits que la passion de vivre n'ait préoccupez, jusqu'au point que rien ne paroît préférable à la santé ; de sorte qu'on croit pouvoir tout entreprendre en sa faveur, ou se départir de tout pour sa conservation. Mais outre que c'est manifestement outrer les droits de la vie, c'est mal comprendre les causes qui l'entretiennent, & les moyens qui la prolongent ; c'est enfin ignorer la nature, l'usage & les effets du jeûne. L'homme fut fait d'abord pour se contenter de peu de chose ; quelques fruits, au plus encore quelques legumes devoient suffire pour sa subsistance, & tout ce qui est exquis & succulent ne lui fut point destiné : *Ut faciliùs homo ad jejunandum Deo formaretur, paucis, & non gloriosis escis assuefactus (est) nihil de*

a *Polydor. Vergil.* l. iii. c. 6. p. 426.

lautioribus efiturus [a]. C'eſt pourquoi le créateur commença d'abord par aſſujettir l'homme à la loi du jeûne, par le premier commandement [b] qu'il lui fit, qui fut celui de s'abſtenir d'une ſorte de fruit. Il êtoit donc dès lors certaines choſes dont l'homme auroit toûjours pû ſe paſſer, dans le temps même où le ſeul uſage des fruits êtoit permis ; & aujourd'hui que les fruits, les légumes & les poiſſons ſont permis ſans reſerve, on craindra de n'en uſer qu'avec meſure pendant un petit nombre de jours. Mais ſi cette meſure preſcrite par le jeûne eſt celle de la nature même, ou pour le dire plus clairement, s'il eſt auſſi naturel de jeûner que de vivre, tout ce qu'on publie contre le jeûne, & tout ce qu'on en fait appréhender à la ſanté, eſt injuſte & mal entendu. C'eſt cependant de quoi voici plus d'une preuve.

La coûtume de ne manger qu'une fois [c] dans 24. heures paroît ſi ancienne dans le monde, & elle eſt tellement répandue parmi les nations [d], qu'elle pourroit bien avoir êté originairement

a *Tertullian.* adverſ. Marcion. l. 11. p. 391. | b *Polydor. Vergil.* l. vi. c. vi. p. 426. | c *Viring.* de jejun. p. 312. | d *Polydor. Vergil.* ibid. p. 428.

celle de tous les siecles & de tous les païs. Or le repas unique [a] dans un jour est ce qui fait l'essence du jeûne, & ce fut principalement ce que l'Eglise exigea des fideles [b].

Les *Hébreux*, le plus ancien des peuples, ne mangeoient qu'aprés avoir travaillé [c], & assez tard. C'est pourquoi manger & boire dès le matin, sont marquez dans les livres saints [d], pour signifier le desordre & la débauche. On sait encore la coûtume qu'avoient les Egyptiens de n'accorder à leurs enfans la liberté de manger, qu'après les avoir exercez à une sorte de travail, c'étoit de les faire courir à jeun [e] un assez long espace de chemin. Une semblable coûtume passa aux Grecs, & en particulier à Lacédémone [f], où on exerçoit la jeunesse à la faim & à la soif. Cette coûtume étoit fondée sur cette maxime, qu'un Lacédémonien ne devoit avoir d'embonpoint [g], qu'autant qu'il en falloit pour soûtenir les fatigues d'une vie laborieuse ; qu'à cela près,

a *Viring.* de jejun. *Pasmans.* thes. VII. *Polydor. Verg.* p. 427. | b *Thomass. Baillet, Lancelot,* &c. | c *M. Fleury,* Mœurs des israélites. | d *Ecclesiast.* c. X.V.16. | e *Alexand. ab Alexand.* l. 2. c. 25. | f *Cragius Ripens.* derepub. Laced. p. 147. | g *Ex Æliano,* l. 14. c. VII. apud *Cragium.* ibid.

la graiſſe & la réplétion dans un homme devenoit blâmable ᵃ, parce qu'il
êtoit mal-aiſé, qu'êtant occupé de ſe
faire beaucoup de corps, il fît amas
de beaucoup d'eſprit; que le courage,
au contraire, ſe trouvoit plus rarement
dans un corps épais. Leur prévoyance
alloit ſi loin ſur ce ſujet, que *Lycurgue* ᵇ
avoit fait une loi, de faire comparoî-
tre tous les 10. mois les enfans parde-
vant les *ephores*, ᶜ pour juger de leur
embonpoint. Pour cela on leur préſen-
toit les enfans tout nuds; & s'ils s'ap-
percevoient qu'ils devinſſent trop gras
& trop charnus, ils les condamnoient
au jeûne & à l'abſtinence. Les *Gau-*
lois ᵈ dans la ſuite pratiquerent quelque choſe de ſemblable envers leurs
enfans, mais avec plus de décence &
de modeſtie. Ils les obligeoient à porter une certaine ceinture, au de-là de
laquelle il ne leur êtoit pas permis de
groſſir, s'ils ne vouloient s'expoſer à
un châtiment.

Que ſi l'on joint à ceci ce qu'on a
dit ailleurs de la ſobrieté & de la frugalité des anciens peuples, on conviendra que les peres avoient bien pro-

a *Cragius*, ibid. p. 183. | b *Alexand. ab Alex* l. 2.
c. 25. | c *Sortes de magiſtrats, ou d'intendans.* | d *Id. ibid.*

fité des leçons d'abſtinence & de jeûne qu'on leur avoit données dans leur jeuneſſe. L'amour pour cette vertu fut tel, qu'Homére appella ſaints & religieux les Scythes, parce qu'ils ne ſe nourriſſoient que de lait; & que les Lacédémoniens ﹐ ſe perſuaderent que ce n'étoit qu'à force d'abſtinence, de jeûne & de frugalité, qu'on ſe formoit des corps forts, ſains & vigoureux. On dira peut-être que la ſobrieté d'alors n'alloit pas juſqu'à ne faire qu'un repas dans 24. heures. Cependant un ſavant auteur ᶜ le donne à penſer, & *Hippocrate* parle de cette unité du repas, comme d'une coûtume qui étoit commune de ſon temps. Il eſt vrai que *Celſe*, qui fut un ſavant médecin depuis lui, a fait mention d'une ſorte de dîner qui s'établiſſoit de ſon temps, mais il n'en parle que comme d'un uſage particulier à quelques perſonnes, & qu'il n'approuve ᶠqu'autant qu'il ſera tres-frugal : *Si prandet ᵈ aliquis, utilius eſt exiguum aliquod, & ipſum ſiccum ſine carne, ſine potione ſumere. Scr-*

a *Pios.* | b *Cragius Ripenſ* de republ. Laced. p. 145. | c *Caſaubon.* in 2. Athen. c. 8. Multi cœnâ tantùm vel prandio erant contenti, ii nempe qui vel ſtudio virtutis, vel amore litterarum, aut propter valetudinem genium defraudabant ſuum. | d *Celſus,* l. 7.

vius [a] rend le même témoignage, car il dit que le dîner étoit fort rare parmi les *Romains*. Les *Grecs* [b] étoient aussi dans la même pratique, puisque le repas qu'ils s'accordoient le matin, n'êtoit qu'en faveur des gens qui avoient à fatiguer beaucoup, encore n'étoit-il que de tres-peu de choses : *Si docent illos, cùm & laboribus dediti, & temperantes essent, manè panem intinctum mero ediss, aliud nihil.* Il étoit même si leger, qu'il se faisoit comme en courant, au milieu des affaires & des éxercices ordinaires ; & par cette raison, ils l'appelloient *ambulatorium* [c]. Mais quand bien même il seroit certain que les anciens n'auroient pas poussé la temperance jusqu'à n'admettre qu'un repas par jour, il seroit toûjours constant que leur sobrieté étoit tres-grande ; car il semble qu'à mesure qu'on s'est accordé le manger plus d'une fois dans un jour, l'on se soit fait une loi de rendre ces repas si legers, qu'ils ne puissent aucunement préjudicier à la frugalité. C'est pourquoi un grammairien [d] latin qui vivoit à Athenes, nous marque que ce n'êtoit pas par une in-

2 *Dans Polydor. Vergil.* p. 427. | b *Plutarch.* sympos. q. 6. | c *Apuleius*, 1. Metam. | d *Aul. Gell.*

A iiij

clination particuliere à quelques Romains, que la frugalité étoit recommandable parmi eux, puifqu'elle étoit enjointe à toute la nation par de féveres loix, qui ordonnoient des chaftimens à l'égard de ceux qui y manquoient : *Parcimonia* [a] *apud veteres Romanos, & victûs atque cœnarum tenuitas, non domefticâ folùm obfervatione ac difciplinâ, fed publicâ quoque animadverfione, legumque plurium fanctionibus cuftodita eft.* Mais fuppofant même qu'il fût vrai que les anciens fiffent plus d'un repas en 24. heures, on ne feroit pas plus autorifé à fe récrier fi fort contre les jeûnes de nos jours, qui ne vont qu'à défendre plus de deux repas dans 24. heures.

Il ne doit donc plus être permis de dire que le jeûne foit une chofe extraordinaire, puifque l'ufage des nations [b] a été d'y accoûtumer la jeuneffe, & de le pratiquer elles-mêmes.

Il eft auffi peu vrai que ce foit une chofe contraignante ; car enfin en vûe de quoi ces anciens peuples fe feroient-ils contraints, eux qui ne s'y

a *Polydor. Verg.* p. 427. | b *Laurentii Polymath.* p. 30.

affujettiffoient, ni par religion, ni par piété ? C'étoit donc uniquement parce qu'ils croyoient par là fe ménager plus de fanté & plus de force ?

Ils étoient fi parfaitement perfuadez de cet avantage du jeûne, que c'étoit par une forte de jeûne & d'abftinence, que les *Athletes*, les plus forts hommes de l'antiquité, s'étudioient à fe rendre fains & vigoureux : *Qui in ftadio* [a] *currunt, ab omnibus abftinent.* Ils s'abftenoient de tous les plaifirs & des viandes délicieufes, fe condamnant au régime le plus auftére pour fe donner des forces : de forte que dans cette vûe, il n'étoit de contrainte, de tourment, ni de fatigue aufquels ils ne s'affujettîffent : *Nempe* [b] *cùm athleta fegregentur ad ftrictiorem difciplinam, ut robori ædificando valent, continentur à luxuria, à cibis lautioribus, à potu jucundiore : coguntur, cruciantur, fatigantur.* Voilà à quel prix ces difciples de la vanité fe préparoient à un miférable triomphe. Il falloit d'ailleurs qu'ils fuffent fortement perfuadez, que pour y parvenir ils devoient fe contenter d'alimens les plus fimples [c] les plus méprifables, puifqu'ils avoient d'abord

a *S. Paul.* | b *Tertullianus.* | c *Plutarch.* 4. 4. Sympof.

pouſſé l'abſtinence juſqu'à ſe contenter de vivre de *fruits ſecs*, & particulierement *de figues* . Il eſt vrai qu'ils
s'accordérent dans la ſuite les chairs
des animaux, mais ce n'êtoit ni des
plus delicieux, ni des plus propres à
la ſanté ; ils preferoient les plus groſ-
ſiers & les plus mépriſables, comme
s'ils euſſent été moins occupez de ſe
nourrir, que de ſe remplir. Apparemment pourtant que tous *les athletes* ne
ſe nourriſſoient pas de viandes groſ-
ſieres, & que quelques-uns uſoient
d'alimens legers, puiſqu'un grand médecin de l'antiquité ordonne dans les
maux de côté devenus habituels & in-
vétérez, le régime des athletes qui
devoit être par conſequent d'alimens
fort legers, & peut-être êtoit-ce un
régime de figues qu'il entendoit, parce
que les figues ont paſſé de tous temps
pour être amies de la poitrine.

Mais on conviendra encore que le
jeûne bien entendu, n'eſt point capable
de ruiner la ſanté ; ce ſera en examinant les avantages & les bons effets
qu'on peut s'en promettre.

a *Plin.* l. 1. *Oribas*, l. 6. coll. | b *Celſus.* | c Victum
athleticum.

CHAPITRE II.

Des avantages & des bons effets du jeûne.

SOUTENIR l'esprit sans abattre le corps, assûrer également la santé & le salut, sont les plus grands avantages qu'on puisse se promettre, & ce sont précisément ceux que promet [a] le jeûne : *Jejunium est vitiorum mors, vita virtutum, pax corporis, membrorum decus, ornamentum vitæ, robur mentium, vigor animarum, castitatis murus, pudicitiæ propugnaculum, &c.* Un autre pere [de] l'Eglise appelle le jeûne la pâture des vertus [b], *virtutum cibus* ; S. Basile [c] le nomme une source de santé, *sanitatis mater* ; & S. Jerôme le croyoit le soûtien & l'appuy des vertus chrétiennes, *basis virtutum.* On pourroit prendre ceci pour des éxagérations de saintes ames plus touchées des intérests de l'ame, que sensibles à ceux du corps ; mais l'oracle de la Médecine avoit long-temps auparavant recommandé le jeû-

a *Vid. Lessii Hygiastic. & Cornar.* de vitæ ʽobriæ commodis. | b *S. Petr. Chrysol.* | c *S. Leo.* | d Serm. de jejun.

ne pour la conservation de la santé : *Optima sunt ad sanitatem, quæ modicè ingesta sufficiunt, ut & fames & sitis sint medela* [a]. Il confirme ce sentiment encore ailleurs [b], en promettant la santé à ceux qui boiront & mangeront peu : *Si homo parum edit & parum bibit, nullum morbum hoc inducit.* Sur les mêmes principes, *Aristote* [c] conseille de manger peu, & de travailler beaucoup, à ceux qui voudront se bien porter ; *Platon* [d] trouvoit insupportable qu'on fist deux repas dans un jour ; & *Galien* [e] assûre que le moyen le plus certain pour éviter les maladies, c'est d'être si sobre qu'il ne reste jamais de cruditez. C'étoit encore d'une sorte de jeûne dont *Philon* avoit coûtume de dire que dépendoit la force & la santé : *Continentiæ proprium est sanitatem & robur gignere, &c.* Les poetes enfin mirent cette vérité en maxime, que rien ne contribue tant à la longue vie, que le jeûne & la fuite du plaisir.

Sperne [f] *voluptates, nocet empta dolore voluptas.*

a *Hipocrat.* l. de affect. | b l. 4. de morb. | c 1. Problem. 47. | d Apud *Gell.* noct. attic. l. 7. c. 19. | e *L.* 1. de aliment. | f *Horat.*

Aspice nunc tenuis victus, quæ quantaque secum
Afferat, in primis valeas bene.

Ce n'étoit donc pas sans raison que l'Ecriture avertit [a] que rien n'assûroit tant d'une longue vie, que le jeûne : *Qui abstinens est adjiciet vitam :* & que S. Jerôme, ce grand maître en matiere de jeûne, a remarqué qu'il falloit s'en prendre à l'amour du plaisir de ce que l'on étoit infirme, & que ce n'étoit que du jeûne qu'il falloit attendre la santé ; *Mater sanitatis est abstinentia, ægritudinis voluptas.* Mais la marque la plus sensible de l'avantage qui en revient au corps, est la liberté [b] que l'esprit en retire ; c'est pourquoi *Agésilaus* [c] voulant justifier l'extrême frugalité avec laquelle il vivoit, le fit en disant que la sobrieté lui avoit valu l'indépendance & la liberté de l'esprit dont il jouissoit. *Epicure* lui-même, au rapport de *S. Jérôme* [d], ne recommandoit rien tant que la sobrieté & l'usage des légumes par rapport à la santé. Ce pere ajoûte que ç'a été la vie non

a *Ecclesiastiq.* c. 37. v. 34. | b Vid. *Cornar.* de vitæ sobriæ commodis. | c Apud *Cragium Ripens.* de republ. Laced. p. 145. | d Dans *M. Baillet,* p. 215.

seulement des hermites & de plusieurs
vierges de l'antiquité, mais encore
des anciens philosophes, des prêtres
d'Egypte, & des mages de Perse : &
l'on sait encore que les *brachmanes*
dans les Indes sont de la sobrieté &
du jeûne un remede à tous maux *.
Mais sans remonter si avant dans les
siecles passez, & sans aller jusques aux
Indes, où trouve-t-on plus de santé,
ou de longue vie, que dans les cloîtres de religieux ou de religieuses,
qui desaprennent presque de vivre en
se desaccoûtumant de manger ? Cependant les plus sobres & les plus aus-
téres vieillissent plus que les gens du
siecle ; & quoique quelques-uns, tels
que sont les chartreux, ne s'accordent
pas même le gras au milieu des plus
affreuses maladies, ils en guérissent
aussi sûrement que les gens du monde. Ces austéritez cependant ne sont
plus que des ombres des jeûnes affreux
des *Therapeutes* dont Eusebe · après
Philon fait l'histoire ; des *anachoretes*
d'Egypte & des solitaires d'orient,
dont saint Augustin · releve si fort le

---

a Porphyr. *Authan.* de morib. gent. p. 89. | b *L.* 2. hist.
c. 17. | c de virâ contemplat. *Caffian.* hist. | d *Des mœurs
de l'Eglise*, c. 31,

courage & la fidélité. L'occident n'a été guere moins fécond en héros de la penitence de l'un & de l'autre fexe ; tels furent tant de faints & de faintes que donnerent les monafteres de *Cluny* [a], de *Cifteaux*, de *Clairvaux*, les *Feuillans*, les *Carmes* & les *Carmelites* qui ont fait trembler la nature humaine par les jeûnes extraordinaires dont ils ont fait voir qu'elle étoit capable. Au refte il ne faut pas croire que ces exemples de pénitence ne regardaffent que quelques particuliers ; on en comtoit des milliers, que le même zele & la même ardeur animoient. Les féculiers ont pouffé prefqu'auffi loin l'abftinence à deffein de raffermir leur fanté, ou de prolonger leur vie. On a vû prefque de nos jours le célebre *Cornaro Vénitien* & le favant *Leffius*, s'impofer une fobrieté infiniment au deffus de nos jeûnes, en vûe de leur fanté, que la Médecine n'avoit pû rétablir. Ce dernier fur tout charmé du fuccès de fon régime, a entrepris de montrer que c'eft à l'aide d'une abftinence extraordinaire, que dans tous les temps on a vû des perfonnes de tout fexe & de tout état vivre des fiecles entiers.

[a] Tr. de l'hemine. p. 170. | b Vid. *Hygiaftic.*

Que penſer après cela de quelques médecins, qui auroient voulu décrier le jeûne & le faire craindre ? Que peut-on penſer de ſentimens ſi contraires à tant d'exemples & d'obſervations ? Ne ſeroient-ils pas du nombre de ceux, qu'un pere de l'Egliſe condamne comme ennemis de la loi de Dieu, parce qu'ils vont à détourner de l'abſtinence ? *Contra divinæ conditionis præcepta ſunt ea medicinæ quæ à jejunio revocant* [a]. Auſſi ces ſortes d'opinions ont-elles été traitées de blaſphématoires [b] & de criminelles par d'autres médecins, qui ont entrepris de traiter à fond cette matiere.

Fuchſius médecin d'Allemagne, eſt celui qui s'eſt déclaré plus ouvertement contre les jeûnes de l'Egliſe ; mais on ne pouvoit s'attendre à rien de mieux là-deſſus de la part d'un luthérien zelé, d'autant plus prévenu contre la religion catholique, qu'il paroît par l'hiſtorien [c] de ſa vie, qu'il avoit abandonné ſa doctrine pour adopter celle de Luther. C'étoit donc apparemment un apoſtat, grand déclama-

a *S. Ambroſ.* ſuper pſalm. | b *Paul Zach.* q. med. leg. p. 352. *Codron.* de chriſtiana medendi rat. p. 84. *Joan. Alphonſ.* chriſt. medici ſpecul. paſſim. | c *Melchior Adamus*, de vitio medic. p. 175.

teur contre l'Eglife romaine ; ce qui lui attira le mépris des catholiques, & le rendit indigne des grands emplois [a] aufquels fon érudition le deftinoit. Certainement une autorité femblable ne mérite nulle confidération en matiere de religion. *Cornarus* & *Montanus* paroiffent encore relâchez fur le même fujet, mais fans doute que l'amour de la fanté les avoit féduits. Ce font de ces fautes qui échapent à des efprits prévenus, mais dont on revient d'abord quand le cœur n'eft pas corrompu, & que la vérité vient à paroître. Les réfléxions fuivantes auroient pû les rappeller, du moins aiderontelles à déprendre de ces erreurs, ceux que de faux préjugez, ou de mauvais penchans y auroient aujourd'hui fait entrer.

Il n'eft prefque pas poffible de connoître la machine du corps humain, fans fe perfuader non feulement de l'avantage, mais encore de la néceffité du jeûne pour fa confervation. Elle confifte cette confervation dans le jufte recouvrement des fucs qui fe perdent tous les jours, de forte que fi par impoffible le corps pouvoit autant rega-

a Ibid. p. 177.

gner qu'il perd à toute heure, la vie deviendroit presque immortelle. Mais ce recouvrement ne se fait pas sans qu'il en coûte beaucoup à la nature, ou aux ressorts qui travaillent à la reproduction de ces sucs, parce que ces ressorts s'usent & s'affoiblissent d'autant plus qu'on les employe souvent ; & alors les sucs qui en viennent se reproduisent ou en moindre quantité, ou moins parfaits. De là on doit conclure que le jeûne est le préservatif de la vie, & que rien n'est si propre à prolonger les jours : car d'une part il épargne les forces de l'estomac, qui étant mis à des épreuves moins réitérées se conservera en vigueur, & les digestions qui en viendront seront plus accomplies. La santé par conséquent sera plus ferme, puisque la même observation qui a fait connoître, que les vices de la premiere digestion sont rarement réparez, dans celles qui la suivent, prouve que la perfection de la premiere digestion répond du bon succès des autres. C'est par ces raisons que la sobrieté, la diéte & le jeûne ont toûjours passé pour d'excellens remedes. Supposons à présent que l'estomac puisse digérer par jour *quatre*

livres pefant d'alimens, & que la diftri-
bution s'en faffe exactement. Quelle
reffource de force & de vigueur ne
trouvera-t-on pas dans une forte de
jeûne, qui retrancheroit tout d'un coup
deux livres pefant de nourriture ? Ce feroit un moyen d'épargner la moitié du
travail à ce vifcere, & de prolonger
la vie de moitié, fuppofé que les deux
livres reftantes puffent fuffire à fa confervation, ce qu'il n'eft pas impoffible de prouver. Voici comment.

Peut-on s'imaginer que cette perfonne qui confomme tous les jours
quatre livres de nourriture, ne prenne
en cela que fon néceffaire, c'eft-à-dire
ce qu'il faut uniquement pour entretenir la foupleffe des parties, & fup-
pléer à la perte des efprits qui s'échapent à toute heure ? Cette précifion eft
mal-aifée à concevoir, vû que c'eft
plus l'avidité & l'appétit qui reglent
la mefure des repas, que la raifon &
le veritable befoin. Il eft donc à préfumer qu'il y aura quelque chofe au
deffus du néceffaire dans cette mefure.
Cet excès fe prouve quand dans les
voyages de long cours fur mer, ou
par d'autres accidens de la vie on
vient à tomber dans la difette ; car

alors on soûtient la vie & la fatigue, avec beaucoup moins que la moitié des nourritures qu'on avoit accoûtumé de s'accorder. On peut donc certainement manger moins qu'on fait ordinairement, sans tomber malade, & ce moins peut même souvent aller à plus de la moitié de ce que l'on s'accordoit, puisqu'on se trouve encore en état de survivre & de se bien porter, après avoir passé quatorze jours dans des tempêtes [a] sans avoir rien pris. Or le Carême ne propose que quarante jours de jeûne, & ne retranche pas la moitié de la nourriture ordinaire, à des conditions d'ailleurs moins pénibles certainement, & moins dangereuses que celles ausquelles nous exposent de longs voyages ou de rudes tempêtes. On peut donc vivre & se bien porter en jeûnant, c'est-à-dire en mangeant peut-être moins de la moitié de ce que l'on prend par jour pour sa subsistance, & par conséquent le jeûne du Carême n'est pas si redoutable.

Mais d'ailleurs à quoi bon tant de nourriture dans les adultes (car c'est d'eux dont il est question) s'ils ne man-

a *Act. Apost.* c. v.

gent que pour diffiper , & s'ils n'ont de la fanté qu'entant qu'ils perdent autant qu'ils prennent ? Cette diffipa-tion journaliere tournera en pure per-te à la nature , fi le corps n'en profite pas davantage, & fi elle n'en a que la fatigue & la peine , fans en retirer plus de profit ; or c'eft manifeftement ce qui arrive, quand on mange au-de-là du neceffaire.

Le corps dans un adulte ayant pris , comme on l'a montré , toutes fes di-menfions , & n'ayant plus à croître , n'a guere befoin de nourriture que comme en paffant , car les fucs nour-riciers ne doivent plus s'y accumuler. Ils ne lui deviennent néceffaires que pour arrofer fes parties, pour les hu-meĉter, & les préferver du defféche-ment, en quoi confifte la vieilleffe ; or il faut bien moins que la quantité ordinaire de nourriture pour remplir ces befoins. Le jeûne lui devient donc néceffaire ; car fi quatre livres de nour-riture lui fuffifoient auparavant pour fournir à fes accroiffemens , elles doi-vent lui devenir à charge dès que le temps de l'accroiffement eft paffé , comme il arrive dans l'âge des adul-tes. Ce fera même prévenir bien des maux, & en tarir la fource, que de diminuer de la nourriture, qui menace de dégénérer dans un fuperflu dange-reux, fi à force de fatigues, de purga-tions, & de femblables fecours on ne travaille dans cet âge, à confumer le trop d'alimens qu'on fe feroit ac-cordé.

Le defaut de cette preuve eft peut-être qu'elle mene trop loin, parce qu'elle iroit à prouver qu'il faudroit toûjours faire jeûner les adultes. On apperçoit ce defaut, & on y remedie, en ajoûtant que l'on comprend du moins, que les hommes fe trouve-roient mieux de mener une vie plus fobre, dès qu'ils ont pris leur croif-fance, & qu'ils s'en porteroient mieux. Mais comme alors ils commencent à être abandonnez à eux-mêmes, & que fouvent ils s'éloignent beaucoup de cette fage mediocrité, du moins pa-roît-il prouvé, que dans cet âge un jeûne de quarante jours ne peut être que fort utile, comme étant un moyen de laiffer confumer à la nature, tous les mauvais reftes qu'une nourriture trop abondante, a dû accumuler pen-dant l'année dans les vaiffeaux. Ainfi il faudra confidérer le Carême comme un temps aussi nécessaire à la santé, que propre à la pénitence ; car l'estomac moins chargé d'alimens les broyera plus parfaitement, & les sucs nourriciers moins abondans, mieux pétris, & plus légers iront moins remplir les vaisseaux, & les combler de sang, que délayer celui qui y est déja amassé, le tempérer, le détremper, l'affiner enfin, & par là en faciliter la *circulation*. Par le même moyen la *dépuration* du sang deviendra plus parfaite, ses *sécrétions* plus aisées, & la *transpiration* mieux accomplie. Tous les organes d'ailleurs trouvant moins de résistance, & plus de legereté dans les sucs qu'ils auront à travailler, les domteront parfaitement, & se les soumettront au point qu'ils se laisseront broyer sans résistance, qu'ils se distribueront sans peine, & s'échaperont sans violence, laissant dans le corps cette uniformité & cet *équilibre* entre toutes les parties, qui fait la bonne constitution & la santé.

Il n'est plus possible après cela de regarder le jeûne du Carême comme dangereux à la santé ; il en fera au contraire l'affermissement & la sûreté, comme l'éprouvent tant de parti-

culiers , lefquels n'ayant commencé
le Carême qu'en tremblant pour leur
fanté , fe trouvent guéris après Pâques , & de leurs frayeurs & de leurs
infirmitez. Ce qu'on pourroit même
le plus juftement craindre du jeûne , fe
trouve prévenu par la fageffe du commandement de l'Eglife ; elle ne l'ordonne que de quarante jours ; un fi
court intervalle de temps eft plus propre à délaffer , pour ainfi dire , les refforts qui opérent les digeftions , qu'à
les affoiblir ; & il eft moins capable
de trop vuider les vaiffeaux , que de
les foulager de leur fuperflu.

Ajoûtez à ces avantages corporels
que procure le jeûne , ceux qui reviennent à l'efprit & au cœur. Le fang retenu dans une jufte mefure , & réglé
dans fon cours , ne remue & ne folli-
cite plus l'imagination , l'efprit s'entretient calme , & le cœur tranquille :
l'homme penfe librement , & les paffions foumifes n'ont plus la force d'en
troubler les idées ou d'en fuggérer
d'importunes. Ce ne font plus les faillies d'un tempérament impétueux qui
agitent & qui emportent le cœur , une
jufte médiocrité dans le fang , & le calme dans les efprits en reglent les mouvemens.

vemens. L'homme enfin maître de son esprit & de son cœur, & rendu à lui-même, se trouve en pouvoir de disposer de ses inclinations, & la religion écoutée peut les régler. Il s'en faut donc beaucoup que le jeûne soit aussi nuisible qu'on le croiroit ; car sans intéresser la santé il aide à la religion, & sans trop gêner la créature il la soumet parfaitement au créateur.

CHAPITRE III.

Qu'il vaut mieux pour la santé manger peu que beaucoup, & faire deux repas qu'un seul. Que le repas du soir doit être plus ample que celui de midi.

TOUT ce qu'on vient d'avancer se confirme, parce que la santé se conservè d'autant mieux, que l'on mange moins. En effet, on ne peut s'accorder un peu trop d'alimens, sans s'exposer à grossir le volume du sang, & par conséquent à rompre l'équilibre entre les liqueurs & les solides, en quoi consiste la santé. Pour s'en persuader, il suffit de se souvenir que l'intention de la nature est, qu'il n'y ait qu'un tres-petit volume de sang dans l'état naturel. L'homme le plus fort n'en doit avoir que 24. livres, le surplus passe en maladie. Or 24. livres en comparaison du volume de tout le corps, est au plus, comme d'un à huit, c'est-à-dire, dans une proportion tres-inférieure, telle qu'elle se trouve entre huit & un. Mais un adulte n'ayant plus à croître ni à grossir, doit amasser d'autant moins de sang, qu'il a moins de volume à se donner. Il se met par conséquent en danger de remplir ses veines au-delà du nécessaire, & de tomber malade, pour peu qu'il mange trop. Le secret pour prévenir ce malheur est de se tenir au dessous du nécessaire, & de s'accorder moins que ce que l'appetit demanderoit, pour se conformer à cette regle de santé, qu'il faut encore sentir sa faim en sortant de table. La raison de cette maxime paroît d'abord, en comparant la force de l'estomac avec celle des autres organes. La nature pour ne pas manquer au nécessaire dans une affaire de cette importance, a donné à l'estomac une force supérieure à la puis-

sance de chacune des autres parties. Il
n'est donc pas impossible que l'estomac digére tout ce qu'on lui présente ; mais il ne sera pas sûr, que les
autres parties perfectionnent cette digestion, parce qu'elles sont inférieu-
res en force. Les distributions, les *sécrétions* & les *dépurations* en ce cas de-
viendront imparfaites, parce que les
sucs abordant en foule dans les organes, qui doivent achever de les travailler, leur opposent trop de volume &
trop de résistance ; ils demeurent donc
grossiers & mal paîtris, & deviennent
les sources de mille maux. Il n'en est
pas de même, si l'estomac fournit
moins de sucs, car le jeu de toutes les
parties & leurs *oscillations* se conservent
plus promtes, plus legeres & plus li-
bres ; & la trituration étant plus parfaite, il ne s'amasse point de mauvais
restes, & la transpiration est mieux
accomplie.

Mais on demande s'il est plus à propos
de faire deux repas, qu'un seul, dans
le jour. L'antiquité étoit partagée sur
cette question, suivant le témoignage
d'*Hippocrate*, qui rapporte « que de son
temps les uns mangeoient deux fois,

a *Hippocrat.* l. 11. de vict. rat.

B ij

& d'autres mangeoient une fois feulement. Mais ce grand médecin confeille deux repas préférablement à un feul. Ce confeil paffa en ufage ; & Celfe [a], qu'on nomme l'*Hippocrate latin*, êtoit de ce même fentiment. Cette maxime ne fut pourtant pas conftante ni univerfelle dans la fuite ; car les anciens moines [b], qui avoient retenu beaucoup des anciens ufages, ne mangeoient qu'une fois, qui êtoit au foir ; & ils êtoient fi fideles à cette pratique, que la grace qu'ils s'accordoient les jours de fêtes, confiftoit à manger à midi [c]. Mais il faut convenir que l'amour de la pénitence avoit plus de part à cet ufage des cloîtres, que l'étude de la fanté. Ainfi l'opinion qui a prévalu, eft qu'il eft plus utile de manger deux fois, & la raifon le confirme. Une forte de régime devient d'autant préférable, qu'il ménage mieux la force de l'eftomac, parce que ce vifcere eft comme le premier mobile qui influe fur tous les autres, & qui en regle l'action. C'eft l'*agent* principal, la force maîtreffe qui ménage toutes les autres. Refte à examiner fi l'eftomac fouffre moins de deux repas que d'un

2 *L.* 1. c. 1. | b *Baillet*, p. 146. | c *Ibid.*

feul, & c'eſt ce qu'il eſt tres-aiſé de prouver.

L'eſtomac n'a de force qu'autant que ſes fibres muſculeuſes en conſervent, & elles n'en conſervent que ſelon qu'on force moins leur reſſort. Imaginons à preſent les fibres de l'eſtomac, comme autant de cordes, ou de filets nerveux, qui perdent leur réſiſtance, à proportion qu'elles s'éloignent de leur point d'appui, & qui s'en éloignent d'autant plus qu'elles s'allongent. Selon ces principes, dont on doit convenir, moins l'eſtomac ſera plein, moins ſes fibres auront à s'étendre; elles auront donc d'autant plus de force qu'elles auront moins de longueur. Au contraire plus l'eſtomac contiendra de nourriture, plus il ſe dilatera, ſes fibres par conſéquent ſe donneront plus de longueur, & par là perdront plus de leur force. Puis donc qu'un ſeul repas rempliroit beaucoup plus l'eſtomac, que le même partagé en deux, il eſt évident qu'il conſerve plus de force quand on en fait deux, que quand on n'en fait qu'un. L'uſage de manger deux fois eſt donc préférable.

B iij

Il se présente encore une autre question, c'est de savoir lequel de ces deux
repas doit être le plus ample.

Quelques-uns croiroient décider la
question, ou l'éluder en proposant de
faire les deux repas égaux, c'est-à-dire,
de manger à peu près autant à midi
qu'au soir ; car c'est dans ces heures
qu'on conseille de placer ces repas.
Mais s'il est vrai que l'estomac est mieux
préparé à la digestion dans l'une de ces
heures que dans l'autre, ce sera dans
celle-là qu'il faudra placer le plus gros
repas. Or il paroît que l'estomac est
plus en état de digérer sur le soir qu'à
midi, & en ce cas le repas du soir doit
être plus ample que celui du midi : en
voici les raisons.

Il n'est jamais plus sûr de prendre
de la nourriture, que quand les *coctions*, les *dépurations*, & les *distributions*
sont achevées ; en un mot, que lorsque
les vaisseaux vuides des sucs dont ils s'é-
toient remplis, sont en état de recevoir & de travailler un nouveau chyle.
Si l'estomac se trouve en même temps
parfaitement vuide, & en état de ne
s'occuper que des alimens qu'on lui
donne à broyer, on aura trouvé l'heu-

té où il fera permis de manger davantage : or cette heure eft celle du foir *.

A midi, que l'on n'a encore fait que la moitié de ce qu'on a à faire dans le jour, l'action & l'exercice du corps n'ont qu'à demi vuidé les vaiffeaux des fucs, dont fouvent on les a remplis jufqu'à cette heure, l'eftomac lui-même n'a pû encore parfaitement achever fa digeftion. Ce fera donc furcharger celui-ci, & gorger les vaiffeaux, que de prendre alors beaucoup d'alimens : car l'eftomac plein encore & occupé, ne les broyera qu'imparfaitement. Le fang fe trouvera donc comme empâté par quantité de fucs groffiers, pefans, & mal apprétez. Sur le foir au contraire les occupations de la vie, & l'exercice du corps ayant d'une part aidé à digérer, & à diftribuer les fucs nourriciers du jour ou de la veille, & la *tranfpiration* de l'autre part en ayant vuidé les vaiffeaux, rien ne s'oppofe à l'action de l'eftomac, & tout le corps vuide, peut fans inconvénient fe remplir de nouveau. Ç'eft que la force mufculeufe êtant alors dans toute

a Voyez *Rob. Montan.* de falubr. vict. rat. p. 204. 208.

B iiij

sa vigueur, elle a toute son aisance &
sa liberté dans toutes les parties ; & les
fibres motrices sont en état de briser,
plus parfaitement que jamais les alimens. En effet, le broyement doit être
d'autant plus parfait dans les vaisseaux
ou dans les visceres, que leurs fibres
musculeuses s'allongent davantage,
pour rendre leur systole ou leur con-
traction plus parfaite ; mais c'est ce
qui arrive à l'estomac & aux vaisseaux quand ils sont vuides. Alors les
parois des vaisseaux s'approchent plus
aisément vers leur centre, d'où il arrive que les sucs qui y sont reçûs, y
sont plus exactement broyez, par la
raison, que plus la systole ou la con-
traction d'un tuyau approche les parois du centre, plus les coups qui battent les sucs qui y sont contenus, par-
tent de plus haut, & doivent être par
conséquent plus forts. Ils frappent
donc avec plus de vigueur, & broyent
plus exactement. Ainsi de ce que l'estomac & les vaisseaux sont plus vuides
sur le soir, il s'enfuit que les sucs nourriciers seront alors mieux brisez , &
que c'est le temps de s'en accorder une
plus grande quantité.

Ceci paroît d'autant plus vray-semblable, que si le soir est proche de la nuit, qui est le temps où la transpiration est plus abondante, suivant le calcul du celebre *Sanctorius* [a], qui a trouvé que cette évacuation est de beaucoup plus copieuse pendant la nuit, que pendant le jour. Ce sera donc placer la plus forte nourriture tout-à-la-fois dans le temps où les vaisseaux sont plus vuides, où la force musculeuse est plus libre & plus puissante, & où les distributions sont plus abondantes. Il seroit mal-aisé d'imaginer de plus heureuses conjonctures pour placer un gros repas, pour en assurer le succès, & pour en prévenir les mauvaises suites. Mais après toutes ces réfléxions il faudra convenir que le jeûne du Carême, pratiqué même dans son exactitude, pourroit bien ne pas devenir si pernicieux à la santé, si on essayoit de s'y accoûtumer, puisqu'il ne va qu'à placer le dîner au soir, & peut-être a-t-on là-dessus plus de frayeur que de raison. Du moins est-il manifeste par tout ce qu'on vient d'avancer, que le jeûne mitigé, qui accorde un repas & une collation, n'est presque d'aucun danger pour la santé, si l'on joint à ces

[a] De med. static.

B v

raifons ce que nous avons dit ailleurs
fur la frugalité , & fur le petit nombre
de repas des anciennes nations.

CHAPITRE IV.

*De l'antiquité du jeûne. Qu'il eft
de tous les temps & de toutes
les religions.*

QUAND il refteroit quelque doute fur l'utilité & l'avantage du
jeûne, l'antiquité de fon ufage ache-
veroit de raffurer les efprits. Ce fut la
premiere leçon que l'homme reçut en
fortant des mains du créateur, *Ne co-
medas* [a] ; & il feroit refté innocent &
heureux s'il avoit fû jeûner. *Moife* [b] ne
connut rien de plus propre que le jeûne, pour obtenir de Dieu la connoiffance de fa loi, & le jeûne entra dans
la fuite prefque dans toutes les pratiques, qui compofoient le culte de la religion du peuple Hébreu. N'étoit-ce
pas en effet accoûtumer ce peuple à
un jeûne de tous les jours, que de
l'obliger à tant de privations, & le
foumettre à tant d'obfervances [c] léga-

a *Genef.* c. 2. v. 17. | b *Exod.* c. 24. | c *Levit.* c. 11.

les, touchant le choix des choſes qui devoient ſervir à nourrir leurs corps & leur pieté ? De là vint la coutume des Juifs, d'employer le jeûne dans toutes les occaſions [a] périlleuſes ou difficiles, tant pour le bien de l'état que pour celui de la religion. S'ils avoient à fléchir Dieu, à le prier ou à le remercier, ils s'impoſoient des jeûnes, car ils les croyoient également utiles pour témoigner leur reconnoiſſance, pour expier leurs péchez, & pour obtenir des graces. On vit *David* [b] le plus ſaint des rois s'humilier devant Dieu par le jeûne. L'impie *Achab* [c] s'en ſervit à propos, pour éviter le juſte châtiment dont il étoit menacé ; & le jeûne mérita au pieux *Joſaphat* [d] une victoire, qui paroiſſoit impoſſible ſans le ſecours du ciel. Ce fut encore par le jeûne qu'*Eſther* [e] ſauva ſon peuple, & *Judith* [f] Bétulie ; qu'*Eſdras* [g] & *Nehémie* [h] garantirent le peuple, & rétablirent Jéruſalem. Le peuple lui-même s'y condamnoit dans les calamitez [i], il y trouvoit une reſſource aſſurée, & nulle pratique ne lui paroiſſoit ſi pro-

a *Polydor. Vergil.* p. 414. | b *Rois*, 2. l. c. 12. v. 16. | c *Rois*, 3. l. c. 21. | d *Paralipp.* l. 2. c. 20. v. 16. | e *Eſther*, c. 4. | f *Judith*, c. 4. | g *Eſdr.* 1. l. c. 8. | h *Nehem.* c. 1. | i *Juges*, c. 20.

pre, pour témoigner son respect pour la loi de Dieu ; ainsi on le vit gémir & jeûner en écoutant lire cette loi par la bouche d'un prophete *a*. On se préparoit encore par le jeûne aux grandes fêtes & aux actions d'éclat, d'où vinrent les jeûnes des 4. 5. 7. & dixiéme mois *b* parmi les Hébreux ; les femmes Juives faisoient du jeûne l'objet de leur pieté, ou la matiere de leurs vœux. *c* Ce ne fut enfin qu'après un long & pénible jeûne, que tant de merveilles furent révélées au prophete *Daniel* *d*, & qu'*Elie* *e* en opera tant d'autres. La pieté dès lors trouvoit sa sûreté & sa force dans le jeûne. Ce fut par son moyen, par exemple, que les enfans de *Jonadab* *f* se rendirent si estimables, & que les *Esseniens* *g* se firent dans la suite si fort admirer, qu'on les a même soupçonnez *h* d'avoir moins été les disciples de la synagogue, que ceux de *Jesus-Christ*. Mais les chrétiens auroient-ils pû eux-mêmes faire davantage, en matiere de jeûne, que les Juifs, si on en jugeoit uniquement par les dehors, veu que ceux-ci n'en

a *Baruch.* c.1. | b *Zachar.* c.8.19. | c *Nombr.* c. 30. v. 14. | d *Dan.* 10. | c *Rois,* l.3. c.19. &c. | f *Jerem.* c.35. | g *Phi-lo.* | h *Hieronym.* adverf. Jovin.

craignoient rien pour leur santé, &
qu'ils aimoient mieux mourir que d'y
manquer ? Car ce fut par respect pour
une sorte de jeûne, que *Daniel* [a] refusa au péril de sa vie d'user de viandes défendues, pour se faire de l'embonpoint : ce fut encore pour n'avoir
point voulu manger de la chair de
porc, que le saint vieillard *Eléazar* [b] se
condamna généreusement à perdre la
vie ; la moindre dissimulation même
lui parut un crime en cette occasion ;
de sorte qu'il aima mieux mourir que
de prévariquer, en feignant d'obéir.
Ce fut à de pareilles épreuves qu'on
mit les généreux Machabées & leur
sainte mere [c] ; mais la vie leur parut
méprisable, comparée au plaisir de
mourir fidéles.

Les idées que les payens s'étoient
faites du jeûne, ressembloient assez à
celles des Hébreux. Comme eux ils
jeûnoient pour honorer leurs dieux,
pour les appaiser, pour leur rendre
graces : *Et apud paganos sunt jejunia* [d]. A
l'imitation peut-être du saint législa-
teur des Juifs, (car combien de choses avoient-ils empruntées du peuple

a *Dan.* c. 1. v. 11. | b *Macchab.* l. 2. c. 6. | c *Ibid.* c. 7.
&c. | d *S. Leo*, serm. 2. de jejun.

Hébreu ?) peut-être, dis-je, fur ce modele, ils n'entreprenoient point de confulter [a] leurs oracles, fans s'y préparer par le jeûne. Long-temps auparavant, la coûtume étoit établie parmi les Egyptiens, de fe difpofer aux fêtes [b] de leurs idoles par plus d'une forte d'abftinence. Le peuple jeûnoit, & les prêtres fe privoient [c] pendant plufieurs jours de vin & de viande. Les Grecs ne furent pas moins religieux en ce point, car le peuple d'Athénes fe privoit du vin quand il offroit des facrifices, parce qu'autant perfuadez qu'ils l'étoient, qu'on ne pouvoit être trop pur pour participer à ces cérémonies, ils éloignoient alors d'eux tout ce qui pouvoit exciter des paffions : *Vino in facris abftinebant, utpote quo virginitatis fecreta tentabantur* [d]. Les prêtres de l'ifle de Crete [e] alloient jufqu'à s'interdire tout ce qui étoit cuit, & tout ce qui venoit des animaux. *Elian* [f] rapporte les fêtes où fe pratiquoit ce jeûne rigoureux parmi les Grecs ; mais celles de *Cerés* [g] fur tout obligeoient à un jeûne de dix

a *Tertull.* de anima. | b *Polydor. Vergil.* p. 422. *Alexand. ab Alexand.* l. IV. c. 17. | c *Alexand. ab Alexand.* l. IV. c. 17. | d *Alexand. ab Alexand.* l. 4. c. 17. | e *Ex Euripid.* | f *L.* V. Var. hiftor. | g *Apul.* l. 2.

jours, & à une continence parfaite; aussi cette cérémonie étoit-elle honorée du beau nom de *Castum Cereris*, & les femmes n'y participoient qu'en enchérissant sur le jeûne; c'étoit en poussant la mortification *a* jusqu'à coucher sur la dure. Les *Lacédémoniens* *b* enfin allerent si loin en matiere de jeûne, qu'ils le faisoient observer à leurs valets & à leurs troupeaux. Cette pratique leur venoit apparemment de plus loin, puisque les *Assyriens*, un des plus anciens peuples du monde, faisoient jeûner les hommes & les bêtes. Tel fut le jeûne des *Ninivites*, rapporté dans les livres saints *c*. Le peuple Romain, qui copia toutes les superstitions des Grecs, embrassa à peu près les mêmes rits qu'ils suivoient pour les jeûnes. On vit ses rois & ses empereurs faire valoir par eux-mêmes cette dévotion. *Numa* commença, & *Jules-César* suivit son exemple. Les oracles en ordonnoient *d* dans les calamitez publiques. Tels furent ceux que les *décemvirs* rapporterent, qu'il falloit dorénavant observer tous les cinq ans en l'honneur de *Cérès*, comme ils l'avoient appris

a *Polymath.* p. 139. | b *Ibid.* 138. | c *Joras*, c. 3. v. 7. | d *Livius*, l. 6. Bell. Maced.

des livres des *Sibilles*. L'ufage des jeûnes paffa aux particuliers, qui les employerent pour les befoins de leurs familles. *Horace* tout impie qu'il étoit
en rapporte un exemple, dans la perfonne d'une mere affligée, par l'opiniâ-
treté d'une fiévre quarte qui ménaçoit
fon fils. Cette femme promet à *Jupi-*
ter, que fon fils célébrera les jours de
jeûne établis en fon honneur, & qu'il
y ajoûtera du fien.

Frigida fi puerum quartana reliquerit,
  illo
Mane die, quo tu indicis jejunia,
  nudus
In tiberi ftabit.

Voici un autre exemple de la fuperftition des femmes payennes. *Tite-*
Live [a] rapporte qu'une mere, qui vouloit mériter d'avoir un fils initié aux
fêtes de *Bacchus*, ne parvenoit à cet
honneur qu'en s'obligeant à dix jours
de continence. Les peuples voifins de
Rome n'avoient pas moins de confiance aux jeûnes, puifque les *Taren-*
tins [b] en reconnoiffance de la grace que
les dieux leur avoient faite, de les

a *Apud Polydor. Vergil.* 431. | b *Ælian.* l. 11.

délivrer du fiége dont les Romains
avoient affligé leur ville, vouerent un
jeûne à perpétuité. Cet ufage des jeûnes conftamment établi, dans la plûpart des grands *empires*, des *républiques*
& des *religions*, forme dans l'efprit une
forte de conviction, qui en prouve la
neceffité. Mais la réfléxion fuivante la
rend démonftrative.

On pourroit n'être que foiblement
touché, de l'uniformité des nations fur
la pratique du jeûne, fi ces nations,
telles que font les *Hébreux*, les *Affy-
riens*, les *Egyptiens*, les *Grecs* & les *Romains*, fe font ou fuccedées, ou mêlées
par le commerce, & par les guerres
qu'elles ont eues entre elles. Car on
conçoit en ce cas, qu'elles ont pû
s'entrecommuniquer leurs mœurs,
leurs coûtumes & leurs fuperftitions.
Mais la preuve tiendra de la démonf-
tration, fi l'on jeûne auffi par religion, parmi des peuples autant éloignez de ceux qu'on vient de nom-
mer, par le manque de commerce,
que par la diftance des lieux, & par la
diverfité des humeurs. Or c'eft ce qui
eft arrivé au jeûne, qui fe trouve auffi
religieufement établi aux *Indes* qu'à
Athénes & à *Rome*. Car la vie des *ma-*

ges ou prêtres [a] Indiens, & celle de leurs *gimnosophistes*, est un jeûne continuel. Jeûne d'ailleurs tres-sérieux, puisqu'il les oblige à se passer de vin & de viande, & à coucher sur la dure, sans leur laisser que l'usage des légumes & des fruits. Notre Carême oblige-t-il à davantage ? Ou approche-t-il de cette sévérité ?

Il paroît donc par tout ce qu'on vient de rapporter, que c'est comme un sentiment naturel, que celui de la nécessité de jeûner, ou une notion née avec les hommes, qu'ils doivent moins au choix ou à la réfléxion, qu'à une disposition naturelle qui les y porte : *Jejunium in communi cadit sub præcepto legis naturæ* [b]. Seroit-ce que l'idée de la nécessité d'un premier être renfermeroit celle de la nécessité de jeûner en son honneur ? On le croiroit presque, puisque l'idée de créateur renferme le néant de la créature. Car comme la même connoissance qui nous fait appercevoir un être au dessus de nous, nous fait aussi sentir notre dépendance envers lui ; l'idée de ce qui nous surpasse souverainement, renferme celle

<hr>

a *Polydor. Verg.* 186. *Laurent. Polymath.* p. 138.
b *S. Thom.* 2. 2. q. 47. art. 3.

de notre néant. L'une nous porte au respect, l'autre à l'adoration., c'est-à-dire, au sentiment d'une soumission profonde, & d'une dépendance parfaite, qui nous dépouillant du préjugé de nous-mêmes, nous confond & nous anéantit devant ce souverain être, en qui, & par qui seul nous subsistons : *In illo enim vivimus, movemur & sumus* [a]. De tels sentimens nous détachent d'autant plus d'avec nous-mêmes, qu'on se déprend plus aisément des choses qu'on ne tient que d'emprunt. Ces sentimens portent donc à la desapropriation & au renoncement : & la vie elle-même paroît toute dûe, parce qu'elle est moins un bien propre qu'un dépôt, moins une jouissance qu'un usage. Mais le jeûne renferme tous ces sentimens : c'est un aveu de notre dépendance, un hommage à la divinité, un renoncement, un sacrifice ; car s'il ménage la victime, ce n'est que pour en prolonger l'immolation. C'est donc l'art de souffrir sans se quitter, de s'abandonner sans se perdre, de se consumer sans se détruire ; c'est un retour de la créature vers le créateur, un devoir naturel de re-

a *S. Paul.*

connoiſſance, d'anéantiſſement & d'a-
doration.

Cette penſée paroît d'autant plus
vraye, que le plus célebre des jeûnes, dont les livres ſaints nous ont
laiſſé l'exemple, a été entrepris par
Moïſe, ſans aucun ordre de la part
de Dieu. Ce fut auſſi volontairement *,
& ſans y être obligé par aucune loi,
que *Judith* ᵇ, *Eſther* ᶜ, *Eſdras* ᵈ, & les
Maccabées ᵉ, ſe condamnerent au jeûne. Il eſt pourtant vrai que ce fut de
la part de Dieu, que *Jonas* fut envoyé
prêcher le jeûne aux *Ninivites*; mais
des peuples que le débordement & la
licence avoient emportez au-delà des
devoirs naturels, avoient beſoin d'un
ordre exprès pour rentrer dans celui
du jeûne, dont ils avoient beſoin pour
appaiſer la colere de Dieu. Il eſt encore parlé d'un jeûne commandé chaque année dans le Lévitique ; mais à
ces exemples près, il ſe trouve dans
l'ancien teſtament peu de jeûnes com-
mandez. Ceux mêmes qu'on vouoit *f*
volontairement, étoient ſi peu de précepte, qu'il dépendoit de la volonté

a *Thomaſſ.* p. 3. | b *Judith*, c. 4. | c *Eſther*, c. 9. &
14. | d *Eſdras*, l. 1. c. 8. | e *Machab.* l. 1. c. 3. l. 2. c.
13. | f *Nomb.* c. 30. v. 14.

d'un mari ou d'un pere de les laiſſer
pratiquer , ou de les interdire à leurs
femmes ou à leurs enfans.

Ce n'étoit pas non plus par l'ordre
des dieux ou des oracles , qui étoient
leurs organes , que la plûpart des jeû‑
nes ſe pratiquoient dans le paganiſme,
puiſque c'étoit après des abſtinences
volontaires , & non inſpirées , que les
payens les conſultoient. ª Il n'y a donc
pas de raiſon de ſe faire une idée ſi
étrange du jeûne , comme s'il étoit d'in‑
vention nouvelle , & peu conforme à
la nature. Les principales nations l'ont
ſi conſtamment & ſi univerſellement
pratiqué , qu'il doit moins paſſer pour
une pratique dangereuſe , que pour un
uſage commun , qui va plus à aſſujettir
& à contenir la nature dans ſes de‑
voirs , qu'à l'altérer ou à la détruire.

ª *Tertull.* de anima.

CHAPITRE V.

Du jeûne des chrétiens.

MA i s rien ne rehausse tant le prix du jeûne, que l'usage & le cas qu'en fit la religion chrétienne. Ce que l'instinct, le caprice & la superstition avoient inspiré aux payens, devint l'exercice de la foi des disciples de Jesus-Christ. Ce ne fut plus un culte superstitieux & aveugle pour eux, la foi en consacra l'usage, la pieté s'en nourrit ; il devint enfin la base & le soûtien de la vertu : *Jejunium non solùm perfecta virtus est, sed cæterarum virtutum fundamentum & sanctificatio* [a]. Ils comprirent qu'un Dieu humilié pour eux, demandoit des adorateurs qui s'anéantîssent, & que ce seroit mal reconnoître le prix de la mort d'un Dieu fait homme, que de ne mourir qu'une fois pour lui ; qu'il falloit donc en son honneur se faire un supplice de la vie, & mourir tous les jours par reconnoissance : & ce fut dans le jeûne qu'ils en trouverent le moyen. Ils s'étudie-

[a] S. Jerôme.

rent donc à le rendre continuel : *Sint tibi jejunia continua, id est, quotidie esurire* [a] : & dans cette vûe il n'y eut partie dans le corps, qu'ils ne condamnassent à jeûner : *Jejunet oculus, jejunet auris, jejunet lingua, jejunet manus, jejunet stomachus* [b]. L'esprit même n'en devoit pas être exemt : *Anima ipsa jejunet à vitiis* [c]. Car convaincus qu'ils étoient, que tout devoit honorer Dieu dans un chrétien, le jeûne leur auroit paru imparfait, s'il n'eût exercé que le corps : *Cave ne jejunii utilitatem solâ ciborum abstinentiâ metiaris* [d]. Il devoit aussi être intérieur, afin que le cœur ne démentît point les actions : *Carnem non comedis, & comedis fratrem ; cultrum nec in gallinas, nec in vitulos expedimus, & gladium adversùs fratrem stringimus.* C'est le reproche qu'un pere de l'Eglise addresse à ceux, qui contens des apparences du jeûne, se permettoient de persécuter leurs freres, & de les haïr en même temps qu'ils se mortifioient par la pénitence. Cette sévérité à l'égard du jeûne, étoit fondée encore sur cette maxime, que l'homme s'étant perdu par la sensualité & par l'intemperance, il devoit se

a Apud *Viring.* p. 54. | b *S. Bernard.* serm. 3. de quadrag. | c *Id.* ibid. | d *S. Basil.* | e *Id.*

racheter par l'abſtinence & par le jeûne : *Quos ſaturitas de paradiſo expulit, reducateſuries* [a].

De là vint que la vie des premiers fideles fut d'abord un jeûne perpétuel. Telle fut celle du ſaint précurſeur [b] qui ne vivoit que de ſauterelles & de miel ſauvage au milieu du deſert, & ſous le triſte habit d'une peau de chameau. La ſainte veuve *Anne* [c] la prophéteſſe, nourrit ſon eſpérance touchant la venue du *Meſſie* par un jeûne de tous les jours, & par là mérita à l'âge de 84. ans, de voir de ſes yeux la conſolation d'Iſrael. Le Sauveur lui-même ayant conſacré le jeûne par une abſtinence de 40. jours, les apôtres [d] à ſon exemple, jeûnerent enſuite pour ſe préparer aux grandes actions. Les hiſtoriens [e] ajoûtent qu'ils ne buvoient point ordinairement de vin, & qu'ils ne mangeoient point de viande. En effet, l'on trouve [f] que ſaint *Pierre* ne vivoit que de lupins, que ſaint *Paul* [g] & *Timothée* [h] ſon diſciple, ne buvoient point de vin. Tout de même ſaint *Matthieu* [i] ne vivoit que de légumes & de

a *S. Hieron.* epiſt. ad Euſtoch. | b *S. Matth.* c. 3. | c *Luc.* c. 2. v. 36. | d *Act. Apoſt.* 13. 14. | e *Baren.* ann. | f *S. Gregor. Naz* oraſ. de l'amour de la pauvreté. | g *Baren.* ann. | h 1. *Timoth* 5. 33. | i *S. Clem. Alex.*

fruits ;

fruits ; & saint *Jacques* [a] le frere du Seigneur ne se permettoit rien de ce qui pouvoit enyvrer, ou de ce qui avoit eu vie. Ce fut sur ces modeles, que les disciples [b] & les chrétiens [c] de ces premiers temps, se condamnerent à se passer de vin & de viande ; & la vie admirable des *Therapeutes* [d] en est une preuve, eux qui estimoient que le vin étoit le poison de la vertu, & que les viandes étoient la pâture du crime & l'appas des vices.

Il est vrai qu'il est douteux que ces *Therapeutes* ayent été chrétiens ; mais outre qu'il nous suffit que de bons historiens, & la tradition l'ayent crû après Eusebe, leur exemple ne prouveroit pas moins en faveur des chrétiens, quand ils auroient été juifs ; car si des juifs qui n'avoient que l'ombre de la vertu, avoient poussé la pénitence si loin, de combien des chrétiens auront-ils dû les surpasser, eux qui ont la vérité en partage ? *Judæi quippe habebant umbram rerum, (christiani) veritatem* [e]. En effet, quelque sévérité exterieure que les juifs ayent pû affecter, ils s'accordoient encore beau-

a *Euseb.* histor. | b *Id.* demonst. evang. | c *Baron.* ann.
| d *Phil. de la vie contempl.* | e *Salv.* l. 2. à l'Egl. cathol.

coup plus que ne faifoient les chrétiens : *Plus indulgentiæ tunc erat, plus li-
centiæ* [a]. Car les juifs fe permettoient
certaines viandes, & les chrétiens fe
les refufoient toutes ; ceux-là jeûnoient
quelquefois, & ceux-ci le faifoient
toûjours : *Tunc efus* [b] *carnium prædica-
batur, nunc abftinentia ; tunc in omni vita jejuniorum pauciffimi dies, nunc quaft
unum jejunium vita omnis.*

Ce jeûne de tous les jours ne fatis-
fit pourtant point le zele dés premiers
chrétiens, ils en ajoûterent d'extraordinaires en certains temps, dès le deu-
xiéme fiecle de l'Eglife, lefquels parurent fi rigoureux aux payens, que *Lu-
cien*, impie comme il étoit, en faifoit
des railleries.

Le jeûne du Carême qui commença
peu de temps après le fiecle des apôtres, fut le plus confidérable, & c'eft
la preuve de l'amour qu'on avoit pour
le jeûne ; preuve d'autant plus con-
vaincante, que celui-ci étoit volontaire dans ces temps, où le zele & l'a-
mour de la religion tenoient lieu de
loi. Il eft vrai que d'abord le nombre

a *Ibid.* | b **Dialog.** On doute que ce dialogue foit de Lu-
cien, mais l'auteur eft de fon temps, & auffi impie. Baillet, hift. du Carême.

des jours de jeûne en Carême ne fut pas le même par toute l'Eglife ; mais il falloit que la rigueur en fût bien étrange, puifque lorfqu'on mit le Carême en regle, & qu'on en fixa la durée, ce qui arriva vers le feptiéme fiecle, dans le concile de Conftantinople [a] on ordonna la *xérophagie* pour les Grecs. Les *occidentaux* n'allérent pas fi loin-à-la vérité, mais dès avant le cinquiéme fiecle, ils fe privoient de viandes & de vin. Que fi l'on ajoûte au Carême les jeûnes des *ftations* [c], des *quatre-tems* [d], de l'*avent* [e], des *rogations* [f] ; car c'étoient autrefois de vrais jeûnes [g], ceux enfin que les évêques [h] indiquoient pour les befoins de l'Eglife ; on reconnoîtra que le jeûne des chrétiens, eft une pratique tres-ancienne, autorifée par l'Eglife, reçue par tous les fideles, & commune à tous les états, comme on le verra ailleurs.

Cette pratique fut fi effentielle à la piété chrétienne, qu'elle parut le moyen le plus fûr, pour entretenir le zele parmi les fideles, ou pour l'y re-

a *En* 692. | b *Baillet*, p. 122. *Thomeff.* p. 64. | c *Id.* p. 136. | d *Id.* p. 162. | c *Id.* 171. | f *Id.* p. 174. | g *Ibid.* p. 176. | h *ibid* p. 182.

lever. Par cette raison, on la vit devenir la principale étude des *solitaires*, des *moines* & des *cénobites*, parce qu'ils ne se croyoient faits, que pour pleurer leurs pechez, ou ceux des autres : *Monachus plangentis habet officium, qui vel se, vel mundum lugeat* [a]. Cette vertu ne fut pourtant pas seulement celle des anciens monasteres, elle passa encore en ceux qui se sont établis dans les derniers siecles. Ainsi le même jeûne qui fit l'honneur des anciennes maisons religieuses, a consacré la pénitence de toutes celles qui sont venues depuis ; témoin les *Bénédictins*, les *Bernardins*, les *Chartreux*, les *Feuillans*, les *Carmes* & les *Carmélites*, &c. qui se sont condamnez à un jeûne non moins pénible, & aussi continuel que ceux des anciens temps.

Les particuliers ont trouvé de pareilles ressources dans le jeûne, l'expérience & l'exemple de tant de saintes ames, leur ayant fait comprendre, que la pénitence fait la sûreté de la vertu, & qu'un chrétien doit moins s'étudier à vivre, que s'apprendre à mourir : *Christiani, expeditum est morti genus* [b]. C'est donc aussi par le jeûne

a *Hieron.* epist. |b *Tertull.* de spectac. c. 1.

qu'ils expient leurs fautes paſſées, & c'eſt par ſon moyen, qu'ils ſe fortifient contre les dangers à venir, parce qu'en lui ſur tout, ſe trouve de quoi ſoûtenir ou préſerver la vertu. C'eſt pourquoi l'on voit aujourd'hui, comme autrefois, jeûner les pécheurs & les juſtes, parce que rien n'honore tant le créateur, & n'humilie ſi parfaitement & ſi utilement la créature.

Mais rien auſſi n'intereſſe ſi peu la ſanté, ou rien, pour mieux dire, ne lui ſera ſi peu préjudiciable, que le jeûne bien entendu ; outre que l'ancienne [a] Médecine en fit une de ſes principales maximes, les exemples de nos jours, & les obſervations modernes en prouvent l'innocence, & en relevent l'utilité. Il ne ſera donc pas moins ſûr de jeûner aujourd'hui qu'autrefois. La fameuſe hiſtoire de *Cornaro* [b] qui raffermit ſa ſanté, juſqu'à ſe prolonger la vie au-delà des bornes ordinaires, eſt l'apologie la plus autentique du jeûne, puiſqu'il s'accordoit beaucoup moins de nourriture [c] tous les jours de ſa vie, que le Carê-

---

a *Hippoc.* l. epid. ſ. 4. Gal. l. 1. de cib. boni & malſ ſucci. | b *Régime de vivre*, nombr. 5. &c. | c *Il ne prénoit que 12. onces de ſolide, & 14. de boiſſon.*

me n'en donne à tous les fideles. Le savant jésuite Lessius [a] y trouva le même avantage, & peu d'entre ceux qui ont sagement suivi leurs maximes, s'en sont repentis. La longue vie de ceux qui se sont vouez à la penitence, & qui ont retrouvé au service de Dieu, la santé, qu'ils avoient perdue en se livrant au monde, en est une autre preuve : mais la Médecine moderne le confirme [b], & en donne les raisons suivantes.

On a déja apporté plusieurs de ces raisons, mais celle-ci se présente à propos.

C'est moins par le volume des alimens, que par la maniere de se placer dans nos corps & de s'y arranger, que la nourriture se fait & tourne à profit. Pour le comprendre, imaginons que le tissu des parties qui nous composent, est un assemblage d'un million de filets creux, imperceptibles aux sens, mais tous capables de se gonfler, de s'étendre & de s'allonger. La matiere donc qui doit pénétrer & remplir ces tuyaux, qui sont d'une finesse immense, & d'une multiplicité inima-

a Lessius, régime de vivre, nombr. 4. | b Vid. Friederic. Hofman. Dissert. VIII.

ginable, doit être par conſequent d'un affinement, & d'une ſubtilité preſque infinie. C'eſt donc quelque choſe de moins groſſier encore, que la plus fine liqueur, que ce qui doit paſſer par des voyes ſi étroites; ce ſera comme une vapeur tres-déliée, qui ſeule en ſera capable. Or, parce qu'on connoît des ſubſtances, comme l'*encens* & le *muſc*, leſquelles ſous un tres-petit volume, répandent une vapeur qui remplit d'immenſes eſpaces; on doit auſſi concevoir qu'un aliment, quoi qu'en petite quantité, pourra remplir, nourrir par conſequent, & groſſir toutes les parties, pourvû qu'il ſoit bien digéré, & parfaitement broyé. Car enfin, ſi un atome de muſc groſſiérement diviſé, pénetre toutes les parties de l'air d'une vaſte étendue, une petite partie d'alimens broyée & affinée dans nos corps, par une force ſi conſiderable, tant multipliée, & ſi univerſellement répandue dans tous les organes, pourra ſe répandre par tout le corps, & s'inſinuer dans tous le filets qui le compoſent. On s'en perſuadera par cette réfléxion, qu'une tres-petite quantité de matiere réduite en fumée, reçoit une ſurface ou une étendue infiniment au deſſus de son volume naturel. On croit cette division incomprehensible, parce que l'imagination s'y perd, & qu'on confond l'imagination avec l'esprit. Mais combien de choses dont on peut avoir des idées claires & certaines, & qu'on ne peut imaginer ? c'est-à-dire, dont on ne peut peindre à l'esprit, ni les representations, ni les images. Il n'en est pourtant pas tout-à-fait de même de la division des sucs, qui se fait dans nos corps. Quoi qu'elle soit immense, cette division, puisque son terme est de rendre le suc divisé, insensible par la transpiration : on peut du moins l'imaginer, avant qu'elle soit venuë à ce terme, sous un volume assez sensible, pour en conclure que la matiere ayant été divisée dans nos corps, autant qu'elle peut l'être, a infiniment moins de masse que la cent quarante quatre milliéme partie d'un grain ; puisqu'on peut se répréfenter sensiblement cette cent quarante quatre milliéme partie, sans pouvoir se figurer le poids ou le volume infiniment petit, que prend le suc nerveux, quand il se resout en vapeur. Voici comment.

Un grain pesant de soye qui sort

de son *cocon*, ou de l'enveloppe du ver qui l'a produite : ce grain, suivant le calcul du célebre & savant Anglois Monsieur *Boyle*, peut prendre jusqu'à six - vingt aunes de longueur. Or, en tirant [a] une ligne de six - vingt aunes, autant déliée puisse - t - elle être, on peut marquer dessus avec la pointe d'une plume, qui ne sera pas même bien fine, cent quarante quatre mille points d'encre tres-distinguez & tres-sensibles. Voilà donc un grain de matiere partagé en cent quarante quatre mille parties tres-sensibles. Or, l'encre est un liquide composé de galle, de vitriol, de vin blanc, &c. au lieu que le suc nerveux est un suc simple & homogene. Ainsi le suc nerveux au poids d'un grain, sera capable d'une division de beaucoup superieure à celle-ci ; il pourra donc remplir sous un volume imperceptible, mais réel, de vastes espaces, & s'allonger presque à l'infini. L'étendue donc en ce cas croît à mesure que la matiere est plus ou moins divisée. Mais parce qu'il n'est ni art ni force dans la nature, qu'on conçoive capable d'affiner une matiere, autant que la force qui digere & divise les ali-

[a] Voyez *Santorini*. Opusc. p. 100. art. xxx.

C v

mens dans le corps humain, on doit reconnoître qu'il peut se nourrir de tres-peu de chose. On ne peut en douter, puisqu'une petite quantité de matiere peut s'y diviser, jusqu'à s'anéantir, & s'en aller presqu'à rien, tant que les forces qui y sont destinées sont dans leur entier, comme on le doit supposer dans l'état de santé, qui est celui où l'on oblige principalement au jeûne. Merveilleuse œconomie de la nature ! Preuve admirable de la sagesse du créateur ! qui ne conserve nos corps, qu'en les recréant presque à tous les momens de la vie, tant au moyen des loix qu'il a établies, il employe peu de matiere pour les faire vivre. La végétation des plantes confirme ce qu'on vient d'avancer ; une rosée legere, un peu de pluye, rend fécondes des campagnes entieres ; de gros arbres subsistent, & croissent dans des endroits arides & pierreux ; & à voir un million de plantes qui croissent, fleurissent & pullulent dans des rochers & sur des murailles, peut-on imaginer que ce soit à force de sucs nourriciers, que les corps s'entretiennent & se nourrissent ? Les histoires rapportent quelque chose de semblable, touchant la nourriture de ces saints hermites, qui paſſoient les journées entieres, ſouvent des ſemaines, ſans d'autre nourriture que de quelques dattes, ou de ſemblables fruits ſecs, dont ils ne faiſoient preſque que goûter. Ce n'eſt pas cependant qu'on voulût faire revivre ni rappeller ces affreuſes auſtéritez, mais du moins ſont-elles des preuves, de ce que peut la nature en matiere de jeûne, & que nos corps ſeroient moins bleſſez qu'on ne penſe de celui du Carême. En effet, ces jeûnes étant aujourd'hui beaucoup au deſſous de ceux de nos peres, qui ne voit que nos corps étant les mêmes en force, & nos paſſions auſſi vives, le jeûne n'a rien des dangers dont on l'accuſe, & que le joug du Carême eſt moins dur qu'importun ?

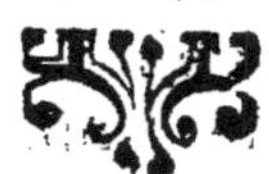

CHAPITRE VI.

Ce que c'est que jeûner.

UU auteur [a] célebre par son érudition, mais que l'interêt d'un malheureux schisme, engageoit à se déclarer contre les pratiques de l'Eglise Romaine, a entrepris de prouver dans un ouvrage [b] fait exprès, que l'idée que les catholiques se font du jeûne, est fausse & mal entendue. Tout occupé du mot de jeûne, il croit qu'il signifie uniquement l'abstinence du boire & du manger [c], & que c'est le mal entendre que de l'appliquer à la privation de la viande, &c. Mais par cela seul il paroîtroit que ce savant homme, auroit eu plus de goût & d'habileté dans les belles lettres, que de lumiere dans la science ecclesiastique. Le trop de savoir [d] l'avoit enyvré d'une autre folie [e] que de celle de la croix ; & plus instruit des regles de la grammaire que de celles de la vérita-

a *Dallæus.* | b De jejunio & quadrages. | c *Ibid.* c. 1. & 2. | d Multæ te litteræ ad infaniam convertunt. Act. c. 26. v. 24. | e Nos stulti propter Christum, 1. ad Corinth. c. 4. v. 10.

ble Eglife, il s'eft occupé dans fon ouvrage d'un *paralogifme* continuel. Tout fon difcours, en effet, eft un étalage d'une érudition mal fondée, qui peut bien faire voir la vanité d'une fcience, qui n'eft pas reglée par la charité, mais qui ne peut ébranler le dogme d'une Eglife, que l'enfer *a* même ne fauroit affoiblir.

On fait, & on lui accorde que jeûner, & s'abftenir du boire & du manger eft la même chofe parmi les grammairiens; mais s'en tenir ici à la rigueur du terme, c'eft s'arrêter à une lettre capable d'affoiblir ou d'éteindre la pieté, parce qu'elle éloigne de l'efprit de l'Eglife qui en fait le foûtien. Si donc l'Eglife & fes docteurs ont étendu la force de ce terme, à quelqu'autre abftinence que celle du boire & du manger, ou ce qui prouve encore davantage, fi à l'idée litterale de jeûne, ils en ont ajoûté une autre plus parfaite; celui des catholiques ne différera de celui de M. *Daillé*, qu'en ce qu'il obligera à quelque chofe de plus parfait. Or, c'eft ce qu'on fera voir dans la fuite, en montrant que le jeûne eccléfiaftique, oblige non feulement

a Matth. c. 16. v. 18.

à se priver de boire & de manger de quoi que ce soit pendant un certain temps, mais à ne s'accorder après ce temps rien de ce qui a eu vie, ou qui pût enyvrer.

Il ne paroît pas même que dans les siecles passez, on ait interpreté si rigoureusement le mot de jeûne, ou qu'on l'ait renfermé dans des bornes si étroites ; car peu s'en sont tenus à la seule idée de la privation du boire & du manger ; la plûpart y ont ajoûté d'autres pratiques. *David* [a] joignit les gémissemens, les prosternations & la retraite à celui qu'il s'imposa pour obtenir la guérison de son fils : l'impie *Achab* [b] ajoûta le cilice au sien : les *Ninivites* [c] firent à peu prés de même : *Esther* [d] ordonna à *Mardochée* de faire prier les juifs, tandis qu'elle s'humilieroit devant Dieu par le jeûne. Le jeûne de *Daniel* [e] pendant trois semaines, consistoit dans l'abstinence de la chair des animaux & du vin. Le saint homme *Tobie* [f] accompagnoit le sien de la priere, & son fils [g] avec sa nouvelle épouse se préparerent au mariage

a *Reg.* l. 2. c. 12. v. 16. | b *Reg.* l. 3. c. 21. v. 27. | c *Jonas*, c. 3. | d *Esther*, c. v. | e *Daniel*, c. 10. | f *Tob.* c. 12. v. 8. | g C. 8. v. 4.

par la continence. *Esdras* [a] jeûna &
pria pour se rendre le ciel favorable.
Les prophétes [b] eux-mêmes ne parlent guere de jeûne, sans ordonner la
priere, l'humiliation & les larmes,
tel que fut celui des Macabées [c]. Les
reproches enfin qu'*Isaïe* [d] fait aux juifs
qui jeûnoient mal, font assez voir
qu'il faut autre chose pour bien jeûner, que de s'abstenir du boire & du
manger ; car il y joint les œuvres de
charité, de justice, de misericorde,
le renoncement à sa propre volonté,
& tout ce qui peut rendre le jeûne
spirituel & interieur. La description
que *Tertullien* [e] fait des jeûnes des
payens, montre manifestement qu'ils
se condamnoient aussi dans leurs jeûnes, à bien d'autres choses qu'à se priver du boire & du manger. Il rapporte
que dans les occasions graves, telles
que sont les calamitez publiques, les
payens alloient nuds pieds, qu'ils quit-
toient toutes les marques de dignité,

a *L.* 1. c. 8. v. 21. | b *Joel*, c. 2. v. 12. | c. L. 2. c. 13.
v. 12. | d C. 58. v. 3. &c. | e Omnem tapinophronesin
ethnici agnoscunt, cùm cœlum stupet, & aret annus,
nudipedalia denuntiantur, magistratus purpuras ponunt,
fasces retro avertunt, precem indigitant, hostiam instau-
rant... saccis velati & cinere conspersi... Casto Isidis &
Cybeles xerophagias adæquat, &c. *Tertul.* de jejunio
ethnicorum, c. 16.

qu'on ordonnoit alors des prieres &
des sacrifices ; que d'autres se cou-
vroient de sacs & de cendre, & que
quelques-uns imitoient les *xéropha-*
gies des chrétiens.

L'opinion que M. *Daillé* avoit du
jeûne auroit épargné toutes ces cor-
vées à ces pauvres malheureux, qui se
tourmentoient mal-à-propos le corps,
faute d'être mieux instruits de la grammaire. Mais cette prétendue simplicité, ou cette ignorance se trouvoit
répandue, parmi des nations qui n'en
ont jamais été accusées. *Plutarque* rapporte que les femmes en certaines fêtes des Athéniens, se contentoient si
peu de ce jeûne *grammatical,* que l'on
fait consister dans l'abstinence du manger, qu'elles couchoient encore sur
la dure, en quoi elles imitoient les
Egyptiens, plus anciens que les Grecs,
& non moins éclairez. Les prêtres de
Crete [a] s'interdisoient tout ce qui étoit
cuit. Cette mere dans *Horace* [b], comme on l'a déja dit, ajoûtoit un vœu
au jeûne, pour engager Jupiter à guérir son fils. Cette autre mere, dans *Ti-*
te-Live [c], s'engageoit à la continence,

a *Polyd. Vergil.* p. 190. | b *Satyr.* l. 2. Sat. 3. | c *Apud*
Polyd. Vergil. p. 431.

pour obtenir des dieux une autre grace encore pour son fils. *Numa* leur en permettoit autant pour obtenir d'heureuses récoltes. Les *Turcs* [a] encore aujourd'hui ne séparent point la continence du jeûne. Ajoûtez à tout ceci, les exemples de *Zoroastres* [b], qui ne se permettoit que l'usage du fromage, de *Diogene*, qui ne s'accordoit que du pain, de *Pithagore*, qui craignoit tout, même jusqu'aux féves, d'*Apollon de Tyane*, qui ne vivoit que de fruits & de légumes ; & on aura de quoy se persuader que les plus grands esprits ont senti, que la perfection du jeûne dépendoit d'autre chose, que de la simple privation du boire & du manger, puisque la plûpart y ont au moins ajoûté le choix des viandes, & d'autres semblables moyens de se mortifier.

Il est aisé de conclure de tout ce qu'on vient de rapporter, que l'intention du jeûne, est bien moins de faire mourir de faim & de soif, que d'affliger l'esprit, & de l'humilier en mortifiant le corps, pour rendre hommage à la divinité, & se la rendre propice ou favorable. En effet, ce ne fut pas en vûe du jeûne & de l'abstinence, que

a *Boemus Aubanus*, p. 126. | b *Apud Viring.* p. 29.

Dieu se laissa fléchir par l'impie *Achab*, mais parce qu'il le vit humilié. *N'avez-vous pas vû*, dit Dieu [a] lui-même à Elie, *Achab humilié devant moi ? Puis donc qu'il s'est humilié à cause de moy, je ne ferai point tomber sur sa personne les maux dont je l'ai menacé* Cette même idée paroît avoir été celle de tous ceux, qui ont jeûné dans la religion juive, & dans le paganisme, à en juger par toutes les pratiques humiliantes qu'on joignoit, à l'abstinence dû boire & du manger. Les chrétiens qui sont venus depuis ont encheri de beaucoup sur les juifs & sur les payens, tant par les austéritez qu'ils ont ajoûtées à leurs jeûnes, que par les vûes humbles & pieuses dont ils les ont accompagnez.

On dira peut-être que l'esprit du jeûne n'est pas du ressort de la Médecine, qui ne doit connoître que de ce qu'il a de corporel. Nous en convenons, & nous nous renfermerons dans ces bornes : mais il ne messied pas à un médecin catholique, de prendre les intérêts de la véritable Eglise sa mere, quand ils se trouvent mêlez avec ceux de sa profession.

[a] *Rois*, l. 3. c. 21. v. 29.

CHAPITRE VII.

Ce que c'eſt que le jeûne eccle-ſiaſtique.

LES jeûnes qu'on obſerve aujour-d'hui en certains temps, ne ſont que de foibles reſtes [a] de celui, que les premiers chrétiens obſervoient tous les jours. La mort encore récente du Sauveur, l'exemple de ſa vie, la ſainteté de ſa morale, le ſang des martyrs qui fumoit encore, la fin de la vie que la perſecution annonçoit, celle du monde que l'on croyoit dêja proche ; toutes ces conſiderations deſoccupoient tellement de la vie les premiers fideles, que tout pleins des années éternelles, ils ne s'occupoient guere des jours de l'homme. De ſi ſaintes diſpoſitions nourriſſoient en eux d'autres eſpérances ; ils n'en avoient que pour l'éternité ; rien de paſſager n'interreſſoit leurs cœurs ni leurs affections ; les commoditez mêmes & les plaiſirs êtoient moins des appas pour eux, que des ſujets de crainte. La péniten-

[a] *Thomaſſ.* p. 296.

ce toute seule leur paroissoit sûre, parce qu'elle seule ressembloit à la vie du
Sauveur, aux souffrances des martyrs,
& à l'exemple des saints. Ils ne se regar-
doient donc que comme des hosties [a],
qui avoient déja reçû l'aspersion, qui
étoient toujours prêtes à être immolées.
Cependant une vie si sainte, & une
pénitence habituelle, ne répondant
qu'imparfaitement à l'ardeur de leur
zele, ils l'exciterent de temps en temps,
& le renouvellerent en s'imposant
de nouvelles [b] austeritez en certains
temps, durant lesquels ils s'assujertis-
soient à d'affreuses abstinences ; ce fut
ainsi que l'on vit naître le jeûne du
Carême, en même temps que le chris-
tianisme. Cette antiquité [c] paroît en
ce que dès le commencement de l'E-
glise, les *Montanistes* affectoient de se
distinguer des catholiques, par l'observance de plusieurs Carêmes ; preuve
indubitable que dessors les catholiques en observoient un. Il est vrai que
les premieres loix qui se firent, pour
établir sa durée & son uniformité, ne
commencerent que vers le troisiéme
siecle ; mais ces loix elles-mêmes font

a *S. Paul.* | b *S. Jerôme*, epist. à Ste Eustoq. à S. Mar-
cel. *S. Benoist*, regl. | c *Baillet*, p. 73.

voir l'ancienneté de cette pratique, puiſqu'elles furent moins faites pour ordonner le jeûne du Carême, que pour en confirmer ou en renouveller l'obſervance. Ce furent des moyens qu'on employa, tantôt pour ranimer le zele des fideles, tantôt pour le soû-tenir contre des hérétiques ou des li-bertins ; de ſorte que les ordonnances qui ſe firent depuis le troiſiéme ſiecle juſques bien avant dans l'onziéme, où l'on fixa le Carême à quarante jours, doivent être moins conſidérées comme des établiſſemens nouveaux, que com-me un renouvellement de loix qui ſe fit, ou pour arrêter la licence & pré-venir le relâchement, ou pour calmer des inquietudes, & appaiſer des diſ-putes, pour donner enfin une meſu-re au zele, & des bornes à la fer-veur.

Ces reglemens regardent encore la qualité des alimens, qu'on pouvoit s'ac-corder dans les jours de jeûne ; car quoi qu'on convinſt du peu qu'on en devoit prendre, tous ne s'accordoient pas ſur la ſorte de nourriture, qu'on pouvoit ſe permettre.

L'eſſence du jeûne, ſelon ſaint Au-guſtin, conſiſtoit dans l'unité du repas qui devoit se faire le soir, & il tenoit cette maxime [a] des anciens, qui appelloient jeûne la privation du dîner. Saint Jerôme étoit persuadé, qu'il n'y avoit point de jeûne plus sévere, que celui qui se fait au pain & à l'eau. Saint Basile y ajoûtoit quelques légumes. Saint Chrysostome avoit la même indulgence, mais saint Gregoire de Nysse défendoit les légumes assaisonnez, conformément au sentiment de saint Jerôme, qui trouvoit du crime à manger un jour de jeûne quelque chose de cuit : *Coctum aliquid accepisse, luxuria fit* [b]. On trouve une pratique semblable parmi les payens, car les prêtres de l'isle de Crete ne mangeoient rien que de crud [c]. Mais avant que l'Eglise eût rien prescrit sur la sorte d'aliment, qu'on pouvoit s'accorder en Carême, les chrétiens dès le second siecle s'étoient obligez à la *xérophagie* [d]. On l'observa d'abord dans tous les jeûnes, puis seulement dans la semaine sainte. Elle consistoit dans l'abstinence, non seulement de la viande & du vin, mais de tout ce qui étoit apprêté ou agréable, jusques-là qu'on se privoit

a Epist. 86. ad Casulan. | b S. *Jerôme*, epist. | c *Laurent. Polymath.* p. 138. | d *Baillet*, p. 116.

des fruits qui avoient quelque chofe de vineux : *Xerophagiam obfervamus*, dit Tertullien [a], *ficcantes cibum ab omni carne & juralentia, & vuidioribus quibufcunque pomis, ne quid vinofitatis vel edamus, vel potemus.*

Cette forte de jeûne ne fut point de commande dans fes commencemens, mais à devotion [b] ; on la trouve cependant confeillée dans la fuite par des évêques [c], & un concile [d] l'ordonna à tous les fideles pendant le Carême. Il faut encore convenir que la *xérophagie* fut plus commune parmi les Grecs [e] que parmi les Latins, & que l'Eglife apporta toûjours beaucoup de précaution dans l'ufage des *xérophagies* ; mais ce fut pour préferver les fideles, contre les jeûnes fuperftitieux & mal entendus des *Montaniftes*. Cependant la pratique des folitaires, & des perfonnes zélées des premiers fiecles, prouve que fi l'Eglife defaprouvoit les vifions libertines, & les jeûnes déreglez de ces hérétiques, elle conferva toûjours l'efprit de la plus févere abftinencé. C'eft pourquoi les

a L. 1. adverf. Pfych. | b *Baillet.* p. 117. | c P. 118. | d *Concil. Laod.* | e Vid. *S. Epiph.* in compend. Doct. cathol.

conftitutions apoftoliques [a] bornent les *xérophagies* aux fix jours de la femaine fainte, & ces *xérophagies* confiftoient dans le feul ufage du pain, des légumes, du fel & de l'eau. Que fi quelques-uns porterent la *xérophagie* plus loin, foit pour le nombre des jours, foit pour la qualité des nourritures, ce ne fut pas en vertu d'aucune ordonnance de l'Eglife, mais par l'amour qu'ils eurent pour la pénitence : *Ex arbitrio (agebantur) non ex imperio* [b]. Tel fut le zele de ces folitaires dont parle *Caffien* [c], qui né fe permettoient les jours de jeûne que deux petits pains, qui pefoient à peine une livre de douze onces. Or ces pains étoient fecs ; c'étoit une forte de bifcuit qu'il falloit tremper dans l'eau pour les pouvoir manger, *Bifcoctus panis qui apud Romanos dicitur paximas* [d]. Il feroit malaifé de trouver un exemple de *xérophagie* plus févere & plus exacte.

Mais ce qui s'établit univerfellement dans dans l'Eglife [e], fut que le jeûne du Carême feroit de quarante jours, qu'on s'abftiendroit pendant tout ce temps de viande, de vin, de

a L. 5. c. 17. | b *Tertul.* de jejun. | c Collat. 2. c. 17. 19.
d *Suidas.* | e *Thomaff.* p. 64.

ragoûts

ragoûts & de liqueurs ; & que la nourriture ne feroit que de légumes , de
fruits, de pain & d'eau. Ce fut cependant moins encore dans ces obfervances qu'on mit l'effence [a] du jeûne du
Carême , que dans l'obligation de ne
manger qu'une fois dans vingt-quatre
heures , & cet unique repas ne fe permettoit qu'au foir. Cette obligation
êtoit même telle, que ce n'êtoit plus
jeûner que de manger avant ce temps.

Il eft vrai qu'on êtoit encore partagé [b] en Italie du temps de Bede, vers
le milieu du huitiéme fiecle, fur le nombre de quarante jours de jeûne ; car
quoique l'on convinft de quarante-
deux jours d'abftinence dans plufieurs
églifes, on n'y jeûnoit que trente-fix
jours. Mais on y ajoûta quatre jours
de furcroît dans le neuviéme fiecle,
& le nombre de quarante jours fe
trouve fixé , & univerfellement êtabli dans l'onziéme [c]. Les regles mêmes touchant l'abftinence, ne fe trouvent bien fixées que vers le feptiéme
fiecle [d] ; car ce fut vers ce temps que
les conciles s'en expliquerent, & qu'il
fut arrêté qu'on fe priveroit de viande

a *Differt. fur l'hemin.* p. 84. | b *Baillet*, p. 83. | c *Id.*
p. 86. | d *Id* p. 119. *Thomaff.* c. 6.

pendant le temps du Carême, & par cette abſtinence on entendoit principalement celle des animaux à quatre pieds, & des oiſeaux *a*, quoi que les plus exacts l'entendîſſent auſſi de la chair des poiſſons, dont ils défendoient l'uſage *b*.

Ce qui paroît certain, c'eſt que dans le huitiéme ſiecle la permiſſion *c* de manger du poiſſon, n'étoit que pour les malades. Cette pratique ſur tout fut celle des Grecs *d* & des orientaux *e*, car ils ſe refuſoient le poiſſon quand ils jeûnoient, & le permettoient uniquement à leurs malades *f*. Il ſe trouvoit auſſi des veſtiges de cette ſévérité dans l'Egliſe latine; car ſaint *Martin* *g* n'en uſoit que dans les grandes fêtes, telle que celle de pâques; & ſaint Jerôme en accordoit aux religieuſes *h* dans leurs jeûnes ordinaires, & non dans ceux du Carême, encore ces poiſſons ne devoient-ils être, ni délicats, ni apprétez; ils devoient être de la nature de ceux qu'on nomme imparfaits, comme les *hûîtres*, les *ſéches*, les *écreviſſes*, que les Grecs permettoient

a *Ibid.* p. 116. | b *Thomaſſ.* c. x. | c *Baillet*, 123. | d *Thomaſſ* p. 281. | e *Cardinal. Brancat.* Diſſert. de chocolat. p. 176. | f *Thomaſſ* p. 282. | g *Sulpic. Sever.* dialog. h Ad Lætam, de inſtit. fil.

aux infirmes & aux vieillards, peut-
être quand ils étoient en dignité &
perſonnes publiques, comme on le vit
dans la perſonne de l'empereur An-
dronic, qui dans un âge fort avancé,
n'uſoit que de cette ſorte de poiſſon *a*.

C'êtoit donc une ſorte d'indulgence
alors, que d'uſer de poiſſon *b*, par où
l'on doit juger de la mépriſe de ceux,
qui auroient voulu ſe donner la liberté
de manger de la volaille *c*, perſuadez
que les oiſeaux ayant êté produits de
l'eau, comme les poiſſons, ils devoient
être de même nature. Mais c'êtoit raf-
finer en matiere de ſenſualité, que
de renoncer ainſi à la groſſe viande,
pour ſe ménager l'uſage d'une plus délicate ; car qui ne voit combien la volupté gagnoit à cet échange ? *Non mihi
videntur illi reſecare delectationes corporis,
ſed mutare* *d*. Auſſi ſaint Jerôme a-t-il
fait voir le ridicule de cette mauvaiſe
pratique : *Procul ſint à conviviis aves.....
nec ideo te carnibus veſci non putes, ſi.....
quadrupedum eſculentias reprobes : non enim
hæc pedum numero, ſed ſuavitate guſtûs ju-
dicantur* *e*. Ainſi, quoique cette permiſ-

a *Thomaſſ.* p. 282. | b *Id.* c. x. | c *Ibid* | d *Julien Po-
mere*, dans *Thomaſſ* p. 63. | e Epiſt. ad Salv. de viduit.

fion de manger de la volaille paroiffe fondée fur la regle [a] de faint Benoift, & fur une pratique de faint Céfaire [b], qui accordoit la volaille aux religieufes infirmes : *Pulli*, dit-il, *pro infirmis præbeantur*, l'ufage de l'Eglife a été contraire : & ce fentiment s'eft trouvé négligé. La raifon de cette indulgence venoit de la facilité qu'il falloit procurer aux monafteres d'alors, par rapport aux malades ; car éloignez comme ils étoient des villes, c'êtoit plûtôt fait pour eux, & d'une moindre dépenfe, de tuer des volailles que des moutons & des veaux. Il falloit d'ailleurs fi peu de vainde dans ces monafteres, où elle s'accordoit rarement, & à peu de perfonnes, qu'il auroit été fuperflu de tuer un bœuf, & qu'il fuffifoit de tuer une volaille. L'amour du filence & de la retraite, ou la crainte de frequenter les villes les aura engagez infenfiblement dans cette opinion, & leur fimplicité a pû l'excufer, mais la raifon ne la favorife pas, comme on s'en perfuadera par la réfléxion fuivante.

Quand il feroit autant certain qu'il eft douteux, que les oifeaux foient fortis des eaux, & qu'ils en ayent été pro-

[a] C. 45. 48. | [b] Recapitul. c. 17.

duits, on ne pourroit pas en conclure
qu'ils duſſent être de la nature des poiſſons. Ce ſeroit indignement confondre nos manieres d'imaginer, avec celle
dont le créateur agit. Nos ſens mal
inſtruits du fond des choſes, nous les
repréſentent reſſemblantes aux matieres d'où elles ſont ſorties : mais c'eſt
s'oublier ou ſe livrer à une mépriſe, dont
la phyſique peut nous faire revenir. En
effet, c'eſt l'arrangement & le mouvement de la matiere, établis & re-
glez par le créateur, qui ont fait la
nature & la difference des choſes ; &
de là viennent leurs manieres d'êtres,
& leurs qualitez. Or, la même idée
qui nous perſuade que le ſouverain
être, a pû former de rien des milliers
de corps & de ſubſtances admirables,
nous convainc que tout eſt indifférent
dans ſes mains pour les vûes qu'il ſe
propoſe, puiſque ſa volonté ſeule les
exécute en ſouveraine. Après cela,
n'auroit-il pû former que des ſubſtances de même nature que les poiſſons,
parce qu'il les auroit tirées de l'eau,
lui qui venoit d'animer un peu de limon, & en faire la plus parfaite des
créatures ? Lui auroit-il été moins poſ-
ſible de tirer des eaux des êtres autant

differens de cet élement, que l'homme l'est du limon dont il est sorti? Comme donc il seroit insensé de conclure que l'homme n'est que terre & que matiere, parce que la terre fut le fond dont il fut tiré, ce sera sans raison, & mal à propos, qu'on conclura que les oiseaux ne tiendront leur nature que de celle l'eau, parce qu'ils en seroient sortis. Suivant cette comparaison dans d'autres productions de la terre, on se trouvera convaincu, de combien peu elle contribue de ses qualitez sensibles & connues aux substances qui en naissent, ou qui s'y produisent. Rien, par exemple, ne lui ressemble si peu, que les plantes qui en sortent; & l'or qui se produit dans son sein, est autant différent du fer qui s'y engendre, que ces deux métaux le sont d'elle-même.

Il est vrai que de nos jours le botaniste du monde le plus estimé, & le plus digne de l'être [a], a trouvé dans la terre un *sel essentiel* qui lui est propre; d'où l'on pourroit soupçonner que chaque élement auroit le sien, capable de faire passer ses qualitez dans les pro-

[a] *Monsieur Tournefort, préface de son hist. des plantes des environs de Paris.*

ductions qui en sortent. Mais ce sel prend tant de différentes faces, & se trouve si étrangement varié & confondu dans les plantes, qu'on apperçoit d'abord, qu'il n'est point destiné à faire des substances purement terrestres. D'ailleurs, ce sentiment si ancien dans les auteurs ecclesiastiques, que les oiseaux sont sortis des eaux, est fondé sur une interprétation de l'Ecriture, qui n'est pas exemte de difficulté. En voici l'endroit [a].

Producant aqua reptile anima viventis, & volatile super terram sub firmamento cœli. Que les eaux produisent des poissons vivans (car les hébreux mettoient les poissons au rang des reptiles) & des oiseaux qui volent dans l'air. Ce passage sembleroit faire en effet, sortir les oiseaux de l'eau, si l'hebreu laissoit cette équivoque, mais il l'ôte, en disant : *Et que les oiseaux volent sur la terre.* Par où l'on voit que Dieu ordonne que les poissons soient produits dans l'eau, & que les oiseaux volent dans l'air. Or, le commandement de voler de la part du créateur à des oiseaux qu'il crée, est la même chose que de les faire naître parfaits, lui des

a *Genes.* c. 1. v. 20.

D iiij

mains de qui rien ne fortit que d'achevé. C'eft donc comme fi l'Ecriture difoit, que Dieu ordonna aux poiffons de
naître dans l'eau , & aux oifeaux de
fe former fur la terre & de voler dans
l'air , pour faire entendre qu'ils furent
les uns & les autres parfaits , dès l'inf-
tant de leur création.

Cette explication eft tirée de l'Ecriture même , qui marque pofitivement
ailleurs [b], que les oifeaux furent for-
mez de la terre , *formatis de humo.... vo-
latilibus.* Par où l'on voit que ce qu'on
a empruné de l'hébreu , eft une jufte interprétation de la vulgate , puifque
dans ce dernier paffage elle eft conforme à l'hébreu.. Ce n'étoit donc
que des poiffons , tout au plus , qu'on
s'accordoit en Carême avec les légumes , en quoi confiftoit une grande
partie du jeûne ; l'unité du repas y
êtoit cependant du moins auffi néceffaire , comme on s'en perfuadera par
le chapitre fuivant.

[b] C. 2. v. 19.

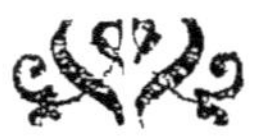

CHAPITRE VIII.

Que l'unité du repas entroit dans l'essence du jeûne des chrétiens : que ce repas devoit se faire le soir.

L'ESSENCE du jeûne, suivant le témoignage d'un savant évêque [a] d'Orleans, ne consiste pas tant dans l'abstinence de certaines viandes, que dans l'observance à ne manger que le soir. Ceci est si vrai, que *dîner* & *jeûner* sont des termes contraires ou opposez dans les anciens peres [b]. C'est pourquoi on trouve dans saint Jérôme [c], que les moines dînoient à midi au lieu de souper le soir, dans les temps qu'ils ne jeûnoient pas, tel qu'étoit celui de pâques. Saint Paulin [d] évêque de Nole, racontant à un de ses amis qu'il avoit fait jeûner avec lui la personne qu'il lui avoit envoyé, lui dit qu'ils avoient soupé ensemble. Enfin, l'on voit dans Cassien [e], que

a *Theodulph.* capitul. n. 40. | b *Thomass.* p. 98. | c Ad Eustoch. de custod. virgin. | d Epist. ad Amand. | e L. 3. instit. c. 12.

D v

les jours de dimanche, & semblables, dans lesquels on ne jeûnoit pas, les religieux ne mangeoient qu'une fois, savoir à midi, quoi qu'on préparât un autre repas le soir, pour ceux qui voudroient en user ; mais que ce repas ne servoit qu'aux infirmes & aux hostes. Saint Grégoire de Nysse [a] marque l'heure du repas, du jour de jeûne, qui étoit le coucher du soleil. Les jeûnes des juifs duroient aussi jusqu'au soir [b] ; & les Turcs encore aujourd'hui prolongent le leur jusqu'à ce temps [c]. La regle [d] générale a donc toujours été de ne rompre le jeûne en Carême que sur le soir. A quoi sert, dit saint Jean Chrysostome [e], de ne pas manger pendant tout le jour, si on le passe à jouer, à jurer, à blasphémer ? Théodulphe [f] disoit à peu prés la même chose dans le neuviéme siecle ; il reproche à plusieurs personnes l'empressement avec lequel ils couroient à table dès l'heure de nones : Mais ce n'est pas jeûner, ajoûte-t-il, que de manger avant l'heure de vêpres. C'étoit encore à cette même heure qu'on rompoit

[a] Orat. in princip. jejun. | [b] *Polydor. Vergil.* p. 427. *Judith*, c. *Rois*, 2. c. 1. | [c] *Roemus Auban.* p. 126. [d] *Baillet*, p. 133. | [e] Homil. 6. | [f] Capitul.

le jeûne du temps de saint Epiphane, & de saint Irenée *a* ; coutume qui subsistoit encore dans le siecle de saint Bernard *b* : *Jusques à présent*, dit-il, (parlant des petits jeûnes qu'on rompoit à nones) *nous avons jeûné seuls jusqu'à nones ; mais en ce temps (c'étoit celui du Carême) nous allons jeûner jusqu'au soir avec tout le monde, avec les rois & les princes, le clergé & le peuple, les bourgeois & les nobles, les pauvres & les riches.*

Mais vers le milieu du treiziéme siecle, l'heure de l'unique repas se trouva approchée *c* à nones, & dans le quatorziéme à midi *d*. Ce ne fut pas sans regret, pour les gens de bien, qui crurent que le changement du souper en dîner, alloit devenir le tombeau *e* du jeûne ecclésiastique ; c'est pourquoi les évêques *f*, & en particulier celui de Paris, recommandoient encore à leurs peuples, dans le seiziéme siecle, l'ancienne discipline du jeûne. Charlemagne & sa cour, donnerent peut-être occasion à cette anticipation *g* du souper ; car pour ne pas obliger ses offi-

<hr>

a *Pasmans.* thes. 7. | *b* Serm. 5. in quadrag. | c *Pasmans* thes. 7. | *d Ibid* | e *Baillet*, p. 134. | f *Ibid.* g *Baillet*, p. 135. *Hemine*, p. 82.

D vj

ciers à manger trop tard, il fit avancer ſon repas vers midi. Il ſe pratiquoit auſſi une pareille anticipation du ſouper vers ce temps dans toute l'Italie [a] ; mais on demeura plus fidele & plus exact là-deſſus en France & en Angleterre [b], juſqu'à ce qu'enfin on transfera le ſouper à midi dans le quinziéme ſiecle.

Ce relâchement n'arriva pas tout d'un coup, il eut ſes degrez inſenſibles, mais toujours en s'éloignant de la regle ; car il n'en eſt plus, dès qu'une fois on s'eſt laiſſé aller au penchant de la nature [c]. On commença par croire qu'on pouvoit en Carême, comme dans les demi jeûnes, manger à nones, c'eſt-à-dire, à trois heures après midi [d]. D'autres crurent que la regle de ne rompre le jeûne qu'après vêpres, ne regardoit que ceux qui aſſiſtoient aux offices, & que les autres ſatisfaiſoient à l'obligation du jeûne, en ne mangeant qu'à trois heures [e].

Ce qui aida beaucoup les peuples à ſe défaire du ſcrupule de rompre le jeûne à cette heure, fut la doctine que

---

a *Baillet*, p. 136. | b *Pſmanſ.* theſ. 7. | c Nihil ſtabile ubi naturæ corruptæ ceditur. *Paſmanſ.* theſ. 7. d *Baillet*, p. 135. | e *Ibid.*

les *fcholaftiques* commencerent d'établir dans le treiziéme fiecle, qu'il n'é-
toit point néceffaire d'attendre en Carême à ne manger que le foir. *Alexandre de Hales* [a], qui a paffé pour le maître de faint *Thomas* & de faint *Bonaventure*, autorifa ce qui avoit paffé jufques-là pour un relâchement. Il en-
feigna [b] fur des raifons de fpiritualité
& de convenance [c] inouyes jufqu'alors,
que l'heure la plus convenable pour
rompre le jeûne, étoit celle de trois
heures, fans attendre jufqu'au foir.
Saint Thomas [d], & les autres fcholaftiques, à leur exemple, entrerent
dans le même fentiment ; & on en-
feigna tout communément dans les
écoles, qu'il n'étoit pas néceffaire [e] de
jeûner jufqu'au foir, que l'heure de
nones [f] étoit celle où finiffoient tous
les jeûnes ; de forte que dans le feiziéme fiecle on ne faifoit plus mention de l'ancienne coutume, de ne les
rompre que fur le foir, que comme
d'un ufage furanné dont on étoit revenu ; jufques-là qu'il n'en reftoit plus
de veftiges parmi les moines [g]. On fe

a *Diff. de l'hemin.* p. 86. | b Part. 4. q. 103. memb.
2. | c *Diff. de l'hemin.* 87. | d *Ibid.* 88. | e *Baillet*, p.
141. | f *Diff. de l'hemin.* p. 104. | g *Ibid.* p. 107.

laiſſa aller enfin , non ſeulement à manger à midi en Carême , mais on eſſaya
encore d'inſinuer qu'on pouvoit le faire
à onze heures [a] ; & quelques-uns oſe-
rent dire , qu'il ſuffiſoit de jeûner juſqu'à neuf [b] heures du matin.

Deux maximes qu'établirent les ſcholaſtiques , leverent tous les ſcrupules
de ceux qui ſe laiſſerent perſuader de
rompre le jeûne à l'heure de nones. Il
fut 1° enſeigné qu'il n'êtoit pas néceſſaire d'attendre préciſément [b] cette
heure , & qu'on ne rompoit pas ſon
jeûne en la prévenant. 2°, L'autre maxime , auſſi moderne , acheva de calmer les conſciences de ceux qui avoient
appris, qu'on ne pouvoit rompre le jeûne qu'après vêpres ; on leur fournit
l'expédient d'avancer l'office de vêpres à nones [c] ; & par la même liberté qu'on s'êtoit donnée , d'avancer la
fin du jeûne à nones , & de nones à
midi , on avança auſſi vêpres à midi ,
afin qu'il fût dit qu'on ne rompoit le
jeûne , comme autrefois , qu'après vêpres. C'êtoit manifeſtement confondre les heures du jeûne & de l'office ;
mais il n'en fallut pas davantage pour

a *Ibid* | b *Baillet*, p. 144. *Paſmanſ.* theſ. 7. | c *Diſſ.*
de l'hemin. p. 104. | d *Baillet*, p. 140. *Paſmanſ.* theſ. 7.

appaiſer les ſcrupules des uns, tandis que les autres ſe laiſſerent aller à l'autorité des docteurs. Cette ſoumiſſion aux nouvelles déciſions des *ſcholaſtiques* alla ſi loin, que tranquilles ſur ce qu'ils enſeignoient alors, on oublia preſque tout ce qui s'obſervoit dans la primitive Egliſe. On parvint à ne plus ſavoir [a] ſi la meſſe, les vêpres & le repas des jours de jeûne, avoient jamais été differez juſqu'au ſoir. Les canons qui ordonnoient de ne rompre le jeûne qu'après vêpres, s'éludoient en les interprétant de l'office de vêpres, avancé à l'heure de nones, au lieu que les canons l'entendoient de la vraie heure de vêpres, qui étoit ſur le ſoir. Ce fut ainſi que l'on établit qu'il ſeroit permis de ne jeûner que juſqu'à midi, pourvû qu'on avançât vêpres à cette heure ; de ſorte que l'heure de vêpres, qui étoit anciennement après le coucher du ſoleil, ſe trouva en Carême lorſqu'il eſt à peine au milieu de ſa courſe.

L'Egliſe fut comme forcée de légitimer [b] l'heure de midi, en ſouffrant qu'on rompît le jeûne à cette heure, comme il ſe pratique aujourd'hui. Mais

a *Baillet*, p. 141. | b *Baillet*, p. 143.

en même temps qu'elle tolera ce relâchement, elle fut si éloignée de l'approuver, ou d'en faire une loy, que ses ordonnances y sont contraires [a] : *Nec juxta canones quadragesimaliter jejunare censemur, si ante vesperum reficimur ;* & la regle la plus constante de l'Eglise a toujours été de jeûner jusqu'au soir : *Jejunia quadragesimæ protrahantur in vesperam, id est post lucernaria reficiatur :* car *vespera* signifie en cet endroit le soir, & *lucernaria* vêpres, qui se disoient le soir : ce que Cassien appelle *lucernalis hora ;* & saint Jérôme, *lucernâ accensâ reddere sacrificium vespertinum* [b].

Mais ceux même qui donnerent cours à l'opinion, que ce n'étoit pas aller contre les loix du jeûne, que de manger à midi en Carême, soûtinrent toujours qu'il n'étoit permis alors de faire qu'un seul repas par jour [c]. C'est pourquoi ces docteurs ne craignoient pas de donner la préférence au jeûne des Latins, au dessus de celui des Grecs ; par cette raison [d], que les Grecs faisoient plusieurs petits repas dans le

a *Microl.* c. 49. *Theodulph.* | b *V. diss. sur l'hemin.* p. 90. | c *Ibid.* p. 109. | d *Baillet,* p. 145. *Thomass.* p. 308.

jour, & que les Latins n'en faifoient
qu'un feul. Saint Thomas en particulier, décide que l'intention de l'Eglife,
& que l'ufage reçu, *communis confuetudo
populi chriftiani*, eft qu'on ne doit faire
qu'un repas les jours de jeûne : *Ecclefiæ moderatione ftatutum eft, ut femel in die
à jejunantibus comedatur* [a]. Cette coutume fubfiftoit encore dans le quinziéme fiecle, dans le diocefe de Paris,
où l'évêque d'alors ordonnoit de ne
manger qu'une fois par jour, *femel in
die refectionem ... capiatis* [b] : mais on dé-
chut infenfiblement de ce refte d'e-
xactitude. Peut-être [c] l'exemple des
Grecs, qui faifoient confifter leurs
jeûnes à manger tres-peu, mais plufieurs [d] fois dans 24. heures, porta-
t-il les Latins à fe permettre un fecond repas, pourvû qu'il fût fort petit ; mais le penchant où l'on fe trouve
d'avancer vers le mal, dès qu'on s'eft
donné quelque licence, en fut la principale caufe ; car les Grecs ne pratiquoient pas ces fortes de jeûnes en
Carême, & ces petits repas n'êtoient
autorifez parmi eux que dans les petits jeûnes, qui obligeoient moins que

a 2. 2. q. 147. art. 6. | b *Synod. Parif.* p. 243.
c *Baillet*, p. 245. | d *Thomaff.* part. 2. c. XI.

ceux qu'on appelloit grands jeûnes. Le même prétexte donc qui fit avancer le souper au dîner, parce qu'on trouvoit trop de diftance du matin au foir, & trop de rifque pour la fanté, d'être fi long-temps fans manger, perfuada que le befoin du corps demandoit, qu'on ne fût pas d'un midi à un autre midi, fans faire au moins un petit repas. Cependant on croyoit du temps de faint Thomas [a], qu'on pouvoit fe bien porter en ne mangeant qu'une fois en 24. heures; & ce fut la raifon qui fit décider ce grand docteur en faveur de l'unité du repas. Ceux qui font venus après, foit que la charité & le zele fe foient refroidis, foit qu'on ait crû devoir poufler plus loin la condefcendance, ont accordé plus que lui : la colation du foir leur a paru, ou néceffaire, ou fupportable; du moins n'en a-t-on plus fait un crime, & l'ufage s'en eft établi.

[a] *Thomaff.* p. 311.

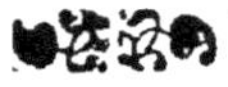

****

CHAPITRE IX.

De la colation des jours de jeûne.

CE fut par de foibles commencemens qu'on vit naître l'ufage de
la colation en Carême, dans les lieux
même où s'obfervoit le jeûne avec plus
de févérité. On pourroit en appercevoir quelques traces dans la permiffion qu'on accordoit dans les Monafteres, au frere qui lifoit, & à celui
qui fervoit à table, de manger un morceau, & de boire un coup avant que
de fervir les autres [a], car c'étoit leur
accorder deux repas. Mais on trouve
une autre forte de colation dès le feptiéme fiecle, où l'on permettoit aux
moines de boire le foir, les jours
qu'ils ne jeûnoient pas, ou qu'ils n'obfervoient que les jeûnes de regle [b]: on
leur donnoit cette même permiffion
en Carême, mais feulement après le
repas du foir, c'eft-à-dire, avant
complies [c]. Comme les moines re-

a *Thomaff.* p. 312. | b *Id.* p. 2. c. x. *diff. fur l'hemin.*
num. 49. | c *M. l'Abbé de la Trappe*, comm. r. 2.
p. 226.

tournoient au travail après le repas du foir, ils fe trouvoient altérez [a] à leur retour, foit par la fatigue, foit par la nature des alimens qu'ils avoient pris dans ce repas, dans ces temps, fur tout, où les *xérophagies* [b] fe pratiquoient. On leur permit donc de boire après le fouper. Cette permiffion paffa dans l'ordre de faint Benoît au huitiéme fiecle, & elle fut autorifée dans le neuviéme, même pour le Carême, par le concile d'Aix-la-chapelle; elle fut reçue enfin, dans *Cluny* & dans *Cifteaux*, au dixiéme & onziéme fiecles [c]. La maxime qu'il feroit dangereux de boire fans manger, accrut cette indulgence; de forte que dans la fuite les moines eux-mêmes crurent feulement devoir ajoûter un morceau de pain, à ce qu'ils avoient à boire avant complies [d]. Pour ne point perdre [e] le moment de temps qu'ils employoient à ce petit rafraîchiffement, qu'ils s'accordoient, ils s'aviferent de faire ces jours-là leur lecture du foir dans le cloître. En voici le détail, rapporté par l'auteur [f] des coutumes de Cluny.

a *Pafmanf.* th. VIII. | b *Baillet.* p. 145. | c *Ib.* p. 146.
d *Baillet*, p. 147. | e *Id. ibid.* | f *Vdalric. Pafm.* th. VIII.

Il dit qu'on demeuroit après vêpres
dans le cloître, où l'on faifoit quelque
lecture ; qu'on fonnoit enfuite une
cloche pour laver les mains (que le
travail avoit falies) pour enfuite aller
boire au réfectoire ; qu'on lifoit encore, & qu'on donnoit enfuite le fi_
gnal pour la *colation*. Mais cette boiffon étoit feulement d'eau, dont on ne
beuvoit qu'un coup à la mefure d'une
taffe, & non à la cruche : *aquam non ab
urceo, uno haustu, ad calicis bibat menfu_
ram* [a]. Car il fut inouy d'abord qu'on
y ajoûta la moindre chofe à manger :
exactitude qui fubfifta jufqu'au temps
de faint Bonaventure, puifqu'il ne parle pas de manger à la colation [b]. Un
des premiers qui a agité la queftion,
fi on pouvoit manger à colation, eft
Toftat [c] évêque d'Avila en Efpagne,
dans le quinziéme fiecle ; mais ce prélat décide qu'on ne peut, fans rompre
fon jeûne, ufer de conferve, qu'autant
qu'on n'en prendra qu'en tres-petite
quantité, uniquement par maniere de
remede, jamais pour fe nourrir. Ce ne
fut donc que dans le feiziéme fiecle,
que l'on permit un petit morceau de

---

a *Regul. mag.* c. 27. | b *Thomaff.* p. 324. | c *Toftat*,
in Matth. c. 6.

pain avec la boisson , pour empêcher qu'elle n'affoiblît l'estomac , *frustulum panis ne potus noceat* , comme il est porté dans les dernieres constitutions des Chartreux [a]. Cette permission n'étoit pourtant pas universelle du temps du cardinal Cajetan , car il témoigne qu'il y avoit encore plusieurs endroits , où on ne s'accordoit qu'un peu d'eau [b] à la colation.

On voit par tout ce qu'on vient de dire , combien cette colation fut peu de chose d'abord. Ce mot même de *co- lation* [c] s'entendit moins du soulage- ment corporel que les moines s'accor- doient en beuvant , que de l'assistance aux lectures [d] spirituelles , pendant les- quelles ils avoient établi de boire , comme s'ils avoient voulu se dissimu- ler l'action qu'ils alloient faire , contre l'usage des anciens moines , en faisant concourir le moment de ce repas avec les temps de la lecture. Et parce que ces lectures se tiroient ordinairement des conférences des saints , ils appelle- rent aller à la colation, *ire ad collationem* [e],

a Diff. sur l'hemin p. 112. | b Thom. ff. p. 320. | c Bail- let. p. 147. Thomaff p. 2. c. xi. &c. | d Diff sur l'hemin. p. 114. | c Ibid. p. 109. V. l'explication des ceremonies de l'Eglise, par le celebre & savant Benedictin, Dom Claude de Vert. t. 2. p. 102.

l'action d'aller boire un coup en même temps qu'on alloit à la conférence, ou à la lecture des écrits des faints.

L'exemple des moines paffa dans le monde ; celui des Chartreux en parti- culier, & de Cluny, donna à penfer qu'on pourroit manger en beuvant. Tous ne s'accorderent pourtant pas d'abord l'ufage du pain, *a* que ces reli- gieux avoient trouvé à propos de fe permettre, mais ils fe contenterent de quelques fruits fecs. Saint Thomas les permit, à condition qu'on n'en ufe- roit que tres-fobrement pour la pure néceffité. On ne tarda plus à exceder cette réferve ; on fit entrer le pain & le vin *b* dans la colation, qui devint une forte de repas. L'Eglife le toléra encore, & les évêques ne trouverent plus d'autres remedes pour arrêter cet- te licence, que de la moderer, & de lui donner les plus étroites bornes *c* qu'il feroit poffible. Quelques cafui- tes ne les ont, ni aidé en cela, ni imi- té ; ils ont, au contraire, élargi en- core la voye, enfeignant qu'on pou- voit fans péché, manger à colation toute forte de *fruits*, d'*herbes* & de *ra- cines*. Ils y ont ajoûté les *foupes aux*

<hr>

a *Baillet*, p. 148. | b *Id* p. 149. | c *Ibid.*

herbes, les amandez, les petits poissons frits ou rôtis, le lait, le fromage, la pâtisserie. Il est vrai qu'ils n'ont pas été suivis là-dessus par tout le monde chrétien ; mais de-là est venue la permission du vin, des fruits & des salades. Des communautez religieuses adopterent ces indulgences, & ne tarderent pas à faire de la colation une sorte de repas en forme, auquel on devoit s'asseoir, & faire la lecture, comme le porte la regle des *Théatins* : *Jejuniorum tempore ad serotinam cœnulam simul accedant, cibum sedentes sumant ; spiritalis lectionis cibo reficiantur* [a]. Que si l'on demande après cela à quoi l'on doit s'en tenir en matiere de colation, *Gerson* [b] répond qu'il faut suivre les coutumes des lieux, & se garder de la sensualité. Les canonistes & *Bellarmin* disent la même chose. Saint *Charles* [c], cardinal & archevêque, est plus décisif, & réduit ces colations à une once & demie de pain, & à un verre de vin, si on en a besoin, à condition qu'on ne fera qu'un vrai repas vers nones ? *Semel tantùm in die post meridiem cibum capiant; quòd si aliquid alicui ampliùs opus erit,*

a Regle des *Théatins.* | b Tom. 2. p. 25. | c *Acta eccles. Mediol.*

vesperi

vesperi panis unciam cum dimidia, & vini poculum tantùm capere liceat. Mais c'est pour des domestiques [a], & par conséquent pour des personnes obligées au travail, qu'il accorde cette indulgence; par où l'on voit à combien peu de chose elle se doit réduire. C'est sur quoi cependant on ne trouve nulle autre décision [b] ecclésiastique ; mais comme la raison de nécessité [c] a servi de prétexte à la colation, & que ce n'est que par indulgence que l'Eglise l'a tolerée, on doit comprendre que l'on ne peut s'accorder trop peu de chose dans ce repas, qu'il ne faudroit même faire qu'en cachete, & à la dérobée, à peu près comme il se pratique en certaines communautez religieuses, où ón ne dit, ni *benedicite*, ni *graces* à la colation, parce qu'on n'a point encore osé la faire passer pour un repas. L'indiscrétion de quelques casuistes a été jusqu'à oser déterminer, qu'on pouvoit se permettre la quantité [d] de dix onces d'alimens solides à la colation : mais c'est ce qu'il est impossible ou dangereux de définir [e]. La diversité des tempéramens , des com-

a *Thomass.* p. 325. | b *Pasmanf.* th. VIII. | c *Ibid.*
d *Baillet,* p. 350. | e *Pasmanf.* th. VIII.

plexions & des appétits, empêche de rien fixer là-dessus, à moins que ce ne fût à l'exemple de saint Charles, en assignant une tres-petite quantité de nourriture, pour prévenir la licence. La liberté que les casuistes ont laissé de boire à discrétion [a] en colationnant, est aussi peu raisonnable, car on voit d'abord à quels inconvéniens cette liberté peut exposer, puisqu'elle est fondée sur la fausse maxime : Que le boire ne romt pas le jeûne : maxime dont on fera voir l'erreur & le ridicule [b], dans la troisiéme partie de ce Traité. On trouve dès l'onziéme siecle [c], que les Grecs s'accordoient sur le soir un petit repas d'herbes & de fruits ; & sur cela peut-être les casuistes sont-ils venus à croire, qu'on pouvoit se les permettre à la colation. Mais on sait qu'on en faisoit un reproche à l'église grecque, & que les docteurs de l'église latine s'éloignoient fort de cette maxime [d]. C'étoit selon eux manger deux fois ; or, manger deux fois n'étoit pas jeûner, *bis in die edere jejunaturum non puto* [e], disoit un cardinal qui vivoit avant saint Thomas. Le cardi-

a *Baillet*, p. 150. | b *Thomass.* p. 320. | c *Thomass.* p. 322. | d *Ibid.* | *Ibid.* p. 323.

nal Cajetan, qui eſt venu beaucoup
après, ne favoriſoit pas davantage l'u-
ſage d'un ſecond repas, puiſqu'il conſeilloit de n'uſer que d'eau, dans les
lieux où on ſe contentoit d'un verre
d'eau à la colation [a]. Enfin, la pratique des Grecs ñe tiroit pas à conſéquence pour les Latins, parce qu'ils
ne faiſoient qu'un tres - petit [b] repas
dans le jour, tandis que les Latins le
faiſoient aſſez fort ; ajoûtez que ceux-
là n'accordoient ce repas qu'à la pure
néceſſité, au lieu que les ſcholaſtiques
en ont fait pour ceux-cy un repas ordinaire, & de tous les jours.

Il paroît par tout ce qu'on vient de
rapporter, que le relâchement, plûtôt que le beſoin, a donné occaſion à
la colation ; mais la raiſon y aura eu
auſſi peu de part, s'il eſt vrai qu'on
peut vivre, & ſe bien porter en ne
mangeant qu'une fois le jour. Or, il
y en a plus d'un exemple, puiſque toute l'antiquité êtoit dans cet uſage ; &
on s'y laiſſeroit perſuader encore, ſi
l'on vouloit ſur tout, faire attention
qu'il n'eſt pas queſtion ici d'obliger, ni
tout le monde, ni pour toute la vie,
à ne faire qu'un ſeul repas par jour.

a *Diſſert. ſur l'hemin.* p. 113. | b *Thomaſſ.* p. 322.

Quand bien même donc on accorderoit qu'il y a des perſonnes, qui ont
ordinairement beſoin de plus d'un repas, peut-être pourroient-ils pour quarante jours, ce qui leur ſeroit impoſſible pendant leur vie. Ainſi, la plûpart
des hommes en général ſe trouveroit
en état de ſe contenter d'un ſeul repas, parce que ce ne ſeroit que pendant un tres-petit nombre de jours.
Mais ce n'eſt pas à un ſeul repas que
le Carême d'aujourd'hui oblige, il en
permet un ſecond, quoi que fort leger, ſur le ſoir; donc preſque tous les
catholiques, pour peu qu'ils ayent de
ſanté & d'amour pour la pénitence,
pourroient ſe paſſer de diſpenſe pour
le jeûne, tel qu'il ſe pratique, & ſe
tolere aujourd'hui. C'eſt la même choſe que ſi l'on avançoit qu'on peut ſans
intéreſſer ſa ſanté, ſe contenter pendant quarante jours d'un bon repas à
midi, dans lequel on s'accorde le poiſſon, les légumes, le lait, le beurre &
le vin; & d'un petit ſur le ſoir, où
l'on tolere les fruits, le vin, la ſalade,
&c. Ce retranchement ſera certainement tres-médiocre, ſuppoſé que les
viandes qu'on ſert à dîner en Carême
ſoient ſaines, & ſuffiſamment nour-

riſſantes, comme on l'a montré dans la premiere partie, ſuppoſé encore que les nourritures qu'on tolere à la colation ne ſoient, ni moins ſûres, ni moins ſuffiſantes, comme on va bientôt le prouver.

Mais ce qui montre parfaitement la poſſibilité du jeûne, & ſon utilité même pendant ſi peu de jours, c'eſt la preuve que l'on a, que preſque tous les hommes mangent ordinairement beaucoup plus qu'il ne faudroit pour ſe bien porter. Or, ceci eſt ſi vrai, que le premier ſentiment où l'on ſe trouve à la premiere menace de maladie, eſt celui de faire diéte. A quoi, en effet, attribuer raiſonnablement cette multitude infinie de maux qui attaquent les hommes, qu'à l'excès de la nourriture, puiſqu'il n'en fut jamais tant, ni de plus étranges, que depuis que les hommes, devenus ſenſuels & gourmands, ſe ſont livrez à l'attrait du vin, & à l'appas des ragoûts? En retranchant donc du régime ordinaire, ce qu'il a de trop & de voluptueux, les hommes ſe trouveront en état encore, en ſatisfaiſant à la loi du jeûne, de ménager leur ſanté.

E iij

CHAPITRE X.

Des conséquences qu'on doit tirer de tout ce qu'on vient de rapporter touchant le jeûne.

LE détail historique qu'on vient de faire des observances, & des variations du jeûne ecclesiastique, est une sorte de parallele entre celui des anciens chrétiens & le nôtre : car, comme le but de cet ouvrage n'est que de donner des regles, & des mesures aux dispenses du Carême, il étoit nécessaire de faire bien sentir à quoi oblige le jeûne d'aujourd'hui, pour mieux juger des raisons sur lesquelles on demande à s'en exemter. Pour cela on a comparé ce qu'ont pû nos peres en matiere de jeûne, & ce qu'ils ont pratiqué pendant douze cens ans & davantage, avec plus de sévérité, & moins d'attention que nous sur leur santé. On oppose la scrupuleuse austérité de ces premiers chrétiens, au peu qui nous reste de cette ancienne exactitude : & par là on donne à comprendre, que demander aujourd'hui à être dispensé du jeûne, eſt demander l'exemtion d'une ombre d'auſterité, au milieu ſouvent, d'une ſanté plus que ſuffiſante., tandis que les premiers fideles ſe refuſoient les moindres graces, & les plus legeres permiſſions dans les maladies mor-telles, ou au milieu de pénibles infir-mitez. Ce ne ſont pourtant pas des uſages abolis, ni des coutumes abro-gées qu'on ſe propoſe ici de remettre en vigueur ; on s'en tient à l'uſage pré-ſentement toléré, & on ne veut pas troubler les conſciences ; mais il étoit beſoin de rappeller au moins le ſou-venir des regles de l'Egliſe, & de ſon ancienne diſcipline, pour empêcher que ce qui en reſte, venant à s'affoiblir par les diſpenſes, le jeûne du Carême ne devînt arbitraire, ſujet aux capri-ces, à l'ignorance & à la lâcheté des hommes.

Un médecin catholique a double obligation d'entrer dans ces vûes ; car, outre qu'il doit ménager les intérêts de la religion, il eſt auſſi obligé de juſtifier ſa profeſſion des ſoupçons de-ſobligeans & injuſtes d'irreligion, qu'on craint ſi peu de répandre dans le mon-de contre elle. C'eſt pourquoi il doit s'occuper de perſuader qu'il tient aux regles de l'Eglife dont il profeffe la foi ; & par cette raifon il lui convient d'en rappeller du moins la mémoire, & d'infpirer le refpect qu'on leur doit. Que fi après cela il ne fe promet, ni ne fe propofe d'obliger les fideles à les obferver, ce fera du moins un témoignage autentique de fon zele & de fa difcrétion, lors qu'après avoir fait remarquer l'extrême différence de nos jeûnes, d'avec ceux de la primitive Eglife, & combien la fanté s'accommode de manger peu, il fe contentera de montrer qu'un jeûne auffi imparfait que le nôtre, épargne plus de maux qu'il n'en attire.

Mais cette obligation dans un médecin devient indifpenfable, s'il a de quoi prouver que les pratiques d'un jeûne, quoi qu'auftére, font plus affligeantes & plus importunes que dangereufes à la fanté, ou plus propres à exercer la patience qu'à abréger la vie : fi enfin il trouve de quoi faire croire qu'il y a plus de préjugez que de vérité, dans tout ce qu'on publie contre le jeûne. Or, s'il eft vrai qu'on a pû vivre fainement & long-temps en jeûnant févérement, que reftera-t-il à craindre de nos jeûnes mitigez pour notre santé & pour notre vie ? Rien par conséquent ne sera plus capable de faire sentir le foible des raisons, sur lesquelles on appuye les dispenses. En effet, si jeûner aujourd'hui n'est que se priver pour peu de jours d'une quantité de nourriture, laquelle le plus souvent est superflue dans le régime ordinaire ; si jeûner est se renfermer dans l'usage d'alimens sains, & dans une mesure qui pourroit suffire le reste de la vie ; ne sera-ce point prouver, que le jeûne d'aprésent est moins un exercice de pénitence, qu'une diéte plus exacte, suffisante cependant, pour soutenir nos forces, & entretenir notre vie ? Fut-il moyen plus propre pour prévenir ou pour affoiblir tous les prétextes, sur lesquels on demande des dispenses ?

Peut-être les médecins eux-mêmes trouveront-ils dans ces recits historiques du jeûne, de quoi se défaire de certains préjugez que l'étude ne rectifie pas toûjours. Ce sont ceux qu'on apporte avec soi dans les écoles, où on se forme à la science, & dont on fait souvent plûtôt le fondement, que l'objet de ses réfléxions. Ce sont des maximes qu'on a reçues pour vrayes, & prises pour principes, qu'on a adoptées

E v

fans examen, & regardées par habitude. On en fait donc la regle de fes études, qu'on n'employe dans la suite, que pour autorifer, par de pures fpéculations, des pratiques qui ne doivent fe confirmer, que par l'obfervation, & par l'ufage. Or, l'hiftoire & l'exemple viennent fort à propos à ce deffein; les faits découvrent la méprife où l'on êtoit, & l'on fe trouve infenfiblement forcé de reconnoître l'erreur qu'on tenoit de l'éducation, & qu'on foûtenoit par habitude. Les bruits publics, & les opinions vulgaires ne pourront donc plus deformais féduire les médecins eux-mêmes; ils jugeront par l'expérience des peres ou des anciens, de quoi les enfans font capables, c'eft-à-dire, qu'ils comprendront, par l'exemple des fiecles paffez, ce qu'ils peuvent exiger du nôtre.

Ce même abrégé des regles de l'Eglife fervira en particulier à les perfuader, que fi l'Eglife tolere les adouciffemens du jeûne, elle ne condamne point ceux qui en recommandent l'exactitude, ou qui en confeillent l'effay, fans mettre la fanté à de trop dangereufes épreuves. Les médecins

trouveront donc ici de quoi encoura-
ger les forts, & de quoi raſſurer les
foibles, quand ils auront vû qu'on
n'en étoit, ni moins ſain, ni moins
fort qu'aujourd'hui, lorſqu'on jeûnoit plus auſtérement. Ils accorderont
donc moins de diſpenſes, & devien-
dront en ce point, les protecteurs des
regles de l'Egliſe. Les directeurs de leur
côté, feront plus réſervez, que par le
paſſé, à donner des diſpenſes par eux-
mêmes ; ne fût-ce que du jeûne, eux
qui juſqu'ici craignoient trop peu de
diſpenſer de cette partie de la pénitence, quoiqu'elle ne ſoit, ni moins eſſen-
tielle au Carême, ni moins recommandée que l'abſtinence elle-même,
comme on le fera voir ailleurs. Ils ne
feront pas moins ſurpris que les médecins, des opinions abuſives qu'on
tenoit ſur la matiere du jeûne ; & l'e-
xemple des fideles des ſiecles paſſez,
où l'on ne s'aviſoit preſque point de
s'en faire exemter, les encouragera,
ou à refuſer ces graces, ou à les renvoyer au jugement des médecins, comme ſeuls capables de le faire de droit,
& avec connoiſſance de cauſe.

Il ne faut pourtant pas ſe perſuader,
que l'on ſoit jaloux de donner cette

forte d'autorité & de préférence aux médecins ; on ne l'attribue à la médecine, que parce que ces permissions paroissent uniquement de sa compétence. Car, comme elles sont uniquement fondées sur les besoins des particuliers, elle seule peut comparer ces besoins avec les regles de l'Eglise, parce qu'il lui appartient de mieux connoître la nature des corps, les égards qu'il convient d'avoir pour les différens sexes, pour les états & pour les conditions. A Dieu ne plaise donc qu'on entre dans les vûes sordides de l'indigne *placet*, qu'on ne craignit pas de présenter il y a peu d'années à son *Eminence Monseigneur l'Archevêque de Paris*. Son Eminence sentit les dangers, & toute l'indignité de la demande que lui faisoit un médecin, dont on a eu raison de taire le nom, mais dont on sait seulement qu'il n'étoit point de la faculté de Paris. Cette demande étoit qu'il fût seul approuvé pour accorder les dispenses de Carême. Le *placet* fut rejetté ; & au contraire, la sage & belle ordonnance que ce pieux Cardinal a faite le 12. Février 1702. depuis, commet tous les médecins, pour décider des besoins que leurs malades pourroient avoir d'être difpenfez.

Les particuliers enfin , fe rendront plus dociles aux confeils des uns & des autres, quand ils apprendront que l'interêt de leur fanté peut mieux s'accorder, qu'ils n'ont crû, avec les regles de l'Eglife , & que le jeûne va moins à ruiner les forces, ou à les abbattre , qu'à les contenir, & à les regler. Ils fe rendront, fur tout , à ces avis, voyant qu'on ne les conduira en cela , ni par autorité, ni par indiférence , mais par la raifon foûtenue de la pieté, & éclairée par la foi. Enfin, ils ne pourront croire que ce foit un nouveau joug, auquel on veuille les foumettre , puifque ce ne feront pas des pratiques d'aujourd'hui qu'on leur confeillera , mais d'anciens modeles dont on leur renouvellera la mémoire.

On trouvera fans doute, qu'il y auroit eu bien des chofes à ajoûter, à ce qu'on n'a fait que toucher ici de l'hiftoire , & de la difcipline ecclefiaftique ; mais outre qu'il y en a affez pour la conduite des perfonnes bien intentionnées , on ne doit guere attendre davantage d'un médecin, qui s'eft plus occupé de s'inftruire & fes lecteurs,

du fond de la religion, que des recherches favantes de la théologie. Du
moins ne trouvra-t-on ici rien d'outré, rien qui ne foit emprunté de gens
fages & religieux, ou pris d'après de
bons auteurs, qu'on a foin d'indiquer
à ceux qui voudroient entrer plus avant
dans ces matieres. Du refte, il nous
convient mieux d'éxaminer en détail
les fortes de nourritures que l'on accorde à la colation, pour achever de
montrer que le jeûne mitigé, au point
qu'il eft, eft tres-fupportable.

* *

CHAPITRE XI.

De la qualité, & de la quantité de nourriture qu'on peut s'accorder à la colation.

ON vient de faire voir, que la
raifon de néceffité [a] réelle ou
fuppofée, autorifa d'abord le petit repas qu'on appelle colation : ce n'eft
donc que le pur néceffaire qu'il faut
lui accorder. Ce n'eft pas qu'il n'y ait
des exemples de magnifiques repas les

____

a *Differt. fur l'hemin.* p. 168. fi neceffitas popofcerit.
Thomaff. p. 316.

• foirs des jours de jeûne , mais ils ne fe trouvent que dans le paganifme , & parmi les infideles , jamais parmi les chrétiens. Les fêtes, par exemple, de *Cérés* , êtoient accompagnées d'un jeûne , qu'on finiffoit par un fouper, où l'on mangeoit des faifans [a] , & les viandes les plus délicieufes. Une pareille coûtume paroît avoir paffé chez les Turcs , parce qu'ils terminent leurs jeûnes par la bonne chere [b]. Le jeûne qu'on célébra dans *Béthulie* , affiégée par *Holoferne* du temps de *Judith* , fut auffi terminé par un repas de joye ; mais c'êtoit parmi des juifs, plus imparfaits, fans comparaifon , dans leur culte religieux, que les chrétiens qui ne mangeoient jamais qu'au foir les jours de jeûne, & fort frugalement, quoiqu'ils n'euffent rien pris de tout le jour. Lors même que le repas du foir fut avancé à midi , ils furent encore long-temps fans fe rien permettre le foir , & cette permiffion alla d'abord à tres-peu de chofe.

Elle commença par un verre d'eau dans le huitiéme fiecle , mais dans les jeûnes de regle ou de dévotion feulement ; car on ne l'accorda en Carême

a *Apul.* l. 2. | b *Boemus Aubanus* , p. 126.

que dans le neuviéme siecle [a], encore
le canon [b] qui donne cette permission,
y joint-il deux conditions. Il veut qu'il
y ait nécessité, *si necessitas poposcerit*, &
que ce soit pour soulager un pénible
travail, *ob operis laborem*. Mais la preuve
que cette permission de boire, en quoi
consistoit uniquement la colation, étoit
une grace qu'on n'accordoit qu'à la nécessité, c'est qu'elle ne se trouve bien
établie que vers le treiziéme siecle.
Voici de quelle maniere un grand cardinal [c] en parloit dans l'onzième : *Nec
licet cuiquam apud nos sicut apud vos post
unam refectionem, quidquam pomorum aut
herbarum diebus jejuniorum percipere.* Nous
ne nous permettons pas, dit-il aux
Grecs, comme vous faites, un second
repas, ne fût-il que de fruits & de légumes. Les légumes & les fruits étoient
donc défendus, hors l'unique repas
du jeûne, si la nécessité n'en étoit
point reconnue. C'étoit encore par
une raison de nécessité, que les Grecs
excusoient leur second repas les jours
de jeûne, disant que le jeûne est fait
pour éteindre les passions, & non pas
pour tuer les hommes ; *Jejunium affecti-*

a *Diss. sur l'hemin.* p. 79. | b *Can.* 11. *du conc. d'Aix
en* 8.7. | c *Cardinal Humbert.*

cida, non homicida vocatur [a] ; de forte
qu'ils ne croyoient pas le violer, en
faifant un fecond repas, pourvû qu'à
cela près leur jeûne fût exact, & qu'on
ne s'accordât ce fecond repas que pour
un vrai befoin : *Si ergo qui continenter
vivunt , ad corporis fuftentationem fecun-
dariâ menfâ indigeant , præjudicium non
patientur* [b]. Ils recommandoient encore que ce fecond repas ne dêgéné-
rât pas en feftin, ou dans un repas de
plaifir : *Omnino tamen nec ipfi tota die
continuatam temperantiam , per vefperti-
nam intemperantiam deformabunt ; id enim
fi fecerint , coercebuntur* [c]. Saint Bonaventure êtoit auffi dans la penfée, que
la colation n'êtoit excufée que par la
néceffité , mais cette raifon chez lui
n'autorifoit que deux ou trois coups à
boire : *Ad collationem tempore jejunii duabus tantùm vel tribus fi indiges bibere vi-
cibus, temperantia congruit & honeftati* [d].
Saint Thomas êtoit affez dans ce fentiment, car la permiffion qu'il donne
d'ufer de conferves , n'eft qu'à condition qu'on ne prendra de ces conferves qu'autant qu'il en faudra pour fe
fortifier l'eftomac, mais jamais affez

a *Balfamon dans Thomaff*. p. 322. | b *Ibid*. | c *Ibid*,
d *Thomaff* p. 324

pour s'en nourrir : *Electuaria non assu-mantur ad nutrimentum, sed ad digestio-nem. Unde non solvunt jejunium, nisi fortè aliquis in fraudem electuaria in magna quantitate assumat, per modum cibi* [a]. Il sembleroit cependant, par ce que nous avons déja rapporté de *Gerson*, que la licence fut grande de son temps, puis-qu'il en étoit déja à s'en tenir à la coûtume établie, touchant ce qu'on pouvoit s'accorder à la colation, *de co-mestionibus specierum consuetudo teneatur* [b], recommandant d'ailleurs qu'on se gardât de se laisser aller à la sensualité, *& delectationis nimia libido vetetur* [c]. Mais le grand saint Charles réduisoit la colation à une once & demie de pain, avec un verre de vin, pour ceux ausquels le repas d'après midi ne suffiroit pas : *Semel tantùm in die post meridiem cibum capiant. Quòd si aliquid alicui am-plius opus erit, vesperi panis unciam cum dimidia & vini poculum tantùm capere li-ceat* [d].

Les permissions se sont étrangement multipliées depuis, mais il s'en faut bien qu'elles se trouvent toutes approuvées par l'Eglise ; ce ne sont pour

a 2. 2. q. 147. art. 6. ad 3. | *b* Tom. 2. p. 25.
c Ibid. | d *Ibid.* p. 325.

la plûpart, que des facilitez suggérées
par l'amour propre, & autorisées par
des raisons qui la flattent. Les casuistes
trop commodes, ou séduits par une
physique peu exacte, ont peut-être
trop accordé, mais les particuliers ont
certainement outré leurs décisions.
Ainsi s'est établie la coûtume de boire à
discretion, & de manger à la colation,
au lieu qu'il n'êtoit permis autrefois,
que de boire seulement, & pour le besoin ; on s'est accordé le libre usage du
vin, au lieu de l'eau, qu'on ne s'accordoit que par mesure. Les *légumes,*
cruds ou cuits, les fruits frais ou secs, les
compotes, les confitures, & les pâtisseries
font passées en coûtume. Les plus ré-
servez se refusoient encore *le lait,*
le beurre & le fromage ; mais il s'en
trouve d'assez relâchez, non seulement pour se les accorder, mais encore pour se permettre des *fritu-*
res.

Quelques-uns mettent en question,
s'il ne seroit pas permis d'user de *pota-*
ges aux herbes, de ris, d'orge, de gruau,
& de millet. Etrange renversement de
la discipline des premiers siecles, où
l'on craignoit de s'accorder le pur nécessaire dans un seul repas, qu'on ne

prenoit que le foir ! Mais fi deux ou trois fiecles ont rendu la pénitence méconnoiffable, que ne doit-on pas craindre pour elle, fi elle continue à déchoir avec la même rapidité ? Bientôt le jeûne ne fera plus qu'un nom, qu'un foible témoin de l'aufterité de nos peres, le fouvenir d'une vertu paffée ; on n'y verra plus que le veftige d'une charité fainte éteint, que la trace d'un zele abbatu, qu'une apparence de foi. On s'en excufera peut-être, & on le fait déja, fur la décadence de la nature, fur la diminution des forces, fur l'affoibliffement de la fanté ; & on fe laiffe perfuader, que les corps d'aujourd'hui ne peuvent plus être mis aux mêmes épreuves que ceux de nos peres. On allegue qu'une diéte auftére convenoit mieux aux fiecles paffez, qu'au nôtre ; que les *Grecs*, par exemple, & tous les orientaux, naiffoient fobres, mais que les *François* & les occidentaux naiffent grands mangeurs ; qu'il auroit été permis de taxer ceux-là de gourmandife, fi on les avoit vû manger beaucoup ; mais qu'il ne faut s'en prendre qu'au tempérament de ceux-ci, de ce qu'ils font obligez de faire de gros repas : *Edacitas in Græciâ gula eft , in Gallis natura* [a]. Mais les orientaux d'aujourd'hui ne s'excufent pas fur le dépériffement de la nature, ils fe croyent auffi forts qu'autrefois, & perféverent dans leurs *xérophagies* [b]. Les pratiques de pénitence n'ont point été moins auftéres dans les derniers fiecles , que dans ceux des premiers fideles ; & ceux qui s'y font foumis n'en vivoient pas moins long-temps. Les ordres religieux de l'un & de l'autre fexe , qui font venus dans les derniers temps , n'ont pas moins édifié l'Eglife , ni plus ménagé la nature par l'auftérité de leurs jeûnes ; témoin les *Minimes* , les *Feuillans* , les *Carmes* , & les *Carmélites* , qui tous ont du moins atteint, s'ils n'ont furpaffé , les folitaires d'orient par l'auftérité de leurs jeûnes , & par des mortifications , en tout genre , les plus étonnantes [c]. C'êtoit pourtant des hommes femblables à nous, nez en des climats affez peu différens , avec des corps non moins fragiles que les nôtres. Oferoit-on repliquer qu'ils vivoient dans des pays plus chauds que celui-ci , & où l'on jeûne plus facilement qu'en France ? Mais

a *Sulpic. Sever.* dialog. 1. | b *Baillet* , p. 177. | c *Differt. fur l'hemin.* p. 171. &c.

cette prétendue raison de foibleſſe n'ê-
toit point inconnue aux orientaux ; on
l'apportoit parmi eux pour excuſe,
mais on ne la recevoit pas. Témoin ce
ſaint ſolitaire, lequel gémiſſant ſur la
tiedeur & le relâchement, qui mena-
çoit de s'introduire dans une commu-
nauté, ſe diſculpoit ſur la foibleſſe de
la nature. Mais le ſaint abbé, qui êtoit
à la tête de cette ſainte troupe, ſe
ſouleva ſur le champ, contre un ſi
mauvais prétexte, par ces belles paro-
,, les : Que dites-vous, mon fils, nous
,, ſommes foibles ? Croyez-moi, pour
,, ce qui eſt du corps, nous ne cedons
,, point en force à ceux qui couroient
,, aux jeux olympiques : mais c'eſt no-
,, tre ame qui eſt foible [a]. C'eſt en
effet, la foi qui manque ; c'eſt qu'on
attend trop de ſoi, & trop peu de
Dieu. Un peu plus de confiance feroit
trouver des forces toûjours nouvelles,
qui nous feroient voler vers nos devoirs, ou qui nous y feroient courir
ſans fatigue & ſans peine [b] : *Qui ſperant
in Domino mutabunt fortitudinem, aſſu-
ment pennas.... current & non laborabunt,
ambulabunt & non deficient.*

Ce n'eſt donc pas ſur le defaut de

[a] *Pré ſpirit. de Jean Moſc.* | [b] *Iſaï. c. 40. v. 31.*

force qu'il faut s'excufer du relâchement, qui fe tolere dans l'obfervance
du jeûne, nos corps feroient auffi capables qu'autrefois d'en foûtenir les rigueurs. Ils n'ont du moins rien à craindre d'un tres-petit repas du foir, quand
on en a fait un bon à midi. La plûpart même pourroient fe contenter
alors de boiffon feule au lieu d'un repas ; car fur le pied où fe trouve notre jeûne, il feroit fouvent plus fûr de
ne faire que boire le foir fans manger, fi on ne confultoit que fa fanté.
Le repas qu'on fait à midi, fort &
abondant, comme il eft, ne laifferoit
rien à craindre ; car êtant tel, il devroit exclure celui du foir. C'eft même une pratique ordinaire en tout autre temps qu'en Carême, de fe priver
de fouper, quand on a bien dîné. Or,
l'on convient qu'on mange beaucoup
plus à midi en Carême, qu'en tout autre temps ; il feroit donc naturel de
ne rien manger le foir. En tout cas,
un verre ou deux de boiffon pourroit
fuffire, par la raifon que l'eftomac &
les vaiffeaux, tout pleins qu'ils font
d'alimens & de fucs nourriciers, n'ont
befoin que de *délayans*, pour deux raifons. La premiere, c'eft que la boif-

fon eft le plus efficace des *diffolvans*, & le moyen le plus propre pour avancer la *digeftion*. La feconde, c'eft que plus les fucs font détrempez, plus ils fe brifent, & fe divifent parfaitement ; ils s'étendent, & prennent plus de furface & de volume ; ils fe répandent par confequent plus univerfellement dans tout le corps, dont ils pénétrent jufqu'aux moindres reduits ; ils nourriffent donc davantage. Ainfi la boiffon, fût-elle fimple, tient lieu d'aliment en ce cas, parce qu'elle fert de véhicule aux fucs dont les vaiffeaux font pleins ; & elle les multiplie, parce qu'elle les diftribue, & les met à profit.

On croiroit peut-être que ce feroit à une fimple boiffon qu'on voudroit ici réduire la colation, on n'a en vûe cependant, que de montrer que la pratique des anciens en ce point, n'êtoit ni infoutenable, ni déraifonnable. Mais en même temps qu'on s'éloigne de la lettre, ou de l'obfervance rigoureufe du jeûne, du moins doit-on en conferver l'efprit, & comprendre qu'une petite quantité d'alimens fimples, feroit plus que fuffifante pour un repas, qui

prend

prend la place d'une simple boisson.

On oppose à cette consequence, que le jeûne échauffe beaucoup, & que le repas du soir devient par là nécessaire.

Le jeûne peut, en effet, échauffer, mais il faudroit qu'il fût outré ; en voici la raison, qui certainement n'a point ici de lieu. Le sang s'échauffe, sur tout quand il est trop affiné, & trop *volatilisé*. Supposé donc un corps vuide de sucs nourriciers, par une diéte excessive, ce sera le même sang qui sera continuellement battu, & comme travaillé à crud, parce qu'il se trouvera à sec, ou trop dépouillé ; & n'étant, ni rafraîchi, ni renouvellé par une nourriture suffisante, il se *volatilisera*, ou se développera au point qu'il demeurera dénué d'humidité & de *lymphe* nourriciere, seule capable de le préserver contre les coups qui le battent, le divisent & le broyent. En ce cas, la chaleur naturelle, qui doit être douce & insensible, deviendroit séche & brûlante, & mineroit enfin tout le corps. Mais un bon dîner, tel qu'est celui de nos jeûnes, prévient ce malheur, il fournit abondamment au sang de quoi l'adoucir,

le renouveller & l'empâter ; le moindre furcroît de nourriture pourroit
l'embarraffer & l'engluer, au lieu que
la boiffon fuffiroit , & au-delà , pour
arrêter les feux qu'on voudroit, fi mal-
à-propos, faire craindre du jeûne d'aujourd'hui. On veut bien cependant
paffer un petit repas le foir des jours
de jeûne , pourvû qu'on comprenne
par tout ce qu'on vient de dire, qu'il
eft de furérogation , & qu'il doit être
par conféquent tres - leger , & compofé d'alimens qui nourriffent peu.

CHAPITRE XII.

Suite du précédent.

*De la nature , & de la quantité
des alimens qu'on peut fervir
à colation.*

IL eft étrange qu'on agite tant de
queftions en faveur d'un repas qui
n'eft que toléré, & de pure indulgence. En matiere de grace , on devroit
craindre de trop demander ; il n'eft
cependant prefque point de prétention
qu'on ne faffe valoir , pour autorifer

l'ufage de tout ce que l'on s'accorde
aujourd'hui à colation ; & le vin même y eft reçû fans fcrupule. Là-deffus on fe rendra encore à la coûtume
& à la tolerance ; mais on fera voir
dans la troifiéme partie, que rien ne
fut plus contraire à l'efprit du jeûne.

On ne fait plus difficulté de s'accorder à colation les falades, & les fruits
fecs ou frais : faint Thomas pourtant
ne permettoit les premiers que pour
fortifier l'eftomac, & non pour nourrir ; *Ad digeftionem, non ad nutrimentum* [a].
Et pour les feconds, le cardinal Humbert vantoit, contre les Grecs, la coûtume de l'églife latine qui les défendoit. *Nec licet cuiquam apud nos, ficut
apud vos, poft unam refectionem quidquam
pomorum aut herbarum diebus jejuniorum
percipere* [b]. Les fruits & les légumes
êtoient donc originairement défendus
à la colation. Nous avons vû encore,
que tout ce qui êtoit cuit, êtoit contraire à l'efprit du jeûne ; on devroit
donc du moins fe l'interdire hors le
temps du dîner. Que penfer après cela
des *foupes*, des *amandez*, des *orgeats*, du
ris, du *gruau*, &c. qu'on s'accorde aujourd'hui fans crainte ? Les *laitages* en-

[a] *Thomaff.* p. 325. | [b] *Ibid.* p. 322.

fin, n'ont été soufferts que fort tard dans l'unique repas du jeûne ; cependant le *fromage* fait assez ordinairement la matiere de ce repas. C'est à tout le moins défigurer étrangement le jeûne.

Mais on demandera, de quoi donc composer les colations de Carême ? De la plûpart des mêmes mets qu'on vient de rapporter, parce qu'on veut ici se conformer aux usages reçûs. L'on doit cependant se souvenir, que tous ces mets étoient inouis, lorsqu'on s'est permis de prendre quelque chose les soirs des jours de jeûne ; qu'ils sont aujourd'hui accordez plûtôt à la foiblesse ou à la fragilité, qu'à un véritable besoin, & qu'on ne peut les excuser que par la sobrieté avec laquelle on en usera. Cependant, puisque la coûtume n'a point encore universellement autorisé le *fromage*, le *ris* & les *potages* à colation ; il seroit encore temps d'en arrêter l'abus, d'autant plus que ces secours ne se doivent qu'aux infirmes, comme on le fera voir, & qu'ils ne sont pas nécessaires à ceux qui jouissent d'une parfaite santé.

FROMA-
GE.
Le *Fromage*, sur tout, merite moins d'être autorisé ; car outre qu'il est de

furérogation , il convient mal à un corps plein de fucs à demi cuits, & à moitié digérez , tel qu'eft au foir celui d'une perfonne qui a fait un bon dîner. On en conviendra , quand on fera réfléxion que le fromage eft bien plus propre à retarder la digeftion, qu'à l'accelerer, dans l'occafion dont nous parlons. Reftent les fruits fecs ou frais , & les falades. Les fecs font certainement plus conformes à l'idée du jeûne, & aux *xérophagies* des anciens , mais les frais font plus convenables à la fanté ; les uns & les autres cependant , font plus que fuffifans pour la colation.

On pourroit faire quelque difficulté SALA- fur les falades , principalement fur DES. celles qui font falées, & confites dans le vinaigre ; car leur goût trop rehauffé porte d'une part à l'intempérance, & peut d'une autre exciter les paffions. Elles ont enfin , une apparence d'affaifonnement ; & par cette raifon elles s'accordent mal avec la véritable idée de colation , qui interdit tous les ragoûts.

Il n'en eft pas de même des falades fraîches ; on a fait voir leurs bonnes qualitez dans la premiere partie, mais il faut ici ajoûter, que la simplicité de ce mets approche plus près de l'idée qu'on a de la colation.

Tous ces mets paroissent suffisans, ou préférables, parce qu'ils nourrissent assez, & qu'ils sont tempérez. Il n'en est pas de même du *ris*, des *potages*, du *gruau*, &c. Ce sont des substances trop succulentes, pour ne tenir lieu que d'amusement, pour ainsi dire, à l'estomac ; car c'est à peu près ce qu'on doit attendre des colations, qui ne doivent au plus, qu'occuper l'action de ce viscere, sans porter dans le corps trop de sucs nourriciers. A cette occasion il est bon d'avertir, que les racines, par des raisons semblables, meritent moins être approuvées à colation. On voudroit peut-être en excuser l'usage par la maniere dont on les apprête ; mais soit qu'on les serve frites, soit qu'on les mette en salade, elles sont par elles-mêmes, ou trop nourrissantes, ou contraires à l'esprit du jeûne : car la plûpart sont diurétiques, & excitent les passions ; quelques-unes sont *diaphorétiques*, propres, par consequent, à fermenter le sang : deux raisons suffisantes pour en faire sentir les dangers.

Ce seroit encore ici le lieu de montrer combien l'usage du vin à la colation est contraire à l'intention & à l'établissement de ce repas ; mais l'occasion se présentera plus favorablement, quand on parlera de la boisson dans la troisiéme partie. Il suffit présentement d'avertir que l'usage de l'eau est beaucoup plus sûr pour la santé à la colation, que l'usage du vin, de la biere, du cidre, &c. car les fruits & les salades étant les seuls qui se permettent dans ce repas ; dès-là, l'eau est la boisson qui s'assortit mieux à la colation. Il ne faut, pour s'en convaincre, que supposer à present, ce que l'on prouvera encore dans la troisiéme partie, que la fin naturelle de la boisson est de délayer, de fondre & de dissoudre les alimens, & que les fruits & les légumes sont de ceux, qui se dissolvent & se fondent mieux dans l'eau, que dans des liqueurs spiritueuses, fermentatives & vineuses. Preuve manifeste, que la Médecine bien entendue est toûjours de concert avec la religion, puisque ce qui est le plus convenable à la santé, s'accommode le mieux avec les principes de la piété chrétienne.

F iiij

PATISSE-
RIES.

Quelques-uns s'intéreſſant aux Pâtiſſeries, voudroient les faire agréer
aux caſuiſtes pour les colations ; mais
elles paroiſſent peu convenables à cet
uſage, car elles ſont ſouvent préparées avec le beure, toûjours avec le
ſucre ; le premier n'eſt permis qu'au
dîner ; le ſecond flate trop la ſenſualité, & fait par conſéquent plûtôt un
mets de plaiſir, qu'un aſſaiſonnement
néceſſaire. Il paroît donc qu'on doit
auſſi s'interdire les pâtiſſeries à la colation. C'eſt d'ailleurs une nourriture
qui a ſes inconveniens, pour ceux qui
aiment la vie ; car elle fait ſouvent
plus de plaiſir au goût, que de bien à
la ſanté, qu'elle menace d'altérer,
parce qu'elle eſt peſante, mal-aiſée à
digérer, & ſujette à faire beaucoup de
cruditez.

Dans la néceſſité donc où l'on eſt
d'accorder un petit repas les ſoirs des
jours de jeûne, il faut s'en tenir aux
*fruits ſecs ou frais, cuits ou cruds, & aux
ſalades.* Si on y ajoûte le vin, ce ſera
aller au-delà du néceſſaire, car il ne
ſeroit, ni dangereux, ni impoſſible de
s'en paſſer.

On demande la quantité qu'on peut
ſe permettre de ces nourritures à la colation.

Plusieurs casuites se sont avancez jusqu'à accorder *dix onces de solide* [a], laissant la liberté de boire à discretion. On pourra donc, sous leur bon plaisir, & avec leur permission, boire au moins autant que manger ; c'est par conséquent vingt onces de nourriture dont ils font présent pour ce repas. Mais c'est outrer manifestement l'indulgence, puisque vingt onces de nourriture suffiroient en rigueur pour la nourriture d'une personne pendant 24. heures. Nous avons vû qu'il s'est trouvé des solitaires, qui se contentoient de douze onces [b] de pain sec par jour : ils vivoient cependant, ils prioient, ils veilloient & ils travailloient. Il ne fallut que 14. onces de boisson, & 12. onces de solide au célebre *Cornaro*, pour parvenir à l'âge de 78. ans. Les casuistes donc donnent autant, ou environ, de nourriture à colation, que des gens sobres s'en font accordez pour tout un jour. A Dieu ne plaise qu'ils s'avisent de regler le dîner sur le même pied, car si pour un repas de surérogation ils sont si libéraux, ils condamneroient les hommes à la plus affreuse gourmandise ! En effet, la juste

a *Baillet*, p. 150. | b *Thomass.* p. 77.

F y

quantité de nourriture pour la sub-
fiſtance du plus grand mangeur , eſt
moins conſidérable qu'on ne s'imagine. La meſure de manne que Dieu lui-
même regla pour la nourriture de chacun des hébreux au milieu du deſert,
où tout , à cela près , leur manquoit
ſouvent , n'étoit que d'un *gomor*, qui
contenoit quelque choſe de moins que
quatre litrons [a]. Il eſt vrai que quatre
litrons de grains ordinaires peſent *cinq
livres* ; mais il eſt mal-aiſé de croire
que la manne pût être ſi peſante , car
c'étoit une graine de la nature de la
roſée , fort délicate , & fort legere,
qui ſe diſſipoit au ſoleil. Suppoſons
cependant , que le ciel eût fourni à
chaque hébreu *quatre livres*, cette meſure ne devoit pas être également con-
ſommée par un chacun d'eux ; auſſi
l'Ecriture donne-t-elle à comprendre,
que quelques-uns n'en mangeoient
qu'une partie , puiſque la même meſure d'un *gomor*, tomboit également
pour les enfans , auſquels il en falloit
certainement moins qu'aux adultes.
Dieu donc détermina cette meſure ,
pour remplir abondamment les beſoins
des plus grands mangeurs. *Quatre livres*

a *Le pere Calmet , Preface ſur la Geneſe*, p. 63.

donc, au plus, d'une tres-legere nourriture peuvent fuffire à l'homme de la
meilleure fanté, lorfqu'il voyage, qu'il
fatigue, & qu'il n'a d'autre fecours.
Mais comme il y avoit apparemment
un grand nombre d'hébreux, qui fe
contentoient à beaucoup moins, on
peut croire que trois livres d'alimens
fort legers, auront pû fuffire par jour
à chacun des Ifraélites. La quantité
de nourriture qui fut affignée encore
par le Seigneur à Ezéchiel [a] pour chaque jour, pendant plus d'un an, n'êtoit
que de 9. [b] onces de folide, & 7. [c] à 8.
onces d'eau; c'en feroit trop peu pour
une colation d'aujourd'hui, au comte
des cafuiftes. Les hommes d'aujour-
d'huy fe contentent d'une livre de pain,
avec environ autant de viande, pour
la nourriture d'un particulier qui agit
& qui travaille. La regle des cafuiftes,
qui va à permettre 10. onces de folide
à colation, eft donc manifeftement abu-
five; car fi 30. onces, ou environ, pefant, fuffifent pour tout un jour, il
eft ridicule d'accorder le tiers de cette
quantité pour un repas, qui n'eft que
de pure indulgence, & qui vient à la

[a] Ch. 4. v. 10. | [b] xx. ficles. | [c] la fixiéme partie
du hin.

fuite d'un dîner, où il n'eft pas rare qu'on mange plus que 30. onces, qui fuffifent pour la nourriture d'un homme pendant 24. heures. En ce cas, ce feroit faire manger les jours de jeûne 40. onces de folide, au lieu de 30. qui pourroient fuffire ordinairement, & en tout autre temps. Il y auroit encore en ceci une indulgence outrée, puifqu'on permettroit par là, plus du tiers d'un foupé ordinaire, tandis que les cafuiftes, qui ont le plus accordé, ne permettent qu'un quart [a] du foupé ordinaire à la colation. On prétend juftifier ces cafuiftes, par la raifon qu'ils font d'Efpagne pour la plûpart, où 10. onces n'en valent que 8. c'eft un fait à éclaircir : mais cela même fuppofé, cette quantité de 8. onces feroit encore trop forte ; elle fera même énorme pour ce pays, fi l'on fait réfléxion que les Efpagnols mangeant moins que les François, fe trouveroient mieux partagez avec 8. onces, que nous avec 10.

On excufe la quantité d'alimens qu'on fe permettoit à colation, par la raifon que les mets qu'on prend à ce repas font tres-peu nourriffans, plus

[a] *Reginaldus, Layman, Filiutius.*

propres à amufer la chaleur naturelle, qu'à donner des forces, & à faire du fang ; mais la manne étoit auffi une fort legere nourriture, au gré même des Hébreux qui la dédaignoient comme telle : *Naufeat anima noftra fuper cibo ifto leviffimo* [a]. Une quantité médiocre de cet aliment leger fuffifoit cependant pour leur fubfiftance. Cette raifon d'ailleurs, ne prouve rien contre les mets qu'on permet à la colation ; car le fimple examen de ces nourritures, va découvrir le peu de fondement de cette excufe. On fera, par ce même moyen, détrompé de la plûpart des autres prétextes qu'on apporte, pour obtenir des difpenfes du jeûne, lorfqu'on verra que ces nourritures font tres - faines, ou beaucoup moins fufpectes, qu'on ne fe l'imagine, pour la fanté.

[a] Numer. 21. V. 5.

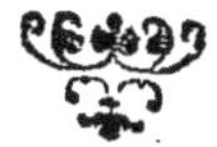

CHAPITRE XIII.

De la nature des alimens dont on
uſe à la colation.

QUAND on ſe renfermeroit dans toute la ſévérité de la regle, en ne s'accordant à colation que du pain & de l'eau, outre que ce ſeroit retenir quelque choſe de l'ancienne coûtume de jeûner, on y trouveroit encore de quoi ſatisfaire aux beſoins de la vie. Pour s'en perſuader, il ne faut pas perdre de vûe la réfléxion qu'on a inſinuée en plus d'un endroit, par rapport aux diſpenſes du Carême ; qu'il n'eſt queſtion que de 40. jours, pendant leſquels il faut ſe priver de ce que le Carême défend. Mais eu égard aux colations, il ne s'agit que de 40. demi jours, ou 40. repas de ſurérogation, qui viennent après des dîners, dans leſquels il eſt rare qu'on garde les regles d'une exacte tempérance. Par là on ſera convaincu, qu'une tres-petite meſure d'alimens à la colation, fuſſent-ils peu ſucculens, ſuffira, & au-delà, pour conſerver la ſanté.

On verra en son lieu, que l'eau a de quoi satisfaire à cet égard; mais il faut essayer de montrer que le pain est aussi propre à entretenir la vie.

Il est des alimens où il ne se trouve que le commode ou l'agreable, mais dans le pain se trouve l'unique nécessaire : *In pane rei alimentariæ summa* [a]. C'est pourquoi, de toutes les disettes qui arrivent dans la vie, celle du pain est la plus insupportable ; aussi l'Ecriture ne fait-elle mention que du pain, pour marquer la nourriture de l'homme, parce que lui seul suffit à sa subsistance. Ce sera, dit le créateur au premier homme, à la sueur de votre front, que vous mangerez votre pain [b] ; & le S. Esprit enseigne que l'eau & le pain sont les premiers soûtiens de la vie : *Initium vitæ hominis aqua & panis* [c]. Toutes les nations ont senti cette vérité, car il en est peu qui n'ayent une sorte de pain [d], fût-il de racines, de poissons, &c. Celles qui n'en avoient point se servoient d'une sorte de bouillie inférieure, mais *analogue* au pain, dont elle imitoit la nature. Telle fut la coûtume des premiers Romains,

a *Moreau*, p. 290. | b *Genes.* c. 3. v. 19. | c *Ecclesiast.* c. 29. v. 28. | d *Mund.* p. 112. &c.

lefquels pendant l'efpace de 600. ans qu'ils furent fans favoir apprêter le pain, ufoient d'une forte de *pulment* [a], qui leur fuffifoit : mais dès qu'ils eurent connoiffance du pain, ils en firent leur principale nourriture. Des cuifiniers ou des boulangers (car la gourmandife ou la fenfualité n'avoit point encore divifé ces profeffions [b]) furent établis pour le faire. Ils employerent d'abord l'orge [c], & enfuite le bled [d].

Mais ces peuples fe deftinant à quelque chofe de plus digne de leur courage que la boulangerie, ils laifferent ce foin aux femmes [e], dont les princeffes ne s'exemtoient point, fi on en croit *Herodote* [f] : l'on fait du moins, que la femme de *Caton* [g] pétriffoit le pain elle-même ; & un prophete [h] dans l'Ecriture, reproche aux femmes de fon temps, qu'elles faifoient des gâteaux pour être offerts à la lune. Quoi qu'il en foit, les empereurs Romains [i] comprirent fi parfaitement la néceffité & l'utilité du pain, qu'il faifoit la matiere de leurs liberalitez au peuple. Et

a *Alex. ab Alex.* gener. dier. l. 3. c. 11. *Flor.* l. 3. c. 3. | b *Moreau*, p. 289. | c *Plin.* l. 18. c. 7. | d *Ibid.* e *Moreau*, p. 289. | f *l.* 8. | g *Plutarch.* probl. | h *Jerem.* c. 7. v. 18. | i *Depuis Trajan jufqu'à Aurelien.*

le peuple apparemment en faiſoit alors
ſa principale ſubſiſtance , puiſqu'on
diſtribuoit à chaque particulier juſqu'à
ſix pains de ſix onces chacun, c'eſt-à-
dire , trente-ſix onces [a] par tête , & même juſqu'à quatre livres [b] par jour :
ainſi les peuples n'y ajoûtoient guere
de choſe , ils en faiſoient du moins
leur principale , & preſque unique
nourriture. Il n'en eſt pas de même de
la colation de nos jours , le pain qu'on
s'y accorde ne paſſera jamais pour ſervir ſeul au ſoûtien de la vie , puiſqu'il
eſt précédé d'un dîner , où on ne ſe refuſe rien de ce qui ſert au commode &
au néceſſaire. On ne s'en tient pas d'ailleurs au pain à la colation , les fruits
& les ſalades en font l'accompagne-
ment , & les uns & les autres fourniſſent abondamment de quoi vivre.

L'on a fait voir en détail dans la premiere partie, les utilitez qu'on pouvoit tirer des ſalades, mais il ſuffiroit
de dire en général , qu'elles ſont d'herbes & de légumes , pour faire comprendre de quel ſecours elles peuvent
être à la ſanté de l'homme , qui ne
vécut jamais plus long-temps , ni plus
ſainement , que dans ces premiers ſie-

LES SA-
LADES.

[a] Sous Theodoſe. | [b] Morean , p. 292.

cles, où il se contentoit pour vivre, des productions de la terre.

FRUITS. On ne doit pas être moins prévenu en faveur des fruits, après tous les avantages qu'on à aussi fait esperer de leur usage, dans cette même premiere partie. Peut-être auroit-on moins bonne opinion de ceux qu'on sert plus ordinairement à la colation, parce qu'ils sont secs ; mais l'examen qu'on en va faire en découvrira leur innocence, & la sûreté qu'y trouvera la vie. Ces fruits sont pour l'ordinaire, *les figues & les raisins secs, les amandes & les avelines*, qu'on nomme vulgairement *les quatre mendians*. Ce sont encore *les noix, les chataignes, & les pruneaux*, tous alimens, pour la plûpart fort nourrissans, & supportables à des santez, même ébranlées.

LES FI-
GUES. Les *Figues* étoient en si grande estime parmi les anciens, qu'il est peu de matiere qui ait donné occasion dans l'antiquité à plus de traitez & de livres [a]. Elles faisoient les délices des grands, & devinrent quelquefois la subsistance de nombreuses armées. *Xerxés* [b] roi des Perses, attiré par la réputation des figues qui croissoient dans le pays des

a *Bruyerin*. p. 646. | b *Athen*. l. 14.

Athéniens, vint faire la guerre à cette
république, pour se mettre en possession de ce fruit : *Propter caricas chelido-
nias in Græciam venit infelix Persa cum
quinquies quinque millibus* [a]. Ce fut encore pour aller goûter des figues de
Rome, que les Gaulois porterent la
guerre en Italie [b]. L'armée de *Philippe,
roi de Macédoine*, seroit périe faute de
vivres en Asie, si dans la disette de
bled où elle étoit, les *Magnesiens* ne
lui eussent fourni suffisamment de figues, pour faire subsister ses troupes [c].
C'est donc avec raison, qu'on s'est persuadé qu'elles étoient tres-propres, à
conserver les forces du corps, ou à
en donner [d] ; & avec raison, puisqu'elles servirent long-temps de nourriture aux athletes [e]. Les sages de l'antiquité n'avoient pas moins bonne opinion de l'excellence de ce fruit, car
Platon [f] en mangeoit volontiers, &
souvent ; ce qui lui attira le nom de
mangeur de figues. Galien leur donna aussi
une telle préférence au dessus des autres fruits, qu'il s'accoûtuma dès l'âge
de 28. ans à manger beaucoup de fi-

---

a *Clem. Alexand.* pedag. | b *Plin.* l. 12. c. 1. | c *Bruye-
rin.* p. 647. | d *Plin.* l. 23. c. 7. | e *Nonn.* p. 124.
f *Gontier*, p. 192. *Bruyerin.* p. 646.

gues, à dessein d'affermir sa santé [a].
Mais rien ne persuade mieux du cas
qu'on en faisoit anciennement, que
la loi [b] que les Athéniens firent, pour
en défendre le transport en pays étran-
ger, afin d'en réserver l'usage uniquement à ceux du pays. De là vient le
nom de *sycophantes* [c], qu'on donnoit à
ceux qui déféroient aux juges les trans-
gresseurs de cette ordonnance. Il est
vrai que tout le bien qu'on a dit des
figues, pourroit regarder les figues vertes & nouvelles, au lieu que celles
qu'on sert en Carême, sont les séches, qui ne méritoient peut-être pas
la même estime. Mais un aussi excellent fruit pourroit-il en se desséchant,
dégénérer au point de devenir mal-
faisant ou dangereux ? L'antiquité en
pensoit tout autrement ; car on sait [d]
que les figues des Athéniens êtoient
préférées, lors même qu'elles êtoient
séches, aux figues nouvelles des autres pays. *Dioscoride* lui-même, estime
plus les séches que les vertes ; de bons
auteurs [e] l'ont suivi dans ce sentiment ;
un [f] d'entre eux va jusqu'à blâmer les

a *Moreau*, p. 595. | b *Ficus Athenis alio ne inportanto.*
e *Athen.* l. 111. | d *Bruyerin.* p. 649. | e *Paul* botan.
tripart. p. 299. | f *Mirald.* 3. hortor.

figues vertes. Celui-ci pousse certainement son préjugé trop loin, mais l'observation de ces grands hommes fait
du moins voir, que les figues séches
ne sont pas sans quelque mérite. C'ê-
toit, en effet, de celles-là qu'on servoit avec distinction, dans les repas
célebres des Lacédémoniens [a], persuadé qu'on êtoit qu'il auroit manqué
quelque chose à la bonne chere, si on
avoit omis d'y servir des figues [b]. C'ê-
toit encore des figues séches, dont les
anciens se faisoient des présens d'étré-
nes au commencement de l'année [c]. Ce
sont enfin, celles qu'on trouve moins
flatueuses, plus legeres, & plus aisées
à digérer [d], dont tous les visceres, &
en particulier le poumon & les reins,
s'accommodent [e]. On en voit la raison
en ce qu'elles sont amies du sang [f],
qui se trouve adouci & engraissé par
l'usage des figues ; elles le purifient
même, & l'affinent au point de produire des sueurs [g]. C'est pourquoi on
les loue dans les petites véroles, & on
reconnoît en elles une vertu cordia-
le [h] : témoin ces confections [i] célebres

<hr>

a *Moreau*, p. 594. | b *Ibid.* | c *Ibid.* | d *Moreau*,
p. 104. | e *Sebis. Bruyerin. Nonn.* sparsim. | f *Moreau*,
p. 104. | g *Ibid.* | h *Bruyerin.* p. 650. | i *Bruyerin. Nonn.*
Seren. Sammonic.

dans l'antiquité, qu'on compofoit avec les figues féches.

Elles n'ont pourtant pas été exemtes de tout blâme ; on les accufe d'être bilieufes [a], d'échauffer, de deffécher, de fatiguer l'eftomac [b], d'exciter la foif [c], de corrompre le fang jufqu'à le rendre vermineux [d], & produire la maladie *pédiculaire* [e]. On les foupçonne de porter même leurs defauts & leurs vices, jufques dans l'imagination & dans l'ame, qu'elles fatiguent d'importunes idées, & qu'elles troublent par de honteux penchans [f]. Après tout ceci, on ne fera pas étonné de voir Galien [g] embaraffé, à décider fur les bonnes ou mauvaifes qualitez des figues, car il trouve ces qualitez fi mêlées, qu'il ne fait trop à quoi s'en tenir. Il trouve cependant un expédient, & décide qu'on fait des figues un bon aliment, en les mangeant de compagnie avec les *amandes* [h] : d'autres y ajoûtent *les noix*. [i] Qui ne croiroit qu'il auroit inventé ces correctifs en faveur du Carême, dans lequel on fert les figues, les amandes

a *Hipp.* l. 2. vict. rat. | b *Gontier*, p. 191. | c *Hofman*. p. 290. | d *Moreau*, p. 594. | e *Galen.* l. 2. de alim. facult. | f *Moreau*. p. 594. | g Lib. de cibis boni & mali. fucci. | h *Galen.* lib. de alim. facult. c. 8. *Oribas*, *Aeti*. | i *Lifter* in apicium. p. 202.

& les noisettes ensemble ? Mais l'usage
seul lui avoit appris cet utile mêlange, au moyen duquel il assure que les figues ne gâtent, ni le sang, ni l'estomac,
& qu'elles ne produisent point dans le
sang ces productions vermineuses,
qu'on voudroit faire apprehender de
l'usage des figues. Mais c'est d'ailleurs
une terreur panique, uniquement fondée sur le caractere ou la *signature* [a]
que porte ce fruit, c'est-à-dire, sur la
prétendue ressemblance, qu'on croit appercevoir entre les graines des figues,
avec la vermine qu'on fait apprehender de leur usage. Mais qui est encore
à revenir de ces réveries ? Et en qui
trouvent-elles de la créance. [b] Il y a
d'ailleurs un moyen pour prévenir les
altérations, que les figues pourroient
porter dans le sang; & ce moyen se
trouve dans *Athenée*. Ce savant auteur
agite la question, si les figues sont plus
saines en bûvant du vin, qu'en bûvant
de l'eau. Les Italiens préférent le vin,
parce qu'ils craignent les crud

itez des
figues; mais les Espagnols plus attentifs à la soif & à l'ardeur qu'elles excitent, donnent la préférence à l'eau. La
raison prise de l'œconomie du corps,

[a] *Sebis.* p. 1538. *Mund.* p. 130. | [b] *Ibid.*

favorise ce dernier sentiment ; car la digestion qui se fait dans l'estomac, n'est qu'une sorte d'élixation ou de broyement [a], qui réduit & fond les alimens en une sorte de crême ou liqueur laiteuse, à peu près comme se font les émulsions : or l'eau sera certainement plus propre à tirer ces sucs laiteux des alimens, sur tout quand ils sont gras & huileux, comme les figues ; par la même raison, qu'elle tire mieux le lait des amandes, que ne feroit une liqueur vineuse. Un moyen si facile préviendra tous les inconvéniens dont on accuse les figues ; elles ne boûcheront plus, elles ne dessécheront pas, elles feront un bon sang. Si l'on fait ensuite réfléxion que la quantité qui s'en permet à colation est petite, on comprendra que l'estomac s'en rendra toûjours le maître ; & se trouvant parfaitement brisées dans ce viscere, elles seront moins propres à porter dans le sang leurs qualitez nuisibles, qu'à se revêtir de celles du sang lui-même, à en augmenter utilement le volume, & à passer dans sa nature. C'est en ce sens, & par ces raisons, que les figues séches se trouveront

[a] *Lind.* de venenis, p. 160.

amies

amies du poûmon, des reins, du foye,
& qu'elles tiendront le ventre libre.
Par ce même artifice elles prévien-
dront les fontes qu'elles pourroient exciter par elles-mêmes dans le fang, &
donner occafion à ces fueurs puántes
& incommodes, que foufriroient ceux
qui mangeroient trop de figues, & qui
boiroient pour les digérer, des liqueurs
vineufes.

Il s'en faut bien qu'on ait auffi mal
parlé des Raifins fecs, que des figues :
d'habiles médecins [a], cependant, trouvent dans celles-ci, des qualitez loua-
bles qui manquent aux raifins, en ce
que les figues font plus nourriffantes, &
lâchent mieux le ventre [b]. En récom-
penfe le fuc des raifins paffe pour être
plus innocent, & pour faire de meilleur fang [c]. Auffi les anciens les recon-
noiffoient-ils pour être fort amis [d] du
foye, & les appelloient l'ame [e] de ce
vifcere. Diofcoride [f] ajoûte qu'ils adouciffent la toux, qu'ils purgent les reins,
& nettoyent la veffie. Ils y trouvent
cependant un inconvénient, c'eft qu'ils
nuifent à la rate [g], par la raifon que

a Nonn. p. 129. Paul. botan. p. 563. | b Sebif. p. 331.
Nonn. p. 129. 133. | c Ibid. | d Bruyerin. p. 655. | e Gon-
tier, p. 194. Galen. l. 8. comp. med. | f L. 5. c. 2.
g Sebif. p. 332.

tout ce qui eſt doux & ſucré incommode ce viſcere ; mais cela n'empêche pas qu'on [a] ne trouve les raiſins un
aliment des plus eſtimables, & des plus
précieux. *Galien*, en effet, l'avoit mis
du petit nombre de ceux qu'il s'étoit
choiſis pour ſa propre conſervation.
Ce n'eſt point qu'il n'y trouve quelque
choſe à reprendre, par rapport à la
ſanté, car il les trouve [b] un peu trop
chauds, auſſi bien qu'*Hippocrate* [c], qui
les accuſe, comme les figues, d'allumer le ſang. Mais malgré ces inconvéniens, un médecin célebre [d] les trouve plus ſurs à la ſanté que les raiſins
frais. A en juger par les ſoins que l'on
ſe donnoit dans l'antiquité [e], pour préparer & conſerver les raiſins ſecs, on
doit ſe laiſſer perſuader des utilitez
qu'on y trouvoit, d'autant plus que la
Médecine elle-même les a fait entrer
en pluſieurs compoſitions [f], & qu'elle
en a tiré pluſieurs ſortes de remedes.
La pulpe [g], ſur tout, en eſt fort eſti-
mée ; & comme c'eſt d'elle principalement que les raiſins empruntent leur
vertu, on doit les croire utiles, ſoit pour

a *Bruyerin.* p. 554. ciborum gloria. | b L. 8. de comp.
med. | c L. 2. de vict. rat. | d *Paul.* bot. p. 563. | e *Geo-*
ponic. Baſſi. ſparſim. | f *Hofman.* de medic. officin. p. 589.
g *Schif.* p. 332.

conferver la fanté, foit pour la rétablir. Une preuve fenfible de ce qu'ils
peuvent pour cela, c'eft qu'ils engraif-
fent beaucoup [a] ; marque certaine qu'ils
fourniffent abondamment de ces fucs
nourriciers qui entretiennent la fanté,
& qui la réparent.

Les Amandes ameres femblent plus
anciennes dans le monde que les douces, car c'eft d'elles apparemment que
les anciens ont parlé ; & la Médecine,
qui ne comte guere moins d'antiquité
que le monde, les a adoptées de bonne
heure [b]. Quoi qu'il en foit, les douces êtoient encore inconnues à Rome
du temps de *Caton* [c], & elles n'y furent apportées que par les Grecs ; c'eft
la raifon pourquoi elles ont pris le nom
de *noix de grece* [d].

On ne leur reproche guere d'autres
defauts, que d'être dures & mal-ai-
fées à digérer [e] ; du refte, on convient
qu'elles fourniffent une bonne nourriture [f]. Il y a pourtant fur ceci une difficulté ; les uns [g] avec Galien, affurent
que la nourriture qu'elles fourniffent
eft en petite quantité ; d'autres les don-

LES
AMAN-
DES.

---

a *Nonn.* p. 130. | b *Scribon. Largus. Celfus, Cæl. Au-
relianus, &c. Lifter.* in Apicium, p. 142. | c *Nonn.* p.
141. | d *Plin.* l. 15. c. 22. | e *Hofman.* p. 441. | f *Ibid.*
g *Bruyerin.* p. 629.

G ij

nent pour être tres-fucculentes [a], capables même de rétablir des corps épuifez, fondez fur ce que ceux qui ufent ordinairement d'amandes, amaffent beaucoup d'embonpoint [b]. Quelques-uns les craignent même comme contraires à la continence [c], du moins font-elles fort propres aux reins, & à pouffer par les urines [d].

Deux autres qualitez les rendent encore tres-eftimables ; car elles font anodynes, onctueufes, propres à appaifer les douleurs de la dyffenterie [e] ; on les a encore reconnu amies des nerfs & du cerveau, parce qu'elles fortifient la vûe [f], & procurent un doux fommeil [g]. On ajoûte enfin, qu'elles font pectorales [h], & qu'elles ne fatiguent pas fi fort l'eftomac qu'elles ne le flattent ; car elles font de bon goût, elles lui font agreables [i], & le fortifient, en abforbant les humiditez [k] fuperflues dont il feroit plein. Pour les rendre capables de tous ces bons effets, les uns les font rôtir [l] ou deffécher fur le feu, les autres les attendriffent

a *Paul.* botanic. tripart. p. 18. *Sebif.* p. 288. | b *Bruye-rin.* p. 630. | c *Nonn.* p. 142. *Sebif.* p. 288. | d *Paul.* botan. p. 18. *Sebif* p. 288. | e *Paul.* botan. p. 18. | f *Sebif.* p. 288. | g *Hofman.* p. 481. | h *Gontier*, p. 211. | i *Sebif.* p. 288. | k *Diofcoride.* | l *Lifter* in Apic. p. 142.

ou les macérent [a] dans l'eau. Cette
derniere façon eſt plus conforme aux
beſoins de la plûpart des eſtomacs, qui
s'accommodent de tout ce qui peut entretenir la ſoupleſſe de leurs fibres, &
faciliter leur broyement

On trouve beaucoup de reſſemblance entre les Avelines & les amandes,
quand on compare leurs vertus ; car
les avelines, comme les amandes, ſont
dures, & réſiſtent à la digeſtion [b],
elles ſont graſſes, huileuſes [c], & mal-
aiſées à ſe diſſoudre dans les eſtomacs [d].
On eſt partagé à leur ſujet, comme
ſur celui des amandes ; on eſt en peine
ſi les avelines nourriſſent peu ou beaucoup. Quelques-uns [e] les trouvent peu
ſucculentes ; d'autres les ſubſtituent
aux dattes & aux piſtaches, leſquelles
certainement ne paſſeront jamais pour
peu nourriſſantes. Mais ce qui décide
la queſtion en faveur des avelines,
c'eſt qu'elles engraiſſent outre meſure [f], & qu'elles contribuent à la fécondité [g]. Une autre preuve qu'elles
ſoûtiennent ſuffiſamment les forces,
c'eſt que les habitans de *Preneſte* [h] en

AVELI-
NES.

a *Nonn.* p. 142. | b *Hofmann.* p. 490. | c *Gontier*, p.
213. *Hofmann* p. 490. | d Stomacho graves, *Gal.*
| e *Nonn.* p. 139. | f *Plin. Nonn.* p. 139. | g *Paul.* botan.
p. 4. | h *Nonn.* p. 139.

tirerent leur subsistance pendant tout
le temps qu'*Annibal* les tint assiégez.
On leur trouve encore une autre ressemblance avec les amandes ; car les
unes & les autres soulagent ceux qui
sont tourmentez de la dyssenterie *a*, &
toutes les deux dégagent les reins, ap-
paisent les coliques néphrétiques, soulagent, & préviennent les douleurs de
la pierre *b*, adoucissent enfin les ardeurs d'urine *c*. Mais il manque aux
avelines cette vertu somnifere, qu'on
a louée dans les amandes ; elles ont,
au contraire, une sorte d'antipathie
avec le cerveau & les nerfs, si on en
faisoit un trop fréquent usage, car
alors elles y portent quelque sorte
d'ébranlement, qui va jusqu'à donner
enfin, des maux de tête *d*. On ajoûte
qu'elles échauffent, & qu'elles desséchent. On a crû, mais mal-à-propos *e*, qu'on pouvoit les rendre moins
malfaisantes, en les séchant au feu ;
d'autres, avec plus de raison, conseillent de les manger pelées ; c'est ce que
les anciens appellent *nuces depilatas f* ;
d'autres enfin, conseillent de les faire

a *Gontier*. p. 213. | b *Crato* | c *Paul*. bot. 4. | d *Nonn*.
p. 137. ex Aetio, *Plin*. | e *Bruyerin*, p. 629. *Gontier*,
p. 213. | f *Lister*, in Apic. 143.

macérer dans l'eau. Quoi qu'il en soit, on ne peut trouver en tout ceci, de quoi faire le procès aux avelines, ni de quoi les proscrire du régime ; rien donc n'empêche qu'on ne leur donné place entre les alimens, dont la santé n'a rien de fâcheux à craindre, & qui ne deviennent malfaisans, que par l'abus qu'on en feroit.

L'affinité de la matiere engage à dire un mot des Noix, dont ont fait un si grand usage en Carême. Cet usage paroît conforme à la maxime : *Post pisces nux sit*, qui ordonne de faire son dessert de noix, quand on a fait un repas de poisson ; or, c'est en Carême, sur tout, qu'on fait plus de repas en poisson. On voit dans Athénée, le cas qu'on faisoit des noix, par tout ce qu'il en rapporte. Le nom de *royal* [a] qui lui est resté, *nux regia*, prouve encore la bonne opinion qu'en avoit l'antiquité ; & ce nom vient, de ce qu'en Perse c'êtoit un manger de roi, lequel seul de toute la nation pouvoit manger des noix, parce qu'on les croyoit trop delicieuses, pour un peuple qui craignoit tous les mets délicats. On a été jusqu'à faire passer les noix pour cor-

LES NOIX.

a *Hofman.* p. 455.

diales [a], capables de réfister aux poifons [b], & aux impreffions d'un air [c]
empefté. Dans ces vûes on s'en eft
fait des contrepoifons, comme on le
rapporte du roi Mithridate [d], & on a
recommandé d'en manger [e] en temps
de pefte, après les avoir fait fécher au
feu. Enfin, il eft peu de fruits dont on
ait plus tiré de remedes pour la Médecine [f]. Il faut donc conclure, que
fi les noix nourriffent peu [g], elles le
font utilement. Que fi on en craint
quelque chofe, on trouve leur correctif dans les figues [h], qu'on mangera (comme on fait en Carême) de
compagnie avec elles. On les foupçonne cependant, de faire beaucoup
de bile, d'allumer la foif, d'attirer la
toux ; & d'allumer les paffions [i] ; mais
c'eft aux eftomacs chauds [k], aux tempéramens bilieux, aux poitrines délicates, & aux perfonnes trop fenfibles
ou trop tendres, à s'en garder, ou à
en éviter l'abus. Ils trouveront même
un préfervatif contre tous ces incon-

a *Plin. Mund.* p. 141. | b *Sebif.* p. 294. *Bruyerin.* p.
626. *Moreau*, p. 209. | c *Paul.* botan. p. 99. *Bruyerin.*
p. 626. | d *Plin.* l. 23. c. 8. | e *Bruyerin* p. 627.
f *Paul* botan. p. 97. *Hofman.* p. 498. | g *Sebif.* p. 294.
Hofman. p. 498. | h *Lifter.* in Apic. p. 202. poft. *Galen.*
i *Hofman.* p. 498. *Bruyerin.* p. 627. *Sebif.* p. 294.
k *Ibid.*

véniens, en les faisant macérer *a* dans l'eau, suivant le conseil des anciens. Il ne faut donc plus croire que les noix ne tirent leur nom qu'*à nocendo*, parce qu'elles seroient nuisibles à la santé ; elles n'incommoderont que les dents *b* de ceux qui les employeroient pour les casser. À cela près, on les trouvera sans inconvénient à la colation, où on n'en permet qu'un usage sobre & frugal.

On demande s'il faut ranger les *Cha-taignes* parmi les noix, ou s'il faut les mettre au rang de glands. De savans botanistes veulent que ce soient des noix *c* ; d'autres non moins habiles, prétendent que ce sont des glands *d* ; & Pline *e*, l'historien de la nature, avoit ainsi décidé la question long-temps avant ceux-ci : *Nuces*, dit-il, *vocamus castaneas, quanquam accommoda-tiores glandium generi*. Ce sont donc des glands que les chataignes, & peut-être étoit-ce des chataignes pour la plûpart, que ces glands *f* dont on raconte que les premiers peuples se sont nourris. Cette conjecture est fondée sur

LES CHA-
TAIGNES.

a *Nonn.* p. 138. | b *Mund.* p. 141. | c *Sim. Paul.* bo-tanic. p. 42. | d *Hofman.* p. 190. | e *Plin.* | f *Nonn.* p. 146.

G v

celle d'un savant moderne *a*, lequel soupçonne que les glands dont Pline dit qu'on faisoit les desserts en Espagne, êtoient apparemment des chataignes, qui firent anciennement la nourriture des *Arcades* *b*, comme elles le font encore aujourd'hui de peuples ou de provinces entieres, tant dans l'ancien que dans le nouveau monde *c*. Les ouvriers *d* s'en nourrissent encore aujourd'hui en certains cantons, & en particulier à Rome *e*. En d'autres endroits les peuples en font du pain *f* qui leur réussit. Quoi donc qu'on publie, qu'il faut se garder des chataignes, parce qu'elles font lourdes *g*, terrestres, flatueuses & indigestes, qu'elles donnent la colique *h*, qu'elles boûchent, qu'elles font nuisibles au cerveau & à la poitrine ; tous ces inconvéniens font à craindre de leur part, quand on en fait excés, ou quand on les mange crues *i*. Il n'en est pas de même quand on les mange cuites fous la cendre *k*, ce qui les rend fupportables ; ou quand on les fait bouillir ou

a *Mund.* p.142. | b *Hofman.* p. 189. | c *Bruyerin.* p. 623. *Paul* botan. p. 42. | d *Nonn.* p. 146. | e *Bruyerin.* p. 614. | f *Ibid.* p. 626. | g *Gontier.* p. 214. .h *Hofman* p. 191. | i *Paul.* botan. p. 41. | k *Hofman.* p. 190.

cuire à la vapeur *a* de l'eau, *lento casta-
nea vapore tosta* *b*, qui est la maniere de
les rendre sûres à la santé. On trouve
même que les chataignes développent
davantage leurs sucs étant bouillies,
& que par là elles deviennent plus
nourrissantes *c*. L'anatheme donc que
Galien a prononcé contre elles, en disant qu'elles sont toûjours nuisibles de
quelque maniere qu'on les apprête ;
cet anatheme, dis-je, souffre explication, dans la pensée de ceux mêmes
qui se sont le plus dévouez aux opinions de ce prince de la Médecine. Ils
prétendent que ce n'est point à dire,
que les chataignes soient absolument
mauvaises, mais que quelque soin
qu'on y apporte, elles ne parvien-
dront jamais à faire un sang *d* aussi leger & aussi fluide, que le feront les
alimens que Galien loue à cet effet.
Or, cette distinction est moins un
faux fuyant, ou un prétexte pour excuser l'usage des chataignes, qu'une
raison que l'observation & la physique ont fait connoître. C'est qu'on
s'imagine pour l'ordinaire, qu'il n'est
de bons alimens, que ceux qui subtili-

---

a *Gontier*, p. 214. | b *Martial*. | c *Nonn.* p. 144.
Sebif. p. 290. | d *Hofman.* p. 190. *Nonn.* p. 146.

G vj

ſent le ſang ou qui l'animent ; cependant comme il eſt des conſtitutions où le ſang eſt trop vif, trop déployé & trop volatil, il ſera vrai de dire qu'en ces cas, un aliment moins délicat & plus groſſier, deviendra bon & préférable, même à d'autres qui paſſent pour meilleurs, parce qu'ils ſont plus délicats. Suivant ce principe, il ne ſera pas déraiſonnable de mettre les chataignes au nombre des bons alimens, puiſqu'il ſe trouve ſouvent de ces ſortes de conſtitutions. Comparant à préſent le ſang de nos François, avec ce qu'on vient de dire de la nature des chataignes, on comprendra qu'elles ſont peut-être auſſi ſûres dans le régime, qui convient à la plûpart d'entre eux, & qu'il leur eſt plus utile que tant de viandes délicieuſes, plus propres à développer le ſang & à l'enflâmer, qu'à l'adoucir & à le tempérer. Tous d'ailleurs ne conviennent pas que les chataignes ſoient ſi terreſtres, ſi groſ-ſieres & ſi peu ſucculentes, puiſque quelques-uns les font appréhender aux perſonnes ſages, comme contraires à la continence [a] qu'ils auroient vouée, & que d'autres les trouvent pro-

[a] *Sebiſ.* p. 292.

pres à engraiffer le corps & à lui donner de l'embonpoint. Quoi qu'il en
foit, cette qualité terreftre & pefante,
dont on les charge, devient un bon
remede en certains cas, comme pour
arrêter les pertes, & pour guérir les
vomiffemens [a]. Il n'y aura donc rien
à rifquer pour la fanté [b] des hommes,
de leur laiffer l'ufage des chataignes,
& la plûpart y trouveront de quoi fe
nourrir & fe foûtenir fuffifamment.
On préfere cependant les *Marrons* aux
chataignes, parce que celles-ci ont
encore quelque chofe d'agrefte & de
fauvage [c], au lieu que les marrons
êtant-cultivez avec plus de foin, fourniffent un fuc plus doux, ce femble,
& plus familier.

MAR-
RONS.

Les *Pruneaux* ne font pas moins en
ufage, que les mandians pour les colations du Carême, & ils font autant
utiles pour la fanté. Il n'en eft pas de
même de ce fruit, comme de quelques-uns de ceux dont on vient de
parler, qui font plus eftimables, êtant
frais que féchez ; les pruneaux au contraire, font préférez aux prunes fraî-
ches par d'excellens médecins [d]. Mais

LES PRU-
NEAUX.

a *Hofman.* p. 191. | b *Ifaac,* de diet. univ. | c *Gunt.* p. 214.
Bruyer. p. 624. | d *Sebif.* p. 256. *Hofman.* p. 62. *Mefue.*

ce qui prouve parfaitement le cas qu'on en doit faire, c'eft la prodigieu-fe [a] quantité de prunes, qui êtoient en eftime dans l'antiquité. Or ce n'ê-toit pas feulement aux prunes fraî-ches, que les anciens accordoient leur eftime, les féches n'avoient pas moins de réputation chez eux. En effet, ils s'en faifoient apporter des régions les plus éloignées, comme de la *Syrie* [b], & en particulier de *Damas* [c], d'*Egypte* [d] & d'*Efpagne* [e]. Il n'y avoit d'ailleurs artifices qu'ils n'employaffent pour les conferver dans leur bonté. Celles de Syrie s'apportoient fimplement féchées en maffe [f]; mais on les confifoit ail-leurs, ou avec le miel [g], ou dans le vin doux [h]. Tout ce qu'on leur repro-choit, c'eft qu'elles devenoient un mets trop délicat; auffi ne furent-elles connues à Rome, qu'après la mort de *Caton* [i], qui fe plaignoit déja de fon temps, que les tables romaines fe fa-miliarifoient trop avec les mets déli-cieux des Grecs. Mais ce reproche ne peut tomber que fur les prunes con-

a Ingens prunorum turba. *Plin.* l. 15. c. 13. | b *Athen.* l. 11. | c *Nonn.* p. 103. | d *Theophr.* hift. l. 4. c. 3. | e *Nonn.* p. 103. | f *Athen.* l. 11. | g *Nonn.* p. 104. *Lifter* in Apic. l. 1. c. 1. *Bruyerin.* p. 601. | h *Geoponic,* l. 10. c. 40. | i *Moreau,* p. 574. *Bruyerin.* p. 600.

fites ; les pruneaux de Carême en. font
par conféquent exemts. Ils font en
en effet recommandables pour leur
fimplicité , & pour la bonne qualité de
fucs nourriciers [a] qu'ils fourniffent ; car
s'ils paffent pour nourrir peu, on convient , qu'ils le font utilement [b]. On
avoue d'ailleurs , que ceux qui font
doux nourriffent davantage, qu'ils font
d'ailleurs fort tempérez [c], & tres-propres à modérer les ardeurs du fang &
de la bile [d] ; que les jeunes [e] perfonnes fur tout, celles qu'on oblige principalement à jeûner , s'en trouvent
bien. On les loue encore comme étant
amis de l'eftomac [f], tandis qu'on lui
fait craindre des prunes fraîches des
indigeftions [g], des cours de ventre ,
&c. Ce n'eft pas que les pruneaux fecs
ne lâchent [h] auffi le ventre ; mais ils le
font fans inconvénient :

Pruna peregrinæ carie rugofa feneéla
Sume , folent duri folvere ventris
onus [i].

Deux circonftances en rendent l'ufage tres-falutaire , c'eft de les manger

a *Sebif.* p. 257. *Hofman.* p. 62. | b *Sebif.* p. 257.
| c *Hofman.* p. 62. | d *Sebif.* p. 257. | e *Ibid.* | f *Dioscor.*
l. 1. c. 142. | g *Ibid. Sebif.* p. 257. | h *Nonn.* p. 104.
Bruyerin. p. 601. | i *Martial.*

avant le repas [a] ; ou, quand on a à les manger feuls, de les avoir lavez & fait macérer [b] dans l'eau.

Il faut pourtant encore y apporter du choix. Les anciens préféroient ceux qui tiroient fur le jaune [c].

Addam cerea pruna, & honos erit huic quoque pomo [d].

Nos *brugnioles* leur reffembleroient peut-être, & mériteroient par là de la préférence : mais l'ufage s'eft déclaré pour les pruneaux ordinaires, pourvû qu'ils ne foient pas trop aigres [e], parce qu'alors ils tiennent plus du médicament [f] que de l'aliment, & font moins propres à conferver la fanté, qu'à la réparer.

Au refte, ce qu'on vient de dire à l'avantage des fruits fecs, ne doit faire croire à perfonne, qu'on les mette abfolument en parallele avec ceux qui font frais. On ne doute pas de la préférence qu'on doit en général à ceux-ci ; mais du moins faut-il convenir, que les autres n'ont rien d'affez malfaifant, pour les exclure de la cola-

a *Nonn.* p. 104. *Bruyerin.* p. 602. | b *Moreau*, p. 573. | c *Cerina*, *Plin.* *Ceriola*, *Columel.* | d *Virgil*, eclog. 2. | e *Hofman.* p. 61. | f *Ibid.*

tion, qui doit toûjours être fobre &
frugale. Le temps d'ailleurs de quarante jours, pendant lefquels on s'accorde tant de foulagement & de licence, ne laiffe rien à craindre ; & quand même on en feroit un peu moins à fon aife, la vertu y gagneroit beaucoup plus, que la fanté n'y poúrroit perdre.

Mais ce qu'on a avancé en faveur de ces fruits fecs, doit faire comprendre la raifon, pourquoi des fruits repofez de quelques jours, font plus fains ou moins fujets à incommoder, que les mêmes fruits fortant de l'arbre. Ceux-ci pleins d'une fève nouvelle & mal *déphlegmée*, portent dans l'eftomac des fucs encore aigres, tumultueux & fermentatifs, tandis que ceux qu'on a laiffé repofer, s'êtant comme tenus en digeftion, ont achevé de fe cuire. Car leurs fucs n'êtant plus renouvellez dans les offices, comme ils l'êtoient fur les arbres, c'eft une même liqueur, qui *circule* dans le corps du fruit, qui s'y *cohobe* & fe domte elle-même, jufqu'à pouvoir paffer dans le fang, fans y porter, ni fédition, ni trouble. Ceci fe reconnoît dans tous les fruits précoces &

printaniers, tels que font les *cerifes*, les *fraifes*, &c. qui ne font fouvent tant de maux, que parce qu'ils ne font pas de garde, & qu'il faut les manger frais. Les prunes au contraire, les pêches mêmes, mais fur tout les pommes & les poires, font plus agréables au goût & plus fûres à la fanté, quand elles ont été gardées quelque temps dans les fruiteries.

CHAPITRE XIV.

Des difpenfes du jeûne.

ON croiroit à en juger par la facilité avec laquelle on fe difpenfe aujourd'hui de jeûner, que cette partie de la pénitence du Carême, feroit de moindre conféquence que la privation de la viande, puifqu'on fe difpenfe du jeûne fous le moindre prétexte. C'eft pourtant du jeûne que les premiers fidéles & les faints ont paru le plus occupez. L'abftinence leur paroiffoit inféparable du jeûne ; mais le jeûne faifoit le fondement & l'effence de l'obfervation du Carême. L'abftinence êtoit une dépendance *a* du

a Baillet, p. 114.

jeûne ; mais en celui-ci confiſtoit l'eſſence de la pénitence : & c'étoit
moins du jeûne que de l'abſtinence,
que les ſaints ſe diſpenſoient. Témoin
ce ſaint évêque de l'iſle de Chypre,
ſaint *Spiridion*, qui ne craignoit pas
de rompre l'abſtinence en faveur de
l'hoſpitalité [a]. Les hiſtoires, qui nous
ont conſervé ce fait, n'en rapportent
d'aucun ſaint qui nous apprenne, que
pour quelque raiſon que ce fût, ils
ayent rompu leur jeûne avec autant
de facilité ; c'eſt qu'il étoit inouy dans
les premiers temps [b] du chriſtianiſme,
qu'on ſe diſpenſât aiſément de jeûner.
Ceci eſt ſi vrai, qu'on n'en diſpenſoit
perſonne, qu'on n'obligeât à quelque
ſorte de compenſation, parce qu'enfin,
s'il peut être permis de s'exemter du
jeûne, il eſt toûjours d'obligation de
faire pénitence [c] : *Pro eo quòd non poteſt
quis jejunare, amplius debet erogare pauperibus* [d]. Par où l'on voit, que c'étoit
l'aumône qui ſervoit à cette compenſation. C'eſt encore pour la même
raiſon, que les conciles diſent ana-
théme, contre ceux qui ſe diſpenſoient
du jeûne ſans une cauſe légitime : *Si*

a *Sozom.* l. 1. c. 11. | b *Baillet*, p. 130. | c *Thomaſſ.*
p. 528. | d *S. Ceſaire.*

quis eorum qui exercentur absque corporali necessitate, tradita jejunia dissolvat, anathema sit [a]. On appercevra la raison de cette sévérité, en la comparant avec l'obligation du jeûne, telle que les peres de l'Eglise la proposoient aux fidéles : c'étoit une obligation solemnelle & autentique, une sorte de serment ou de religion, disoit Tertullien [b] : *Communis & quasi publica jejunii religio est.* Saint Ambroise [c] ne trouvoit pas de faute légere en matiere de jeûne : *Non leve peccatum est jejunia dissolvere.* C'étoit un crime d'y manquer, puisqu'il ajoûte, que c'est un grand péché, de ne l'obferver point du tout : *In totum non observare sacrilegum est, ex parte violare peccatum est* [d]. Cette inobfervance enfin, étoit toûjours punissable, comme s'en explique formellement un saint évêque : *Qui potest & non jejunat, sentiet pœnam* [e]. Cette rigueur étoit fondée sur cette maxime, que violer le jeûne n'est rien moins que s'attaquer à Dieu [f] même : *Hæc non tam sacerdotum præcepta, quàm Dei sunt* ; & sur le sentiment de saint

a *Concil. de Gangr.* c. 19. | b L. de jejunio | c Serm. 23. 25. | d *Id.* Serm. 37. | e Serm. 61. de temp. apud *S. August.* | f *S. Ambr* Serm. 37.

Auguftin, qui reconnoît [a] dans l'obligation du jeûne, une loy & un précepte fi indifpenfable, qu'il employoit
les dernieres rigueurs, contre ceux qui
le tranfgreffoient fans raifon. Il en fit
un exemple dans la perfonne de ce
prêtre, qu'il dépofa, entr'autres chofes, pour n'avoir pas jeûné la veille
de Noel : *Qui in die jejunii prandere &
cœnare aufus eft* [b]. C'eft que, felon les
peres, il n'eft rien de plus indigne
d'un chrêtien, que de le voir fenfible
au plaifir de la bouche, fous un chef
qui avoit aimé à fouffrir la faim ; ni
rien de plus honteux, que de voir un
pécheur fe tout accorder, fous les yeux
d'un Sauveur, qui s'étoit tout refufé.
D'où ils concluoient, qu'il y avoit du
crime à violer le jeûne : *Chrifto pro te
efuriente, tu prandes ? Salvatore jejunan-
te, tu reficeris ? Non igitur leve peccatum
eft, indictum violare jejunium* [c].

La raifon autorife ces maximes ; car
s'il eft vrai, qu'il y a plus de pénitence à jeûner, qu'à fe priver de manger
de la viande, le jeûne fera plus d'o-
bligation que l'abftinence ; & par conféquent, il fera moins permis de ne

---

[a] De hærefib. c. 53. | [b] *S. Aug.* epift. 236. | [c] *S. Ambr.*
Serm. 34.

point jeûner, que de ne point faire gras. Or le jeûne fait certainement plus souffrir que l'abſtinence, par la raiſon, qu'on ſouffre davantage en ne mangeant point, qu'en ne mangeant que de certaines viandes. Le jeûne donc prive de tout plaiſir, & l'abſtinence le change ſeulement ou le diminue. Ainſi, s'il eſt vrai, comme le témoigne un prophete [a], que la ſatisfaction de faire ſa volonté affoiblit la pénitence : *In die jejunii veſtri invenitur voluntas veſtra* ; la pénitence ſe trouvera moindre, où il y aura une ſorte de plaiſir. Mais puis qu'on convient de l'obligation de demander diſpenſe pour l'abſtinence, qui va à retrancher un moindre plaiſir, il n'y aura pas moins d'obligation de la demander pour le jeûne, qui eſt plus contraignant & plus pénible à la nature.

Ajoûtons à tout ceci, que le jeûne répond plus parfaitement au but & à la fin de la pénitence. Le but de cette pratique, eſt d'affoiblir les paſſions, de purifier le cœur, de l'affranchir, & d'éclairer l'eſprit ; tous effets, qu'on peut plus ſûrement attendre du jeûne, que de l'abſtinence. Car ſi le gras nourrit

a *Iſaïc. c. 58. v. 5.*

plus abondamment, s'il satisfait davantage : le maigre laisse au moins
plus que l'exact nécessaire au corps.
Or le jeûne va même à refuser des
besoins à l'homme, il les suspend du
moins, & entreprend sur son nécessaire. Il répond donc mieux à l'esprit de
pénitence ; il est par conséquent moins
dispensable, ou il faudra de plus fortes raisons pour s'en exemter. Mais
en cela, paroît l'abus, dans lequel on
est aujourd'hui, de se dispenser, sans
trop de scrupule, de l'obligation du
jeûne.

Les anciens y étoient aussi bien plus
sévéres ; car ils ne dispensoient *a* du
jeûne, que les malades, les petits enfans, & les vieillards décrépits. Un
concile *b* confirma ces dispenses, pourvû que l'infirmité fût grave ; mais elles
n'allerent qu'à permettre d'avancer le
repas du soir à midi, sans accorder
de colation au soir. On en trouve des
exemples dans saint Chrysostome *c*.
Un concile *d* d'Espagne étendit la dispense du jeûne, pour des infirmitez
moins graves ; mais un autre *e* aussi
d'Espagne les réserve, en ordonnant,

a *Baillet*, p. 182. | b *Ibid.* p. 185. | c Homil. 10. in
Genes. | d 4. de Tolede, Can. 7. | e 8. Tolede, Can. 9.

que les pasteurs, qui accorderont ces dispenses, seront informez de la nature des infirmitez. Les Grecs [a] eurent aussi des indulgences pour les malades ; mais ils y étoient plus rigoureux : car en leur accordant la permission de rompre le jeûne, ils leur refusoient celle de rompre l'abstinence. Les siécles suivans se soumirent encore à la sévérité des dispenses ; & à commencer par les *empereurs* [b], les *rois*, les *cardinaux*, tous n'en prirent que quand le danger des maladies les y obligea, encore furent-elles moins pour le jeûne, que pour l'abstinence ; car il étoit rare qu'ils se fissent dispenser du jeûne [c], du moins, s'en falloit-il bien qu'on étendît les dispenses [d] du jeûne aussi loin qu'aujourd'hui. Elles ne consistoient souvent qu'à avancer le repas du soir, comme on vient de le voir ; souvent elles n'autorisoient que l'usage du vin, du lait, &c. au lieu qu'aujourd'hui on ne demande pas moins, en se faisant exemter du jeûne, que la permission de déjeûner & de souper. C'est manifestement outrer la permission ; car les besoins n'étant pas les

a *Thomass.* p. 344. | b *Id.* p. 2. c. 13. *Baillet*, p. 201. | c *Baillet*, p. 205. | d *Ibid.*

mêmes ,

mêmes, il ne faut pas donner à toutes les difpenfes la même étendue. Ce n'eft pas, par exemple, une fuite néceffaire qu'il faille fouper, parce qu'on aura eu befoin de déjeûner; & tel pourra fe contenter d'une colation au foir, quoi qu'il ait befoin d'une permiffion de manger un morceau le matin. Pofé encore le cas, qu'on ait befoin de manger le foir & le matin, ce n'eft point à dire, qu'il foit permis de manger autant qu'on le veut, & de tout ce qui plaît. Il fe trouve encore des perfonnes aufquelles il fuffit d'interrompre le jeûne deux ou trois fois la femaine. Ce font les examens & les reftrictions qu'il faut faire, en difpenfant de cette partie de la pénitence.

On demande, fi la difpenfe du maigre renferme celle du jeûne, c'eft-à-dire, fi on pourroit jeûner en faifant gras en Carême? Mais quel inconvénient y aura-t-il, fi on entreprend cette forte de pénitence ? Le jeûne fera moins exact certainement ; mais ce fera s'obliger à une forte d'obfervance, qui contraindra fouvent l'inclination & le goût. Tel enfin, peut avoir befoin de faire gras, qui pourra fe paffer de déjeûner & de fouper ; par la même raifon , qu'un eftomac , une infirmité , une complexion, auront befoin d'ufer de viande , fans avoir befoin d'en ufer plufieurs fois *a* le jour. Il eft donc une forte de jeûne, qui n'eft pas incompatible avec le gras. Ce fera d'ailleurs édifier les fidéles , que de fe renfermer du moins dans une partie du précepte de l'Eglife.

a *Jo. Alphon.* à *Fontech.* fpecul. medic. chrift. lumin. 2. p. 46.

****

CHAPITRE XV.

Des raifons de difpenfer du jeûne. Regles *&* précautions *qu'on doit y apporter.*

CEs raifons fe font multipliées à l'infini, parce que l'amour propre les a fait naître. *Il femble,* difoit faint Bernard *a, que depuis que nous fommes devenus religieux , nous commencions tous à avoir l'eftomac foible.* Ne feroit-ce point encore aujourd'hui un fond de délicateffe ou de fenfualité , qui donneroit occafion aux difpenfes du jeûne ? car ce n'eft que dans la prati-

a Apol. c. 18.

que du bien qu'on s'apperçoit de fa
foibleſſe, au lieu que rien ne coûte à
la ſanté pour flatter les ſens, ou ſuivre
ſes paſſions ; de ſorte que ce n'eſt
que pour faire le mal qu'on eſt fort :
Fortia peccata veſtra [a]. Il s'en faut pourtant bien que la vertu coûte auſſi cher
que le vice, quelque excès qu'on faſſe
pour devenir pénitent, ou pour ſe rendre criminel.

On demande ces diſpenſes pour *les
infirmes, les enfans, les vieillards, les femmes groſſes, les nourrices, les artiſans, &c...
car d'autres y ajoûtent les voyageurs, procureurs, avocats, ſolliciteurs de procés, pro-
feſſeurs, confeſſeurs, prédicateurs.* On emprunte encore des raiſons de diſpenſe
des conditions, en faveur *des princes,
des gens de condition, & des magiſtrats.*

Mais la raiſon d'infirmité eſt manifeſtement celle qui prévaut, car ce
n'eſt que, par rapport aux ménagemens [b], pour la ſanté de toutes ces
différentes perſonnes, qu'on autoriſe
les diſpenſes.

Il eſt étrange combien on charge
les médecins au ſujet de ces exemtions.
On trouve cependant que là-deſſus,
comme ſur le maigre, ils ont moins

a *Amos*, c. 5. v. 12. | b *Baillet*, p. ...

H ij

d'indulgence que les casuistes mêmes, qui ont certainement outré leurs droits en cette matiere [a]. En effet, les principes que les médecins établissent pour accorder des dispenses, sont tels, que peu se trouveroient légitimement dispensez, si on s'en tenoit à ce qu'ils ont établi là-dessus. Ils sont tous occupez à justifier [b] le jeûne, & à le faire passer pour un remede à mille infirmitez [c], ils traittent de blasphématoire [d] le sentiment qui iroit à autoriser le relâchement [e]. Un médecin [f], par exemple, trouve un péché mortel dans une dispense trop legerement accordée ; & il se trouve un ouvrage fait encore exprès par un savant médecin [g], pour examiner, & marquer scrupuleusement les cas qui demandent légitimement dispense, & les conditions qui les doivent accompagner. Trouvera-t-on plus de religion & d'exactitude dans les livres des casuistes ?

a *Baillet*, p. 188. | b *Voyez la belle These de M. le Moine, celebre & savant médecin de la faculté de Paris.* Ergo jejunium quadragesimæ, sanitati innoxium. 1674. 1. Martii. *Vring.* de jejun. & abstin. | c *Frederic Hofman.* Dissert. p. 45. part. 2. de inedia magnorum morborum remedio. | d *Paul. Zacch.* qu. med. leg. p. 352. | e *Id* l. 5. tit. qu. 5. | f *Codroncus*, de chr. med. ratione, p. 84. | g *Jo. Alph. Fontech.* specul. med. christ. lumin. 2.

Il eſt donc conſtant parmi les médecins, qu'il n'y a que des infirmitez
qui menacent la vie, ou des maux bien
réels [a], qui puiſſent exemter du jeûne; & ce ſentiment fut celui des premiers ſiecles de l'Egliſe [b], où on pu-
niſſoit ceux qui manquoient au jeûne,
à moins qu'ils ne fuſſent malades:
*Præterquam ſi corporis debilitate impedian-
tur* [c]. L'exemple de ſaint Grégoire le
grand découvre aſſez combien ces
maux devoient être graves, lorſqu'il
témoigne dans ſes dialogues [d], la peine
qu'il reſſentoit d'une infirmité qui l'o-
bligeoit à manger ſouvent, & le privoit par conſéquent de la conſolation
de jeûner. Mais l'obligation qu'il im-
poſa [e] à un archevêque de Ravenne,
de ne jeûner que cinq fois l'an, à cauſe d'un vomiſſement de ſang auquel il
étoit ſujet, prouve qu'il falloit prefque que les maux fuſſent extrêmes
pour mériter cette diſpenſe. Du moins
paroît-il par là, que l'infirmité devoit
être telle, que celle de ſaint Grégoire,
c'eſt-à-dire, qu'elle exigeât du malade
qu'il mangeât ſouvent: car combien
eſt-il de maux que le jeûne & la diéte

a *Ibid.* | b *Baillet*, p. 185. | c *Thomaſſ.* p. 115. | d L. 3.
c. 33. | e L. 9. epiſt. 28. l. 11. Epiſt. 34.

guériffent, comme on vient de le faire remarquer ?

On demande s'il eft des cas qui interdifent le jeûne , comme étant capables de réveiller des infirmitez habituelles ? Il en eft certainement beaucoup plus que la diéte exacte préviendroit. La difpenfe ne doit donc avoir lieu , que lorfque l'on a l'expérience que le jeûne rappelle de grands maux paffez.

Ce feroit ici le lieu d'entrer dans le détail des infirmitez qui difpenfent du jeûne ; mais comme elles ne tombent pas toûjours dans les mêmes tempéramens , & qu'elles ne viennent pas toutes des mêmes caufes , ce fera en comparant ces caufes & ces complexions avec les effets du jeûne, par rapport aux unes & aux autres , qu'un médecin fage & éclairé décidera tous ces cas. Ainfi, ce ne fera pas précifément parce qu'on fera fujet *à la goutte, à la gravelle, aux vapeurs, à la colique,* qu'on fera exemté du jeûne ; mais ce fera lorfque ces maux viendront de caufes , & fe trouveront dans des tempéramens, qui demandent qu'on ne jeûne pas. Il en fera de même *des infomnies, des maux de tête, des befoins de manger.*

Ceux-ci font fouvent des maux d'habitude, qu'une habitude contraire peut guérir ; & pour les infomnies, elles viennent fouvent de plénitude, & pour avoir trop mangé ; en effet, on ne dort jamais mieux que quand on a peu ou point foupé : *Saturitas non finit dormire* [a].

Il eft même bon de remarquer, qu'il eft des fentimens de foibleffe ou d'anéantiffement, qui demanderoient le jeûne au lieu de l'interdire. Tels font ces appefantiffemens de tout le corps, qui annoncent fouvent de grandes maladies ; tels font encore ces fentimens de défaillance ordinaires aux femmes ; c'eft qu'en ces occafions, l'abondance des liqueurs qui nous font vivre, & l'embaras d'un fang fuperflu, & qui circule mal, fait naître ces maux. Or, comme l'on fait qu'en ces cas la faignée fortifie, on pourroit fe promettre le même effet d'un régime exact, ou d'une diéte qui tînt du jeûne.

Mais ce qui rend fufpectes ces fortes de difpenfes, c'eft que la plûpart des maux qu'on allegue pour les obtenir, fe guériffent par de grandes évacuations : le jeûne par conféquent,

a *Ecclef.* 5. 11.

H iiij

pourroit fervir à les prévenir. Un graveleux, un gouteux, un apopleĉtique, obtiennent à coup fûr des difpenfes de jeûner : cependant la faignée guérit, foulage, ou prévient tous ces maux, aidée fur tout, de la purgation, qui eft encore une des plus confidérables évacuations que la Médecine employe. Le lait enfin, pour toute nourriture, le plus fimple, & le plus frugal de tous les régimes, eft un des plus fûrs remedes pour guérir la goutte, qu'on expofe tous les jours comme une raifon inconteftable de difpenfe. Il fe trouvera donc qu'il eft moins qu'on ne penfe d'infirmitez, qui autorifent les exemtions du jeûne.

L'AGE. Les raifons prifes de l'*Age* font auffi peu folides : la délicateffe, dit-on, des enfans, & l'épuifement des vieillards, font des moyens non douteux, pour obtenir une exemtion du jeûne ; mais le faint Efprit s'en explique autrement : Ordonnez, dit-il à un prophete [a], un jeûne faint ; publiez une affemblée *folennelle* ; faites venir tout le peuple ; affemblez les VIEILLARDS, amenez les ENFANS, & ceux qui SONT ENCORE A LA MAMELLE. *Sanĉtificate jejunium, vo-*

a *Joel.* ch. 2. v. 15. 16.

cate cœtum, congregate populum, coaduna-
te fenes, congregate parvulos & fugentes
ubera. Auffi la vieilleffe, ne devient-
elle point un titre d'exemtion [a], fi la
fanté & les forces l'accompagnent?
Ce n'eft donc qu'à l'infirmité du grand
âge qu'on doit cette indulgence ; &
c'eft ce que fignifient les termes du
concile [b], qui accorde la difpenfe aux
vieillards ; car ce concile exige une
impoffibilité d'âge, c'eft-à-dire une
caducité, une décrépitude. Comment
donc les cafuiftes ont-ils fixé l'âge, où
ceffoit l'obligation de jeûner, à 60. ans,
veu qu'il n'eft pas incompatible avec
une fanté parfaite, & avec des forces
plus que fuffifantes ? Saint *Thomas* n'eft
point entré dans cette décifion ; & le
filence qu'il a affecté fur cet article,
eft une preuve du defaveu qu'il faifoit
de cette opinion. *Hippocrate,* connoif-
feur autant que perfonne, en matiere
de fanté & de force, penfoit encore
bien autrement que ces cafuiftes ; car
il êtoit perfuadé, au contraire, que le
jeûne accommode les vieillards, &
qu'ils le fupportent [c] plus aifément que
les jeunes gens. Ceux, en effet, d'en-

LA
VIEIL-
LESSE.

a *Thomaff.* p. 355. | b Tol. conc. VIII. c. 9. | c *Aph.* er.
13. l.

H y

tre les vieillards qui se sont le mieux étudié, ont reconnu qu'ils s'en portoient mieux de manger peu, & à cet effet ils se sont beaucoup condamnez à ne pas souper le reste de leurs jours.

La mécanique du corps autorise cette pratique ; car puisque la nourriture n'est nécessaire, qu'autant qu'elle tourne au profit du corps, il s'ensuit qu'elle devient dangereuse à la santé, dès qu'elle se prépare, & se distribue mal ; puisque de là naissent mille cruditez, & une infinité de sucs indigestes, & mal domtez, qui sont les germes de toutes les infirmitez dont la vieillesse se trouve accablée. C'est cependant ce qui doit arriver nécessairement à un vieillard, qui mangeroit beaucoup ; car les parties, & les fibres qui les composent se desséchant [a] à mesure qu'on vieillit, elles doivent conserver beaucoup moins de cette souplesse & de ce ressort, d'où dépendent le broyement & la digestion des sucs nourriciers. Le secret est donc de mesurer [b] la nourriture, avec la force qui la travaille, & la met en œuvre, pour épargner au

[a] *Lister.* in Sanctor. aph. 85. | [b] Remedio est ut oblatio exæquet additioni. *Sanctor.* de ponderat. aph. 85.

corps les mauvais reftes qui le menacent, & qui l'engagent enfin en beaucoup de langueurs & d'infirmitez. On
s'imagineroit peut-être, que ce raifonnement feroit fait à plaifir, & que ces
menaces feroient mal fondées ; mais
l'obfervation inconteftable qu'on a, que
la *tranfpiration* diminue beaucoup dans
les vieillards , juftifie les réfléxions
qu'on vient de propofer. Car pour peu
que la *tranfpiration* diminue , il n'eft
pas imaginable combien il fe fuppri-
me de matiere, qui refte dans les vaiffeaux ; & l'unique remede au mal qui
menace alors, confifte dans le retranchement de la nourriture, afin qu'il ne
s'en prépare dans l'eftomac, qu'à proportion de ce qui s'en échape par la
tranfpiration. Mais ce remede doit
être fur tout celui des vieillards , en
qui fouvent l'eftomac demeure affez
vigoureux [a], & digére fuffifamment,
tandis que le broyement qui fait la digeftion , diminue beaucoup dans les
autres vifceres, & dans l'habitude du
corps. L'obfervation d'Hippocrate eft
donc vraye & conftante, que *les vieillards s'accommodent du jeûne*.

Toutes ces raifons ne prouvent rien

[a] *Lifter.* in Sanctor. aph. 85.

contre les enfans, à l'égard defquels les cafuiftes *a* font fort indulgens fur le jeûne. Quelques-uns leur font grace là-deffus jufqu'à vingt ans, parce que c'eft l'âge de la milice : d'autres les épargnent jufqu'à quinze, parce que ce n'eft qu'alors que naiffent les paffions. Alexandre de Halès *b* les condamne au jeûne à l'âge de dix-huit ans, parce que c'eft celui où l'on peut entrer en religion. Mais de tant de différens fentimens qui avoient cours dans le douziéme fiecle, aucun ne fut celui de faint *Thomas c* ; il enchérit fur l'opinion de tous les autres, & ne fixa l'âge où devoient jeûner les jeunes gens, qu'à vingt & un an. Ce fentiment a prévalu, & les docteurs fcholaftiques s'y font conformez, fe fondant fur des raifons de médecine *d*, qu'on leur a données pour vrayes, & qu'ils ont adoptées comme telles.

La principale de ces raifons eft, que le jeûne eft dangereux dans les trois premiers *feptenaires* de la vie, c'eft-à-dire, jufqu'à vingt & un an, parce que jufqu'alors les corps prennent leur croiffance & leur force. On appuye

a *Thomaff.* p. 351. | b *Dans le Pere Thomaff. Baillet.
Iid.* | c *S. Thom.* | d *P. Zacch.* l. 5. qu. 3. n. 5. 6. &c.

ces raisons, d'une regle *a* établie parmi les jurisconsultes, qui décide que les enfans ne sont capables d'aucune action civile, non plus que les fous & les personnes alienées d'esprit ; regle cependant qui n'autoriseroit la dispense que jusqu'au premier septenaire, quand elle concluroit contre le jeûne.

Mais on ne craint point d'avancer que ces raisons sont aussi fausses, que les conclusions qu'on en tire. Il est vrai qu'on n'écoute pas les enfans en justice, mais ce n'est qu'à l'âge de huit ans, parce que pour une déposition juridique, il faut être capable de porter son jugement sur ce qu'on affirme, & c'est précisément ce qui manque à un enfant, en qui le jugement n'est pas assez formé à l'âge de huit ans. Mais que le corps d'une jeune personne, ne soit pas suffisamment formé, pour être assujetti au jeûne avant vingt & un an, c'est ce qu'on ne peut conclure de cette regle, & ce que la médecine ne peut autoriser.

Le corps est capable de souffrir quelque retranchement de nourriture, dès qu'il devient capable d'amasser du superflu, c'est-à-dire, dès qu'il com-

a *Ibid.* n. 10.

mence à accumuler plus de sucs & d'humeurs, qu'il ne lui en faut pour se conserver, pour croître & pour subsister. Or, le corps d'une jeune personne amasse dès l'âge de quatorze ans, plus qu'il ne lui faut de sucs & de sang, pour sa propre conservation. C'est alors l'âge de puberté, dans lequel les jeunes gens amassent plus qu'il ne leur faut de forces, puisqu'ils en ont suffisamment alors, pour s'allier & se donner famille.

L'âge nubile paroîtroit donc raisonnablement celui où on devroit obliger au jeûne, suivant cette maxime, que l'âge de se mortifier, & de faire pénitence, est celui qui expose le plus à pécher [a]. Mais les conciles, les peres, & la pratique de l'église grecque & latine, ont été plus loin. Un concile [b] n'affranchit, ce semble, les enfans du jeûne, que jusqu'à l'âge de raison. Saint Ambroise s'éleve contre les jeunes gens de l'un & de l'autre sexe, qui manquoient au jeûne, tandis que les vieillards s'y assujettissoient : *Pudet dicere, senes & anicula quadragesimam faciunt, juvenes & juvencula non faciunt* [c]. Saint

a *Hieronym.* in Jonam, c. 3. | b *Concil. de Gangr.* c. 9. *V. Thomass.* p. 115. | c S. *Ambros.* serm. 34.

Jerôme [a] n'épargne, que les rigueurs
d'une trop grande aufterité, à la jeune
fille d'une dame romaine, l'affujettiffant d'ailleurs à un jeûne plus rigoureux que le nôtre. Un endroit des dialogues [b] de faint *Grégoire le grand*, fait
voir que, de fon temps, les enfans de
dix ans obfervoient le jeûne : difcipline dont il reftoit encore des veftiges
dans l'onziéme fiecle, puifqu'alors on
accordoit, comme par grace, aux enfans trop délicats, la permiffion de
manger avant vêpres [c]. L'églife grecque alla plus loin encore, car elle obligeoit au jeûne en certains cas les enfans à la mammelle, à l'exemple des
Niñivites [d], & elle fait encore aujour-
d'hui jeûner ceux de huit ans. Les
Grecs effayerent de fe donner par cette
févérité envers les enfans, la préférence au deffus des Latins, mais le cardinal *Humbert* ne leur paffa point ce prétendu avantage ; il foûtint dans fes réponfes, que perfonne en occident n'ê-
toit exemt du jeûne, pas même les enfans de dix ans : *Adeo ut decennes pueros
nobifcum faciamus jejunare* [e].

Il n'y a pas feulement du mal-enten-

a Epift. xix. ad Lætam. | b L. 3. c. 33. | c Thomaff. p. 2.
c. 13. n. 8. | d Baillet, p. 190. | e Thomaff. p. 350.

du à difpenfer les enfans du jeûne ; cette opinion eſt même devenue meurtriere à leur égard , par l'habitude qu'on a priſe de les gorger de nourriture , comme ſi pour les faire croître il ne falloit qu'accumuler les ſucs & les humeurs dans leurs corps. Cette pratique coûte cher à ces tendres créatures que tout bleſſe , & dont on ménage ſi mal la délicateſſe ; c'eſt pourquoi tant de maux qui accablent les enfans , ſont attribuez ordinairement à ce qu'on les fait trop manger , & aux obſtructions qui naiſſent de cette premiere faute. En effet, la croiſſance [a] ne ſe fait point au hazard , ce n'eſt point une production d'avanture ; elle ne ſe paſſe pas à la maniere que l'ancienne phyſique expliquoit l'accroiſſement des mineraux & des pierres , c'eſt-à-dire , par un amas confus de matériaux , à l'entour d'un germe ou d'un noyau. Il eſt auſſi peu vrai qu'elle ſe faſſe par des lits ou des couches de matiere , qui ſe logeroient dans les vuides des parties , comme dans des moules. C'eſt avec plus d'arrangement , de juſteſſe & de mécanique , que cette opération ſe paſſe dans les corps des enfans. Ce

a *V. Santorini* , de Nutritione.

font dans leurs premiers commencemens, des pelotons de fibres creufes,
ou de vaiffeaux fouples, plians, & capables de s'accroître en tout fens. Les
fucs nourriciers, pouffez avec force
par le cœur, à travers ces petits
tuyaux, les étendent, les allongent,
& les rendent par ce moyen plus min-
ces. Mais alors ayant moins d'épaif-
feur, ils ont par conféquent moins de
réfiftance ; la lymphe nourriciere,
gluante, & mucilagineufe, comme
elle eft, s'y colle donc, & s'y atta-
che, & les tuyaux prennent plus d'é-
paiffeur. Une mécanique journaliere
va faire comprendre celle-ci. C'eft
celle qu'on employe pour appliquer
l'argent fur le cuivre. On y parvient
en les *corporifiant* l'un avec l'autre. On
fait donc entrer à force, une forte de
limaille d'argent dans les pores du
cuivre, on l'y affujettit à force de le
frapper, de le froter, & de le polir
avec le *bruniffoir* ; & par ce moyen on
forme fur le cuivre une feuille d'argent. Or, la croiffance eft une forte
de *corporifation*, par laquelle des parties liquides, qui étoient folides dans
les plantes & les animaux, s'épaififfent,
& reprennent corps. C'eft un *alliage*,

ou une union des sucs nourriciers, que
le cœur engage dans les pores des
membranes, & que le battement des
arteres affermit, à force de les frapper,
de les battre, de les polir, enfin. C'est
ainsi que ces petits tuyaux, redevenus
plus étoffez, si on ose le dire, reprennent une nouvelle facilité de s'allonger, & c'est par cet artifice réiteré, que
les parties croissent insensiblement.
Ceci est fondé sur ce qu'il est peu de
parties originairement solides [a] : toutes étoient liquides d'abord, ou pour
mieux dire, peut-être tout liquide
dans nos corps, n'est-il qu'un amas de
particules solides tres-minces, liantes
& pénétrables, propres à s'approcher
& à former des solides. Les os en feroient foi, car ils sont mous & liquides d'abord, & ce sont des liqueurs
qui les nourrissent dans la suite. Quoi
qu'il en soit, la croissance dans les enfans ayant à se faire, par maniere de
développement, doit s'opérer lentement, & par succession. Le plus sûr
donc pour leur former de bons corps,
& pour affermir leur santé, ce seroit
de les moins empâter de nourriture,
en la donnant plus legere, & plus ra-

a *Boerhoave* inst. med. p. 98. n. 339.

rement ; afin que les fucs ayant plus de temps pour s'affiner par des circulations réitérées, les parties devinffent plus folides, plus fermes & plus élaftiques. Mais s'il eft fûr d'accoûtumer les enfáns à une nourriture moins fréquente & moins forte, feroit-ce mal-à-propos qu'on les affujettiroit à une forte de jeûne, ne fut-ce que rarement, & pendant quelques jours, comme on le pratiquoit autrefois [a] ?

a *Baillet*, p. 191. *Thomaff.* 120.

****

CHAPITRE XVI.

Suite du précédent.

IL eft affez ordinaire de difpenfer du jeûne les *femmes groffes* & les *nourrices* [a] ; les anciens canons cependant, n'accordent, ce femble, cette grace, que dans le travail, & dans le temps des couches : *Debet quæ peperit in jejunio pafcha uti vino & cibo* [b]. Mais on ne prouve pas qu'on ait eu les mêmes égards pour les nourrices, ni pour les femmes groffes, pendant le cours de

FEMMES GROSSES.

a *Paul. Zacch.* n. 36. qu. 5. & qu. 3. n. 12. | b *Thomaff.* p. 344.

NOURRI- cES. leur groffeffe. Peut-être auffi les unes & les autres pourroient-elles s'en paffer, à en juger même par les engagemens que leur caufent ces deux différens états. Dans l'un , elles ont à nourrir un enfant dans leur fein ; dans l'autre , elles ont à le faire fubfifter de leur lait. Mais fi une femme fait plus de fang qu'il ne lui en faut en fanté , quand elle n'eft, ni groffe, ni nourrice , & fi lorfqu'elle eft groffe ou nourrice , ce fuperflu va tout entier , mais fans rien diminuer de fon néceffaire , au profit de l'enfant , ou du nourriffon , fera-t-elle en droit , fi elle fe porte bien , de prétendre à l'exemtion du jeûne ? Or, c'eft ce qui lui arrive infailliblement dans ces deux états ; car ce qu'elle avoit de trop, paffe en fuc nourricier , & devient la matiere de la lymphe , dont fe nourrit l'enfant avant que de naître , & du lait dont il vit quand il eft né. Ces raifons foûtenues d'un peu de courage & de pieté , pourroient faire tomber bien des difpenfes.

ARTI- SANS. Le travail fi convenable à l'efprit de pénitence , eft devenu un titre de difpenfe , ou une raifon d'y prétendre. Cette invention de l'amour propre fût inconnue aux premiers fiecles, dans lefquels on ne s'avifa pas de demander des difpenfes de jeûner, pour les gens de travail. Mille ans [a], au contraire, fe font paffez dans l'Eglife dans un ufage contraire, puifque les artifans, les païfans, & tous les laïques jeûnoient & travailloient en même temps, fans qu'ils s'avifaffent de remarquer, ou de fe plaindre que leurs fantez en fouffriffent, ou que leurs vies en fuffent moins longues. Ce font les fiecles fuivans, lefquels trop attentifs à la fanté des hommes, ont fongé à les épargner fur le jeûne, quand leurs emplois les engageoient au travail, comme s'il ne devoit y avoir de pénitens, que des perfonnes oifives, pareffeufes, ou defoccupées.

La loi ancienne interdifoit, à la vérité, tout œuvre fervile les jours de jeûne, *nullum opus facietis* [b]; & conformément à l'efprit de ce commandement, on trouve dans le fixiéme fiecle de l'Eglife, un concile [c] qui ordonne d'affranchir les gens de travail de leurs occupations ordinaires ; le faint abbé Auxence [d], dans le cinquié-

---

a *Baillet*, p. 197. | b *Levitic.* c. v. | c *d'Orleans*, en 1511. | d *Thomaff.* p. 117.

me siecle, dans le même esprit, nourrissoit les artisans , & payoit leurs journées les jours de jeûne, afin qu'ils ne fussent point obligez de travailler. Mais ce ne fut jamais dans la pensée de séparer le travail du jeûne , mais pour procurer aux gens de travail plus de temps pour se recueillir, & plus de loisir pour vaquer ·à la pieté ; de même qu'on voyoit autrefois, interrompre toutes les affaires, & fermer tous les barreaux *a* dans la semaine sainte.

En effet , ces exemples ont paru si peu propres à autoriser les dispenses du jeûne en faveur des gens de travail, que les scholastiques n'ont pû se resoudre à les passer d'abord , qu'avec des restrictions ; les premieres *b* ont été, que les artisans n'étoient dispensez que quand leurs occupations & le jeûne étoient incompatibles, & quand leur famille ne pouvoit subsister sans leur travail. On ajoûta *c* qu'il ne falloit louer d'ouvriers , que ceux qui pouvoient travailler & jeûner, dûssent-ils moins travailler, &c.

GENS DE LETTRES. Du moins n'étoit-il pas question

a S Basil. orat. 1. de jejun. *Isai.* 58. v. 3. 4. | b *Thomass.* p. 353. | c *Ibid.* p. 354.

alors [a], de chercher des difpenfes [b] en faveur de ceux qui travaillent d'efprit. Un favant fcholaftique [c] plaifante fur l'objection qu'on lui fit en faveur de ceux qui, comme faint Jerôme, auroient à paffer les jours entiers à l'étude. Il répondit que le jeûne ne ferviroit qu'à conferver plus de liberté à leur efprit. Saint Thomas ne fut pas plus favorable aux gens de travail, il ne les difpenfe qu'aux mêmes conditions qu'Alexandre de Halés, qui a paffé pour fon maître, avec cette autre reftriction, que les pafteurs jugeroient de la néceffité de ces ouvriers: *Videtur tamen in talibus ad fuperioris difpenfationem recurrendum effe* [d].

Ce n'eft donc que dans les derniers temps qu'on a étendu les difpenfes à toute forte d'ouvriers, aux *notaires* mêmes, *aux écrivains, aux banquiers, &c... aux avocats, procureurs, &c. aux profeffeurs, écoliers, &c. aux prédicateurs, confeffeurs, &c.* De forte que la licence prendra bien-tôt la place du jeûne; car au lieu que celui-ci étoit autrefois de tous les états, la facilité à les en exemter tous eft entrée dans toutes les

a *Douziéme fiecle.* | b *Thomaff.* p. 354. | c *Alex. de Halés.* | d 2.2. qu. 147. art. 4.

professions. Les médecins [a] ont eu le malheur de fournir des raisons à ces dispenses, mais les casuistes les ont fait trop valoir, & leur autorité en matiere de religion a prévenu la plûpart des esprits. Nous aurons pour les avis de ceux-ci, toute la déférence, & la soumission que les pasteurs de l'Eglise ordonnent ; mais nous opposerons aux médecins de meilleures raisons, que celles qu'ils ont employées pour persuader les casuistes.

L'épuisement & la foiblesse sont les principales, parce qu'on a crû que les travaux de corps & d'esprit dissipoient beaucoup d'esprits, qu'ils devoient par conséquent coûter cher à la santé, & que cela supposé, le jeûne deviendroit mortel.

Mais qui ne sait qu'avec peu d'esprits on a beaucoup de force, & on fait beaucoup d'ouvrage ? Les plus rudes travaux s'exercent par les personnes le moins bien nourries. Du pain noir & de l'eau seule, souvent mauvaise, suffisent aux paysans de certaines provinces, pour soûtenir les plus affreuses fatigues ; que craindre après cela pour des ouvriers de ville, qui

____
[a] Paul. Zacch. l. 3. tit. 1. qu. 4. n. 8. &c.

en

en jeûnant prendroient un moindre volume de nourritures, fpiritueufes pour la plûpart, & fort fucculentes?

D'ailleurs, on ne craint point d'avancer, que ce principe n'eft point exactement vrai : *Que le travail diffipe beaucoup d'efprits* ; il les employe, ou les met fouvent en œuvre, mais il en diffipe moins qu'on ne penfe : en voici la raifon. On s'étonne qu'une auffi médiocre quantité de fang, que celle d'environ 24. livres, puiffe fuffire aux befoins du corps ; mais la quantité d'efprits qui fert à fes mouvemens & à fes actions, eft infiniment petite. Car, qui l'auroit crû, que trois onces d'un liquide tres-affiné, fuffent le produit, & le terme de toutes les operations qui fe font dans nos corps ? Il paroît cependant, à en juger par le *diamettre* des vaiffeaux qui portent le fang au cerveau, par la forte de mouvement qui le regit & le détermine vers cette partie, & par le nombre des glandes qui filtrent *l'efprit animal* ; il paroît, dis-je, que les nerfs ne reçoivent par heure qu'*un gros* ª pefant, *trois onces* par conféquent dans 24. heures d'un fuc *volatil* qui les remplit, les nourrit &

ª *Santorini*, de fibr. motu. p. 115. 119. art. 50.

Tome I I.   I

les penétre : à cela seul se terminent
tant de *digestions*, de *circulations*, de *coctions* qui s'operent dans les visceres.
Si l'on ajoûte cependant que ces operations se font sans laisser de *tête morte*, c'est-à-dire, que ce qu'on prend
de nourriture passe presque tout en *esprits* avec le temps, on seroit moins
inquiet sur la quantité de nourriture,
qui convient pour notre subsistance.
Cette apprehension se trouveroit encore diminuée, si l'on faisoit réfléxion,
que ce qui fait la plus ruineuse dissipation de nous-mêmes, qui est celle
des parties solides, que le frottement
& l'*oscillation* use & amincit tous les
jours ; que cette dissipation, dis-je,
ne va environ qu'à *une once* [a] dans 24.
heures, & qu'elle peut être aisément
reparée par *une once & demie* de suc *volatil*, qui se reproduit dans un pareil
espace de temps, & qui passe en *suc
nerveux*, on concevra que le recouvrement ou la reparation est en proportion *sesqui altere* [b] avec la perte ou avec
la dissipation, c'est-à-dire, que la
quantité du suc qui se reproduit, contient une fois avec l'addition de la moitié, la quantité qui s'est dissipée. En

aSantorini. p. 120. | b *Id. Ibid.*

effet, il ne s'eſt perdu qu'*une once* de *volatil*, & elle eſt reparée par *une once & demie*. Par conſéquent il eſt moins à craindre qu'on ne penſe, qu'on ſoit menacé de perir par l'épuiſement, ou par le manque d'eſprits, puiſqu'il faut ſi peu de ſuc vrayment nourricier pour vivre, & qu'il ſe reproduit ſi abondamment, en comparaiſon de ce qui s'en perd. Le cœur eſt une autre preuve ſenſible de ce qu'on vient d'avancer, car peu de viſceres ont autant de force que lui ; aucun cependant ne reçoit ſi peu de nerfs, ni ſi peu d'eſprits. C'eſt qu'ils agiſſent moins par leur quantité & leur nombre, que par l'impreſſion qu'ils font ſur les fibres, par l'ébranlement qu'ils y cauſent, & par la détermination qu'ils y apportent. C'eſt ce grain & cet atome, *momentum*, qui fait pancher la balance. En effet, tout étant contrepeſé, & en équilibre dans nos corps, l'impreſſion la plus legere peut y occaſionner de grands mouvemens, ou de fortes impreſſions. Imaginez une horloge d'une juſteſſe la plus exacte, qui ſe dérange à l'excès, pour peu qu'on touche au pendule ; & vous concevrez comment dans le corps, où toutes les fibres ſont exactement, &

I ij

juſtement tendues , la moindre portion d'eſprit qui vient de ſurcroît ,
peut augmenter leur force. C'eſt donc
moins de la quantité des eſprits qu'on
doit s'occuper , par rapport aux forces
du corps , que de leur bonne conſti-
tution , du temps , de l'ordre , & de la
facilité de leurs mouvemens , & des
déterminations qu'ils doivent faire.
Or , le jeûne n'ayant de rapport qu'à
la quantité des eſprits , & n'êtant capable d'apporter aucun dérangement
dans leurs mouvemens , il doit faire
moins craindre , qu'on ne ſe l'imagine ,
pour les forces du corps.

Cette réfléxion ſera ſans replique ,
ſi l'on ſe ſouvient que les eſprits [a],
comme le ſang , circulent dans les
nerfs , & qu'ils s'échappent moins
hors du corps dans ſes mouvemens ,
qu'ils ne ſe déplacent. Ils ſe portent
ailleurs au ſortir des muſcles , & re-
paſſent des nerfs dans le ſang. Le travail pourra donc les rappeller plus
ſouvent dans les organes du mouvement , mais il en diſſipera peu. Ainſi ,
lors même qu'on prive le corps d'une
portion de ſa nourriture ordinaire , il
n'en ſera guere moins fort , s'il eſt ſain

____
a Trait. de la circulation des eſprits.

d'ailleurs, & si l'abstinence est modérée. On sait même que le travail rend les corps plus vigoureux [a], par la raison que le *suc nerveux*, circulant plus souvent, s'affine & se *cohobe* davantage ; plus divisé même alors, il peut occuper plus d'étendue, puisqu'une liqueur occupe d'autant plus d'espace, qu'elle est plus parfaitement divisée, & qu'une vapeur acquiert plus de superficie, que la liqueur dont elle sort. On comprend donc qu'un moindre volume de *suc nerveux*, devenu plus fin, & mieux divisé, remplira aussi exactement les nerfs qu'une quantité plus grande, mais plus grossiérement divisée. Par cette raison, le jeûne affoiblit moins qu'on ne pense ; c'est pourquoi, sans doute, tant de gens foibles & languissans, en commençant Carême, se trouvent sains & vigoureux après pâques, pour avoir jeûné, & fait maigre.

Quelques-uns jugent encore nécessaire de dispenser les Voyageurs du jeûne. Cependant saint Basile [b] trouvoit que le jeûne rendoit le voyage plus facile : *Viatoribus expeditus comes est*

VOYAGEURS.

<hr>

a *Celsus*. labor corpus firmat. | b Orat. 2. de jejun.

jejunium. Mais ce que rapporte saint Jerôme [a] du célebre solitaire saint Hilarion, qui jeûna avec quarante de ses religieux, pendant un long pélerinage qu'il fit, n'est pas favorable aux voyageurs.

Le prétexte est plus spécieux en faveur des pauvres ; il est cependant sujet à erreur, car saint Basile [b] & saint Bernard [c] les renferment dans l'obligation du jeûne.

LA FA-MINE. On croit enfin, que la disette publique, le siege d'une ville, & la famine, sont des raisons invincibles d'interrompre le jeûne. L'Eglise cependant ne prétend accorder en ces occasions, que la liberté d'user de viande, & de ce qui se trouvera, sans dispenser du jeûne [d]. On en a l'exemple dans la permission que l'évêque de Paris donna en 1649. pendant le siege de cette ville, car cette permission alloit à accorder la viande [e], sans permettre d'interrompre le jeûne. De même encore l'empereur Justinien [f] fit ouvrir les boucheries [g] en Carême dans Constantinople, à cause de l'extrême

a *Dans la vie de saint Hilarion.* | b Orat. 2. de jejun. | c Serm. 3. de quadr. | d *Paul. Zacch.* l. 5. qu. 8. tit. 1. e *Launoy*, dissert. de cibor. delect. *dans Baillet.* | f En 546. | g *Pasmans.* thes. v.

disette qui y étoit alors , mais il ne prétendit point toucher au jeûne. La disette donc elle-même , n'en dispense pas absolument ; elle n'exemte pas mê- me de l'abstinence , ceux qui ont bon- ne volonté de faire pénitence ; car ces peuples préférerent les rigueurs de la faim à l'indulgence qu'on leur offrit ; personne n'acheta de viande , person- ne n'en mangea [a]. Tant il est vrai qu'on est capable de tout ce qu'on aime , & de tout ce qu'on a bonne intention de faire.

De toutes les conditions ausquelles on a crû que la dispense de jeûner étoit dûe , il n'y en a certainement pas qui la méritent à plus juste titre, que celles des princes souverains , parce qu'on doit tout craindre , & tout prévoir pour la conservation de leurs santez , d'où dépendent le bonheur , & le salut des peuples , que la providence leur a sou- mis. Ils ne se font pas pourtant toû- jours rendus à cette indulgence. Quel- ques-uns, comme *Valentinien le jeune* [b], se crurent obligez au jeûne , même avant l'âge de vingt ans. L'*empereur Justinien* craignit aussi peu pour sa san-

CONDI-TIONS.

a *Baillet* , p. 128. *Pasmans.* thes. v. | b *Thomass.* p. 121.

I iiij

té, & pouffa l'auftérité du jeûne, jufqu'à faire dire *a* que fon abftinence
outrée le fit malade. Mais le cardinal
Baronius attribue à cet amour pour la
pénitence, la bénédiction que le ciel
donna à fes armées contre les *Perfans*,
les *Gots* & les *Vandales*. L'exemple que
les empereurs donnoient à leurs peuples, ne fatisfaifoit pas leur zele ; eux-
mêmes les exhortoient *b* tous les ans à
l'obfervance du Carême, par un difcours qu'ils leur faifoient en plein fe-
nat. Cette pratique duroit encore dans
le dixiéme fiecle, fondée apparemment fur ce qui eft rapporté dans les
livres faints, que les rois indiquoient
les jeûnes, & fe mettoient eux-mêmes à la tête des peuples pour les obferver, comme on le vit dans la perfonne du roi de Ninive, lorfqu'il voulut appaifer la colere de Dieu.

Les rois en occident *c* étoient auffi
religieux obfervateurs du jeûne ; il s'en
trouve plus d'un exemple depuis *Clo-
vis* dans la premiere race de nos rois.
Charlemagne *d*, & *Louis le Débonnaire*,
donnerent encore des exemples de l'at-
tachement qu'on doit avoir pour cette

a *Thomaff* p. 122. | b *Baillet*, p. 202. | c *Id.* p.
203. | d *Ibid. Thomaff.* p. 347.

partie de la pénitence. Les princes enfin, se soumettoient encore si réguliér-
ment au jeûne du Carême au douziér-
me siecle, que saint Bernard s'en faisoit un sujet de joye & de consolation
tion : *Jusqu'ici*, disoit-il à ses religieux,
nous avons jeûné seuls jusqu'à nones, mais
à présent le Carême est venu, nous allons le
faire avec tout le monde ; les rois & les
princes, les nobles & les roturiers, les pau-
vres & les riches, jeûneront avec nous jus-
qu'à l'heure de vêpres : HACTENUS *usque*
ad nonam jejunavimus soli, nunc usque ad
vesperam jejunabunt nobiscum universi, reges
& principes, clerus & populus, nobiles &
ignobiles, simul in unum dives & pauper.
Mais ce même endroit de saint Bernard prouve que les dispenses fondées
sur les conditions, étoient inconnues
dans le douziéme siecle. Saint *Louis*
dans le suivant, fut si éloigné de se
dispenser du jeûne, qu'il poussa l'austérité à un tel point, qu'il est moins sûr
de se le proposer comme un modele
à suivre [b], que comme un exemple à
admirer.

Il n'y a pas jusqu'à la *Lâcheté* des LACHE-
hommes, en faveur de laquelle on TE'.

---

a *S. Bernard*, serm. 3. de. quadrag. | b *Baillet*,
p. 204.

auroit prefque voulu donner droit de difpenfe, comme fi c'étoit *une forte d'infirmité*. Etrange penfée ! bizarre efpece d'infirmité ou de maladie, inconnue à la médecine ! Ne feroit-ce point autorifer le vice, ou le juftifier, que d'emprunter une raifon de difpenfe, de ce qui devenoit un fujet de confufion, de zele & d'émulation pour les faints ? *Il eft raifonnáble*, difoit fainte Thérefe, *que confiderant ces grandes pénitences, & reconnoiffant combien nous en fommes éloignez, nous rentrions en nous-mêmes, pour nous animer à fervir nôtre maître avec une nouvelle ferveur : car tous ces exemples*, ajoûte l'hiftorien de la vie de cette illufte fainte, *font autant de jugemens rendus contre nous, à notre propre confufion*. Saint Auguftin êtoit auffi bien éloigné de trouver un fujet d'excufe, ou de confolation dans la lâcheté ; il y découvre aux imparfaits, un fujet d'humiliation, en leur infpirant d'aimer dans les parfaits, le bien dont ils fe reconnoiffent incapables, parce que cet amour les fait entrer en partage de ce bien : *Ce qu'une perfonne*, dit ce faint pere [a], *n'eft pas capable de faire par elle-même, elle le fait par une autre, fi elle*

[a] Epift. 121.

aime véritablement dans cette autre le bien qu'elle n'est pas capable de faire. D'autres saints étoient aussi entrez dans ce sentiment, comme il paroît par ces belles paroles de saint Benoist à saint Remy [a] : Tout le bien que je sens n'avoir pas en moi, graces à Dieu, je crois le posseder en vous : *Quod mihi sentio deesse in me, totum, laus Deo, possidere me credo in te.* A Dieu ne plaise donc, que nous adoptions ce nouveau genre de maladie, & que nous en fassions un prétexte de dispense ! C'est un affoiblissement de la pieté chrétienne, un manquement de foi, un refroidissement dans la charité, plus propre à confondre des chrétiens, qu'à les justifier. Nous reconnoissons, au contraire, que l'imperfection des jeûnes de nos jours, vient du refroidissement de la pénitence, parce que la chair, ou l'amour de la santé l'emporte sur l'esprit, d'où naissent tous les scrupuleux égards qu'on a pour le corps. On peut cependant, pardonner ces égards, s'ils ne sont point outrez, puisque saint Paul paroît les tolérer, par l'aveu qu'il en fait par ces paroles : *Humanum dico*

[a] Dans *Lancelot* sur l'hemine, p. 221.

propter infirmitatem carnis [a]. Car c'est un artifice innocent de la piété chrétienne, de s'affoiblir avec les foibles, *quis infirmatur, & ego non infirmor* [b] ? de se faire tout à tous, *omnibus omnia factus sum* [c] ; de paroître imparfait avec les imparfaits, *infirmis infirmus* [d] ; mais moins pour affoiblir leur foi, que pour la ménager & la soûtenir, *infirmum in fide assumite* [e] ; moins pour approuver leurs foiblesses, que pour les en relever, & les rappeller à leurs devoirs, *ut infirmos lucrifacerem* [f]. Mais du moins ne faut-il pas croire, que l'exemtion du jeûne soit dûe à la lâcheté, ni même à la foiblesse de nos corps ; c'est une grace, une tolérance, une sorte de dispense, qui doit faire craindre quelque sorte de defaut, *habet aliquid peccati :* defaut qui n'est point imputé à l'autorité qui accorde la grace, mais au besoin, & à la foiblesse de ceux qui obligent à l'accorder : *Factus sum insipiens*, disoit saint Paul, *vos me coegistis* [g]. Defaut enfin, qui n'est pas excusé par la lâcheté, laquelle, au con-

a Ad Roman. c. 6. v. 19. | b Ad Corint. 2. c. 11. v. 29. | c Ad Cor. 1. c. 9. v. 22. | d *Ibid.* | e Ad Roman. 14. 1. | f Ad Cor. 1. c. 9. v. 22. | g Ad Cor. 2. c. 12. v. 11.

traire, en feroit un crime, mais par la foibleſſe, & la fragilité qui en fait une imperfection, ou une moindre vertu.

On demandera, peut-être, à qui il faudra s'adreſſer, pour juger des cas qui donnent lieu à la diſpenſe du jeû- ne? Comme il étoit rare dans les pre- miers ſiecles [a], qu'on s'en diſpenſât, il eſt mal-aiſé de dire à qui on s'adreſſoit pour cela. Mais les mêmes raiſons qui prouvent, que les médecins doivent rendre comte aux ſupérieurs eccle- ſiaſtiques, des beſoins qu'il y a d'ac- corder diſpenſe pour le maigre, font conclure qu'il eſt néceſſaire, que les médecins doivent auſſi rendre comte aux mêmes ſupérieus, des beſoins qu'il y aura d'accorder diſpenſe pour le jeû- ñe. Cette précaution ſera d'autant plus utile, qu'elle deviendra contraignante pour ceux qui auront à la demander. Car, ou l'embarras qu'ils trouveront à faire valoir de mauvaiſes raiſons, ou la ſoumiſſion humiliante qu'il fau- dra faire pour en expoſer de bonnes; ces raiſons, ou les conſerveront en regle, ou les tiendront en reſpect. Ceci paroît même aſſez conforme aux in-

a *Baillet*, 204.

tentions qu'il paroît qu'on a toûjours eu, de rendre les dispenses difficiles, humiliantes, & embarrassantes. *Moïse* oblige un mari à écrire de sa main, l'acte de repudiation pour renvoyer sa femme, afin de lui donner le temps de rentrer en lui-même, de rougir de sa foiblesse, de sentir son mauvais cœur, de changer enfin de resolution. Mais pour ne point sortir des dispenses du Carême, on a vû dans leur naissance, les empereurs, les rois, & les cardinaux [a], se soumettre à recevoir ou à demander des dispenses aux papes. Les particuliers mêmes n'en obtenoient point sans pénitence, ou sans quelque compensation. Un concile [b] ordonne de nourrir un pauvre, de sorte que l'aumône devint le moyen ordinaire, de compenser la dispense du jeûne : *Pro eo quòd non potest quis jejunare, amplius debet erogare pauperibus, ut peccata quæ non potest jejunando curare, possit eleemosinas dando redimere.* Ce sont les paroles d'un saint archevêque [c]. Enfin, l'on crut si nécessaire de substituer quelque sorte de mortification au jeûne, dont on étoit dispensé, qu'on trouve

a *Thomass.* p. 2. c. XIII. | b *Dans Baillet*, p. 205. | c *Dans Thomass.* p. 528.

encore dans le treiziéme siecle [a], un
grand archevêque, qui confultoit le
pape fur la forte de compenfation
qu'il devoit impofer aux fideles, pref-
fez de famine ou de maladie. Le fou-
verain pontife les exempte de punition, mais il veut qu'ils prient, parce
qu'en matiere de difpenfe il faut craindre jufqu'à l'ombre, & à l'apparence de
peché : *In tali articulo* (de famine ou
de maladie) *illos non credimus punien-*
dos, preces tamen Domino pro illis & cum
illis effundas, ne ipfis aliquatenus impute-
tur, quia bonarum mentium eft, ibi timere
culpam, ubi culpa minimè reperitur [b]. Voilà
jufqu'où alloit la crainte des fupérieurs
ecclefiaftiques, lorfqu'ils accordoient
des difpenfes, que la preffante néceffité
toute feule excufoit : *Refpondemus quòd*
cùm non fubjaceat legi neceffitas, defide-
rium infirmorum, cùm urgens neceffitas exi-
git, fupportare potes ; par où l'on voit
qu'on n'accordoit pas de difpenfes,
fans y attacher une forte de peine &
d'humiliation.

On ne manquera pourtant pas d'op-
pofer bien des chofes, à tout ce qu'on
a rapporté dans cette feconde partie,
contre le fréquent ufage des difpenfes

a *Thomaff.* p. 531. | b *Ibid.*

du jeûne ; mais la réponfe d'un pape, qu'on vient de copier, juftifie ce qu'on a dit, & Dieu veuille qu'elle ne le condamne pas. Toutes ces objections d'ailleurs, font à peu près les mêmes, que celles qu'on a apportées en faveur des difpenfes du maigre. L'on pourra donc tirer des principes qu'on a établis dans la premiere partie, fur la matiere de l'abftinence, de quoi répondre à tout ce qu'on apportera contre la néceffité qu'il y a, de prendre des difpenfes pour le jeûne.

L'on croit la licence de boire entre les repas les jours de jeûne auffi mal fondée, comme on effayera de le prouver, en faifant voir dans la troifiéme partie, la néceffité & l'abus de la boiffon, par rapport au jeûne & à la fanté.

CHAPITRE XVII.

Des cas où il faut mitiger le jeûne.

LES incommoditez du jeûne ne demandent pas toutes des difpenfes, il fuffit fouvent d'en moderer l'obfervance, & d'en diminuer la rigueur. Il faut pourtant remarquer, que la plûpart des plaintes qu'on forme contre le jeûne, font auffi injuftes, & mal fondées, qu'il eft peu raifonnable de croire, que le jeûne ne doive attirer aucune incommodité. C'en eft une fuite néceffaire, puifqu'il eft inftitué pour mortifier la nature, & la faire fouffrir. Il faut donc fe foumettre, & fe réfoudre aux incommoditez du jeûne, jufqu'à un certain point. Il caufe, dit-on, des *befoins*, des *faims*, des *chaleurs*, des *épuifemens*, & des *veilles*. Mais il eft fait pour punir la gourmandife, pour refroidir les paffions, pour abbattre la concupifcence, pour réveiller enfin le zele & la pieté. Outre donc, que ces peines deviennent néceffaires, elles s'adouciffent par la réfolution à s'y foumettre, & par l'habitude à s'y exercer. Ainfi, il ne fera fûr de mitiger le jeûne, qu'après s'être fuffifamment éprouvé, pour fe bien affûrer des maux dont il paroît menacer d'abord : car la mitigation ne devient néceffaire, que quand les incommoditez deviennent opiniâtres & férieufes ; or, on les jugera telles, fi elles vont, par exemple, à rendre trop difficiles les devoirs néceffaires d'une profeffion légitime.

La raison de ces circonstances se tire de la santé, & ce seroit la prodiguer, que de jeûner jusqu'au point de ne pouvoir plus travailler dans son emploi; car l'intention de l'Eglise n'est pas de faire des infirmes, mais des pénitens. La regle donc pour ne se point laisser surprendre, sera de modérer le jeûne à proportion qu'il affoibliroit la santé. Mais que ceux qui se croyent trop foibles, se gardent eux-mêmes de s'y méprendre, de peur que l'amour propre ne les séduise, & que Dieu ne les condamne, en même temps que les hommes les justifieroient : *Si dixeris : Vires non suppetunt, qui inspector est cordis ipse intelligit, & servatorem animæ tuæ nihil fallit, reddetque homini juxta opera sua* [a].

Mais s'il y a une vraye nécessité de mitiger le jeûne, on commencera par accorder une colation plus forte les soirs; on passera à permettre de prendre à la colation quelques alimens, ou plus succulens, ou plus adoucissans, tels que seroient des-potages sans beurre, des ris, des gruaux, des orges mondez à l'eau & au sucre, tantôt blanchis, s'il est besoin, avec un lait d'a-

[a] *Preverb. 24. V. 12.*

mande. Par ces moyens, qui ne sortent pas abfolument de l'efprit du jeûne, on remediera aux *infomnies*, aux
feux, aux *épuifemens*, &c. du moins de-
viendront-ils fupportables d'abord, &
ils fe diffiperont entiérement dans la
fuite.

Il faut pourtant fe fouvenir, que la
plûpart de ces raifons qu'on oppofe
au jeûne du Carême, viennent du mauvais régime qu'on y obferve, comme
on l'a fait voir dans la premiere partie
de cet ouvrage; on fe délivrera donc
fouvent des maux qu'on impute au jeûne, en châtiant fon régime, & le ré-
duifant, comme on l'a dit, à des alimens fimples, proportionnez aux tempéramens, & fimplement apprêtez.

La mitigation du jeûne la plus ordinaire, confeillée même par les directeurs, va à permettre de manger un petit morceau de pain le matin; mais ce
n'eft pas là mitiger le jeûne, c'eft le
rompre, ou en difpenfer, En effet,
manger un morceau de pain le matin
d'un jour de jeûne, fera jeûner jufqu'au matin, & non jufqu'à midi, &
rifquer de réduire le jeûne à rien. Car
la raifon qui l'a affoibli, a été celle
qui a permis de manger à midi, au lieu

qu’on ne le faifoit originairement que ſur le ſoir : Ce ſera donc bannir le jeûne du monde chrétien, que de permettre un déjeûné leger, laiſſant les hommes dans la penſée qu’ils jeûnent. C’eſt pourquoi ſi l’on accorde cette indulgence, parce qu’on la trouve néceſſaire, ce doit être en avertiſſant, que le jeûne eſt rompu, ſur tout, ſi le dîné eſt auſſi fort qu’à l’ordinaire, ſi la colation eſt auſſi la même ; en un mot, ſi le morceau de pain eſt comté pour rien. On eſt d’autant mieux fondé à craindre ce ſurcroît de déchet dans la pénitence, que quelques communautez s’émancipent, juſqu’à avancer le dîner [a] à onze heures & demie, & qu’on a oſé dire que ce ne ſeroit pas aller contre le jeûne, que de dîner à neuf heures [b]. Après ces tentatives, que ne doit-on pas craindre ?

Mais on pourroit mitiger le jeûne, en ne le faiſant obſerver que deux ou trois fois la ſemaine ; car, quelques jours d’intervale donneroient des forces pour jeûner quelques autres jours ; ce qui reſſembleroit aſſez aux diſpenſes qu’on accorda d’abord dans l’Egliſe : car elles ne furent pas dans les commencemens

a *Paſmanſ.*th. VII. | b *Baillet*, p. 144.

fans quelque réferve. On les accordoit pour quelque temps [a], & on les
renouvelloit, ou on les prorogeoit de
dix en dix jours [b].

Si ces différentes manieres d'adoucir le jeûne ne réuffiffoient pas, voici
une forte de tempérance, & de retenue, que les perfonnes délicates ou
infirmes pourront fûrement obferver,
& qui pourroit leur tenir lieu d'une
forte de jeûne. Ce feroit d'accorder
trois ou quatre repas tres-legers, aux
perfonnes aufquelles un dîner, & une
colation ne pourroient fuffire : car,
en ceci fe trouveroit une maniere de
jeûner, pourvû qu'on fît ces repas fi
legers, qu'on en fortît toûjours avec
fa faim. En effet, puifque jeûner eft
avoir toûjours faim, *verum jejunium eft
perpetua efuries* [c], le moyen qu'on propofe répondroit à cette idée du jeûne.
C'êtoit d'ailleurs celle des meilleurs
maîtres dans la vie fpirituelle. Ils ordonnoient aux moines de manger fi
peu, qu'ils fentîffent toûjours le befoin de manger : *Ego volo monachum
ita effe parum comedentem, ut non fatietur* [d].
Saint Jerôme, fi habile, & fi exercé

a *Baillet*, p. 124. | b *Thomaff.* p. 530. | c *Vies des
peres du defert*, c. 3. | d *Ibid.* c. 45.

en cette matiere, recommande la même chofe ; *Sic comedat* [a] (dit-il) *ut femper efuriat* ; & il vouloit que la tempérance en jeûnant, allât jufqu'à permettre la priere & l'étude au fortir de table, *ut ftatim poft cibum, poffit legere & pfallere.* [b] : perfuadé qu'il étoit, que la méditation des écritures devoit fuccéder au repas : *Quando comedis, cogita quòd ftatim tibi orandum, illicò & legendum fit* [c].

La fin principale de la pénitence fe trouve encore dans cette forte de jeûne. C'eft pour prévenir ou réprimer les paffions, qu'on jeûne ; or, comme rien ne les excite, ou ne les fouleve autant que l'ufage des gros repas [d], ne fuffent-ils que d'alimens groffiers, rien ne doit tant les calmer ou les affoiblir, que l'habitude de manger peu à-la-fois. Ce fut la maxime des peres de la vie fpirituelle : *Invenerunt fancti patres* [e] *quia bonum eft parum comedere, ut poffint & quotidie efurire* : & les plus experimentez des folitaires étoient perfuadez que la perfection du jeûne, au jugement des plus habiles en fpiri-

---

[a] Epift. ad Lætam. de inftit. fil. | b *Ibid.* | c Ad Fugiam de viduit. fervand. | d *Differt. fur l'hemin.* p. 215. &c. | e *Vies des peres*, c. 45.

tualité, consistoit à demeurer sur son
appétit après le repas : *Hæc est tempera-
ta continentia, & qualitas atque mensura,
quæ patrum quoque judicio comprobatur,
ut quotidianam refectionem, quotidiana co-
mitetur esuries* [a]. Par ce moyen on s'é-
pargne les soulévemens que les passions excitent, à l'occasion des gros repas, suivant l'avis de saint Jerôme :
*Inde est quòd nonnulli vitam pudicam ap-
petentium in medio itinere corruunt, dum
solam abstinentiam carnium putant, & le-
guminibus onerant stomachum, quæ mode-
ratè parcéque sumpta innoxia sunt* [b] ; car,
en même temps qu'ils accumulent des
cruditez dans le corps, ils soulevent
la chair contre l'esprit.

Enfin, cette maniere de jeûner seroit proportionnée aux besoins du
corps, & rien ne seroit si propre à
préserver de maladies, ou à les guérir.
Galien [c] le pensoit ainsi après Hippocrate, qui tenoit pour maxime, que
la principale regle de santé consiste à
ne manger jamais jusqu'à se rassasier [d] :
Studium sanitatis est non satiari cibis. Et
c'est par cette sorte de jeûne, que des

---

a *Cass.* collat. 2. c. 23. | *b* Ad Furiam de viduit.
servand. | *c* De alim. bon. & mal. succ. l. 1. | *d* Epi-
dem. l. 6. s. 4.

maux incurables se sont heureusement terminez [a]. La raison en est claire : ces maux opiniâtres, qu'aucun remede ne guérit, ne viennent que de sucs cruds ou mal digerez, lesquels, ou par leur volume, ou leurs mauvaises qualitez, résistent à la force, ou au broyement qui devoit les diviser & les cuire. Laissez donc à eux-mêmes, sans être renouvellez par beaucoup de nouveaux sucs, ils ont seuls à resister continuellement à la même force qui les broye & les domte : ils sont donc enfin contraints de ceder, & d'obéir aux coups redoublez qui les affinent, c'est-à-dire, qu'ils se laissent briser au point qu'il faut pour circuler uniformement, & pour rétablir la santé.

Mais si tous ces moyens étoient insuffisans, & que le jeûne parût capable de ruiner, ou de trop intéresser la santé, la nécessité de dispense se montreroit alors, & il faudroit s'y rendre avec les mesures, & les précautions qu'on a marquées.

a *Less. & Cornaro, régime de vivre.* | b *Voyez Frederic Hofman.* Dissert. de inedia magnorum morborum remedio. pag. 45. part. 2.

Fin de la seconde Partie.

TROI-

TROISIÉME PARTIE,
De la boisson en Carême.

CHAPITRE I.

Si le jeûne oblige à moins boire?

ON donne une troisiéme par-
tie à cet ouvrage, parce que
le jeûne du Carême en renferme trois : 1°, la qualité
des viandes qu'il permet ; 2°, la quantité qu'il en accorde ; 3°, la qualité,
& la quantité de boisson qui lui convient. On passe condamnation sur le
manger, mais on se rend moins sur le
boire. Toute l'antiquité *a* cependant,
n'a pas moins fait consister le mérite
du jeûne, à se mortifier sur l'un que
sur l'autre, & les douze premiers siecles de l'Eglise se sont passez dans cette
créance *b*.

Ce fut aussi l'idée que s'en forme-

a *Thomass* p. 290. | b *Ibid.* p. 294.

Tome II.   K

rent autrefois les juifs ; car *Esther* [a]
exigea de Mardochée, qu'il seroit trois
jours & trois nuits sans boire, ni manger. Les *Ninivites* s'obligerent à la même rigueur : *Non gustent quidquam, nec
pascantur, & aquam non bibant* [b]. Et
par la description qu'*Esdras* [c] fait de
son jeûne, on voit qu'il en porta la sévérité, non seulement à se passer de
manger, mais encore à s'interdire le
boire : *Panem non comedit, & aquam non
bibit :* sévérité que les *Esseniens* conserverent constamment jusqu'au temps
de *Philon*, comme il le rapporte lui-
même ; d'où il est arrivé dans la suite
des temps, qu'on a fait une sorte de
proverbe du jeûne des juifs, comme
du plus rigoureux de tous les jeûnes :
*Ne judæus quidem tam diligenter sabbatis
jejunium servat* [d].

Cette idée, qui exclut ou modere
la boisson dans les jeûnes, a aussi été
celle des autres nations, & en particulier des *Grecs* ; car les *xérophagies*, si
anciennes dans le monde, & qui passe-
rent des athletes aux premiers chrétiens, interdisoient tout ce qui étoit
humide. C'étoient des jeûnes aussi ri-

a C. 4. v. 16. | b Jon. 3. | c L. 1. c. 10. | d *Voyez*
Sueton. in *August.*

goureux qu'il en fut, elles obligeoient
les athletes à renoncer à tout ce qui
étoit délicat, fenfuel ou voluptueux [a];
c'eſt pourquoi l'apôtre ſaint Paul [b] di-
ſoit d'eux, qu'ils s'abſtenoient de tout :
*Qui in agone contendit, ab omnibus ſe abſti-
net.* On trouve encore que les *Lacédémoniens* [c] voulant accoûtumer leur jeuneſſe à l'abſtinence & à la vie dure,
les accoûtumoient à ſouffrir la ſoif.
Ainſi la ſoif a toûjours fait partie du
jeûne, parmi ceux qui étoient les plus
exercez dans la vie dure, & dans la
pénitence ; ce qui a, ſans doute, donné occaſion à cet article de la regle [d]
de ſaint Auguſtin, *que l'abſtinence du
boire, & non ſeulement celle du manger,
eſt néceſſaire pour domter notre corps ;* maxime qui devint la pratique conſtante
des anciens monaſteres. Un ſaint ſolitaire, de ces premiers temps, conſeilloit
à ſes freres de ſe garder autant de la
boiſſon que du manger, s'ils vouloient
conſerver des corps chaſtes, & des
imaginations pures. *Super omnia mone-
bat fratres, ſi ſtudium gererent humiliandi
corporis, vel phantaſias ab eo dæmonum*

a *Galen.* l. 6. de loc. affect. *Martial* epigramm. l. 11.
40. *Plin.* l. 34. c. 18. | b 1. ad Corinth. c. 9. v. 25.
| c *Cragius Ripenſ.* | d S. *Auguſt.* c. 11. dans *Lancelot.*

propellendi , ne in bibenda aqua, largiore mensurâ uterentur [a] , &c. Saint Antoine [b] donna le même avis à saint Paul le simple, dans les mêmes vûes : *Præcepit... ne unquam ad saturitatem usque perveniret , & præcipuè in potu ,* &c. Un des [c] plus grands maîtres en la vie spirituelle, enseignoit à ses disciples, que s'accoûtumer à souffrir la soif, êtoit le plus efficace moyen d'éteindre les feux des passions. Un autre grand [d] maître encore en spiritualité , donnoit plus de pouvoir à l'abstinence du boire ; elle êtoit selon lui, un remede à tous les vices , qu'il consideroit comme des ennemis du genre humain, qu'on ne domtoit bien sûrement qu'en leur ôtant le pain & l'eau. En effet, un saint vieillard [e] avoua, qu'il ne s'êtoit défait de son panchant à l'orgueil & à l'avarice , qu'au moyen d'un jeûne de cinquante ans, pendant lequel il s'êtoit même plaint l'eau. Cette maxime se pratiquoit encore du temps de *Cassien* [f] , puisqu'on se modéroit alors sur l'usage de l'eau pour maîtriser ses passions, *In ipsius aquæ potu nimietas casti-*

a *Vit. Patr.* l. 2. c. 27. | b *Ibid.* c. 31. | c *S. Jean Clim.* degr. 25. n. 12. | d *.Vit. Patr.* l. 3. c. 58. 66. 137. | e *Ibid.* | f Collat. 12. c. 11.

ganda ; parce qu'on ne pouvoit, felon lui, demeurer chafte, qu'en ne buvant l'eau qu'avec mefure ; *Ipfius aquæ fatietas eft cavenda, ut poffit diu in nobis acquifita corporis puritas permanere* [a].

D'autres que des folitaires entrerent dans ces mêmes maximes. *Prudence* rapporte qu'un faint évêque [b] allant au martyre, refufa de boire, parce que c'êtoit un jour de jeûne : *Jejunamus, ait, recufo potum*, &c.

Les peres les adopterent. Saint *Bafile* confole les fideles fur la peine qu'ils fouffroient en s'affujettiffant à la foif, par le plaifir qu'ils auroient à fe raffafier dans le ciel, de ces eaux vives & fpirituelles qui doivent éteindre la foif à jamais : *Molefta eft fitis, fed propè eft fons, in quo, qui biberit, non fitiet in æternum* [c]. Saint *Auguftin* en fait une obligation : *Domtez*, dit-il, *& affujettiffez votre chair par l'abftinence du manger & du boire* [d]. Saint *Chryfoftome* [e] loue ceux qui jeûnoient le Carême au pain & à l'eau, & les propofe pour modeles. On fait enfin jufqu'à quel point faint *Jerôme* [f] pouffoit la rigueur du jeûne,

---

[a] Coll. 22. c. 3. | [b] *S. Fructueux.* | [c] *S. Greg. Nic.* orat. in princip. jejun. | [d] *S. Aug.* regl. n. 10. | [e] Hom. 4. tom. 1. | [f] *Thomaff.* p. 82.

mais les *xérophagies* qui s'obfervoient
communément, & fans qu'on y fût
obligé, du temps de *Tertullien*, comme il le reconnoît lui-même, à la gloire de l'Eglife catholique ; cet ufage,
dis-je, journalier & volontaire des
xérophagies, prouve, à n'en pouvoir
douter, que l'on a toûjours cru, que
la foif devoit faire partie du jeûne :
Ecce convenio vos pane & aqua victitan-
tes, ut cuique vifum eft. Denique refpon-
detis hæc ex arbitrio agenda, non ex im-
perio. Ce font les termes de Tertullien [a], qui font voir que les *xéropha-*
gies étoient ordinaires alors ; car c'ê-
toit garder la *xérophagie*, que de vivre
uniquement de pain & d'eau [b]. Pourra-
t-on fe flatter après ces exemples, que
ce foit jeûner, que de fatisfaire pleinement fa foif ? Au refte, ce n'eft pas
en orient feulement, que la coûtume
de jeûner jufqu'à fe refufer de boire a
été connue : l'occident en a produit
des exemples de fiecle en fiecle [c]. On
y a vû dans les derniers temps, des
perfonnes de l'un & de l'autre fexe,
qui ne fe permettoient au plus, que
deux ou trois [d] gorgées d'eau par jour,

a L. de jejun. | b *Thomaff*. p. 73. | c *Baillet*, p. 180.
| d *Ibid.* p. 181.

quelle que fût la foif dont ils fuffent tourmentez.

L'idée que les peres nous ont laif-fée du jeûne , fuffit feule pour faire comprendre , qu'il doit autant faire fouffrir par la foif que par la faim. Car c'eſt pour mortifier le corps qu'ils l'ont tant recommandé , & pour reprimer les paffions : or , rien ne fait tant fouf-frir que la foif. Enfin , l'exemple des folitaires , qui trouvoient , comme on l'a dit , tant de reffources contre les vi-ces , dans la privation du boire , doit nous perfuader que la foif peut beau-coup , pour ruiner les mauvaifes incli-nations , qu'on fe propofe d'éteindre par le jeûne. Elle a même quelque chofe de plus pénible que la faim , fui-vant la remarque d'un grand philofo-phe [a] , puifque la nature fouffre moins de la faim pendant trois jours , que de la foif pendant trois heures [b]. C'eſt que les incommoditez extérieures qu'elle caufe , telle qu'eſt , par exemple , la fécherefle infupportable de la langue & de la gorge , ne font que de foibles maux , comparée au fupplice intérieur qu'elle fait fouffrir intérieurement à tous les vifceres.

a *Ariſt.* f. 28. probl. 5. | b *Zacch.* p. 262.

——————*Non ora modò, angustísque per-*
usti
Faucibus, interior sed vis quatit aspera
pulsu
Corda, gelant venæ, & siccis cruor æger
adhæret
Visceribus [a]....

La faim d'ailleurs, n'a rien que de naturel ; ainsi, l'on risque moins en s'y livrant pour quelque temps. La soif, au contraire, est toûjours contre nature [b] ; c'est une sorte de maladie, elle en est du moins le symptome ou la suite. En effet, la faim annonce la santé aux malades, & la soif présage la fiévre, ou la suit : *Febricitantes sitiunt, esuriunt convalescentes* [c]. Les causes de l'une & de l'autre prouvent ces différences. La faim vient d'un estomac vigoureux, qui sent sa force & qui l'excite ; vuide qu'il est de sucs, mais plein de ressort, il agit lui-même, ses fibres s'exercent & travaillent en vain ; & ne trouvant rien à briser, elles se fatiguent & se lassent toutes seules ; c'est un moulin qui moût à vuide : mais tout ceci montre la force

a *Stat.* l. 4. theb. in fin. | b *Ortlob.* œconom. corp. hum. | c *Aphrodis.* s. 2. probl. 28.

de ce viſcere toute entiere. Il n'en eſt
pas de même de la ſoif, elle vient de
l'inaction des fibres nerveuſes, que le
deſſéchement roidit, & rend impuiſ-
ſantes au mouvement. Leur foibleſſe
perdue ou diminuée, affoiblit leur reſſort, l'*oſcillation* ceſſe, le broyement ſe
fait mal, les coctions & les digeſtions
ſont interrompues, parce que la *tritu-*
ration manque ; & de là vient qu'on a
ſi peu de faim quand on a bien ſoif :
les liqueurs enfin croupiſſent, elles ſe
ſalent ou s'aigriſſent par leur lenteur,
& les fibres imbibées d'une ſaumure
qui les pénétre & les ſéche, font ſentir à l'ame une impreſſion douloureu-
ſe, & au corps une anxieté inſuppor-
table. Mais parce que rien n'expoſe
tant la vie, que le deſſéchement qui
l'abbrége & la finit, rien auſſi ne doit
tant incommoder la nature, que tout
ce qui l'en menace. Ce ſeroit donc s'entendre mal à la mortifier, que de lui
épargner dans le jeûne les incommoditez de la ſoif, qui eſt ordinairement
la ſuite ou l'effet de l'intemperance &
de la ſenſualité.

Mais ce ſeroit auſſi mal entendre la
nature du jeûne, car puiſqu'il doit punir en nous tout ce qui a péché, on

doit l'employer contre tous les organes du crime, ou contre tout ce qui
y a servi : *Univerfis membris, ut funt of-
fenfæ divinæ inftrumenta, fua affignentur
jejunia* [a]. *Fejunet oculus, jejunet auris, jejunet lingua, jejunet manus, jejunet fto-
machus* [b]. Il eft donc néceffaire de foumettre à la pénitence, la langue, &
toutes les parties de la bouche, puifque d'elles viennent tant de fautes,
pour l'expiation defquelles la foif n'a
rien de trop rigoureux.

Cette forte de pénitence devient néceffaire en Carême, où la foif n'eft
ordinairement qu'une fuite néceffaire
de la gourmandife & de la volupté.
On fait que le jeûne excite la foif,
Fejuni citiùs fitiunt, comme l'a remarqué *Plutarque* [c] : mais cette caufe rendroit la foif innocente. Il n'en eft pas
de même des mets exquis, de haut
goût, trop apprétez, qui font les caufes ordinaires de la foif qu'on fouffre
en Carême ; & cette foif étant la fuite
du peché, elle tient du crime, & doit
en encourir la peine. C'eft donc à l'u-
fage immodéré du vinaigre, du fel &
des épices, qu'il faut s'en prendre,

a *Pafmanf.* th. 1. | b *S. Bernard.* | c L. 6. fympof.
qu. 1.

de ce que l'on souffre tant de soif en Carême ; car il n'est artifice, ni peines qu'on n'ait imaginées pour s'exciter à boire *a*. Les Indes mêmes n'ont point paru trop éloignées, on y est couru pour en apporter le poivre & le gingembre, si capables d'exciter ce tourment. On s'épargne aussi peu en Carême sur le sel, on le prodigue, au contraire, comme s'il étoit aussi propre à conserver les corps vivans, qu'à préserver ceux des morts. Les oignons, & tout ce qui leur ressemble, qu'on répand comme à pleines mains sur les mets de Carême, font encore autant d'attraits pour boire, comme si ce temps étoit plûtôt celui de se flatter le goût, que de le mortifier. Mais quand les causes du péché font méditées & volontaires, la punition est dûe, & le châtiment nécessaire.

On demandera, quelle proportion, & quel rapport on peut concevoir entre la soif, & de honteux panchans qu'on lui donne à réprimer? Quoi ! une imagination salie, un esprit vain, un cœur souillé, ces impressions malheureuses, s'effaceront en souffrant la soif ? Quoi de plus propre, au con-

a *Bruyerin.* p. 850.

K vj

traire, pour échauffer le cœur, pour troubler l'imagination, & pour allumer de honteuses flâmes, que ce qui excite l'ardeur, & porte le feu par tout! L'observation des anciens maîtres en matiere de spiritualité, ne se trouve pourtant pas sans fondement, & on l'apperçoit dans les effets physiques que la soif produit. On a vû l'affoiblissement où elle met les nerfs, l'engourdissement qu'en souffrent les esprits, la lenteur qui en revient au sang & aux liqueurs ; tout par elle se trouve consterné dans l'œconomie du corps, tout y est rallenti & retardé, coction, digestion, distribution ; & les sucs nourriciers sans véhicule, ou moins détrempez, se trouvent à sec ; ils se développent donc moins, & fournissent moins d'esprits pour allumer des passions.

Cette raison en rappelle une autre. Ce qui excite des passions honteuses, ce qui enfle le cœur, & le porte à la vanité, ce qui éleve l'esprit vers l'orgueil : tout cela vient, ou d'un sang petillant & salin, qui pique les nerfs, & les sollicite à présenter à l'ame des sentimens séduisans & voluptueux ; ou bien d'esprits trop abondans, trop affinez., & trop lumineux, qui remuent trop vivement l'imagination, & qui éblouiſſent l'eſprit : mais on rabat beaucoup de ces ſortes d'impreſſions en buvant peu. Le ſang ainſi moins délayé, a moins d'action & de force, ſes ſels moins détrempez ne ſe développent qu'imparfaitement, ils perdent de leur pouvoir à meſure qu'ils perdent de leur véhicule, parce que les ſels n'agiſſent qu'autant qu'ils ſont diſſous ; *Salia non agunt niſi diſſoluta* [a] ; ils ſeront donc moins capables d'exciter les nerfs, & de remuer l'imagination. Le ſang d'une autre part, moins humecté, fournira moins d'eſprits, par la raiſon que les plantes ſpiritueuſes & aromatiques, ne donnent de leur volatil dans la diſtillation, qu'autant qu'elles ſont ſuffiſamment amollies, & détrempées par quelque liqueur. Les eſprits donc qui partiront d'un ſang mal détrempé, ſeront en moindre quantité, ils ſeront d'ailleurs moins legers & moins propres à élever l'eſprit, & à enfler le cœur. L'obſervation des ſolitaires a donc ſa vérité en phyſique, & le fruit qu'ils font eſpérer de l'abſtinence ou de la modéra-

a *Tackenius.*

tion du boire, trouve du fondement dans la raison. Mais le choix d'une boisson convenable à l'esprit du jeûne, & aux besoins du corps, sera aussi nécessaire à la santé, & aussi conforme à la pieté chrétienne.

CHAPITRE II.

Ce qu'il convient boire en jeûnant.

LE jeûne ayant à retrancher tout ce qui est sensuel ou superflu, ne s'accommode guere que d'une boisson simple, commune, nécessaire & non apprêtée. La fin que la nature lui destine, confirme ce qu'on vient d'avancer. On boit pour aider la digestion, & pour donner un véhicule au suc nourricier; rien par conséquent en matiere de boisson, ne peut être trop simple. Les uns comparent la digestion de l'estomac, à une sorte de *teinture* ou *d'extrait* liquide qui s'y prépare; d'autres la conçoivent comme une sorte de *pourriture* & *d'élixation* [a]; d'autres l'imaginent comme un *broyement* par lequel les alimens sont brisez, battus,

a *Lister*. de aquis.

& réduits en bouillie ou en fuc laiteux, à peu près comme fe font les
émulfions [a]. Or, toutes ces différentes
préparations ne s'éxécutent bien, que
par le moyen des diffolvans ou délayans les moins compofez. La raifon en eft claire ; toutes ces *folutions*
ne fe font, que pour tirer au naturel
les véritables fucs des chofes, qui font
à diffoudre : or, une qualité étrangere
les altéreroit ou feroit encore pis. C'eft
cependant ce qui feroit à craindre de
la part d'un *diffolvant* compofé, qui
leur communiqueroit de fes qualitez.
Il eft donc vrai de dire, que la boiffon
doit être quelque chofe de fi fimple,
qu'elle ne faffe autre chofe que délayer, & porter par tout le corps ce
qu'elle aura diffout.

Elle doit encore être indifférente,
pour n'être uniquement fufceptible
que des qualitez, qui lui doivent venir des chofes, qu'elle aura à diffoudre, c'eft-à-dire, qu'elle doit être vuide de tout, pour pouvoir s'*imprégner*,
& fe remplir de tout : car étant ainfi
difpofée, elle fera d'autant plus en état
de fe charger, & de fe revétir de vertus étrangeres, qu'elle en aura moins

a *Boerhave*, inftit.

qui lui foient propres. Elle fera donc en cet état, des *teintures* plus foncées, & des *extraits* plus purs ; elle tirera des fucs plus parfaits. Ce raifonnement paroîtra paradoxe, à ceux qui s'imaginent que la boiffon doit être nourriffante, mais l'équivoque les trompe ; ce n'eft pas de fon propre fond que la boiffon fournit à la nourriture. La part qu'elle y a, n'eft que de diftribuer, & de charier part tout le corps, les fucs nourriciers dont elle s'eft chargée, en les diftribuant jufques dans les derniers réduits des vifceres, & les portant jufqu'aux extrémitez les plus reculées des parties. C'eft du moins le principal ufage, que le plus favant maître [a] en médecine attribue à l'eau, qui devroit être le modele de toutes les boiffons, car il l'appelle le véhicule du fuc nourricier. Mais une preuve naturelle que la boiffon n'eft pas faite pour nourrir, c'eft que rien dans nos corps ne paroît fait pour la travailler, la divifer, & la diffoudre, ou pour mieux dire, elle paffe cruement dans l'eftomac, qui ne fert de fa part qu'à la mêler avec les alimens. La déglution feule la prépare, c'eft-à-dire, qu'il ne faut que

[a] *Hippocrat.*

d'avaller pour la mettre en œuvre, tandis que la moindre des nourritures a
besoin de la force des dents, du mouvement des muscles, du ressort de l'éso-
phage, & de la puissance de l'estomac,
pour se rendre utile au corps. Ce n'est
donc pas un aliment que la boisson,
puisqu'elle n'a besoin d'aucun des
moyens, dont la nature se sert pour
préparer les alimens, & les tourner
à notre profit.

L'extrême fluidité, ou la ténuité des
parties qui composent les boissons les
plus simples, font voir qu'elles ne ressemblent en rien aux alimens. Elles
ont tout d'abord, & par elles-mêmes,
ce qui ne vient aux alimens que par
degrez, après de grands efforts, & de
longues préparations. Elles sont cou-
lantes, pénétrantes & fluides, divisées
par conséquent, autant, ce semble,
que peuvent l'être les alimens les mieux
digérez, puisque la fin, le terme & la
perfection de la digestion des alimens,
ne va qu'à les réduire en suc nerveux,
en lymphe, enfin, dans une sorte
d'eau.

Non seulement les organes, qui servent à la digestion des alimens, ne paroissent point faits pour digérer les

boiſſons, mais ceux que la nature a préparez en vûe de celles-cy, ſont d'une ſtructure bien différente. Il ne faut que comparer le rein, ce viſcere dur, ſerré, compact, & incapable de mouvement, avec l'eſtomac qui eſt ſouple, pliant, & capable d'action : celui-ci eſt une partie de la nature des muſcles, capable d'une force immenſe ; le rein eſt un filtre, un couloir qui reçoit preſque uniquement ſans agir. Le rein enfin, ne fait que ſe préter pour ſervir de paſſage, ou d'iſſue à la boiſſon ; l'eſtomac retient & ſaiſit l'aliment, le briſe & le prépare. Des organes ſi peu ſemblables dans leurs fonctions, ſuppoſent des natures différentes, & différens uſages dans les matieres, en vûe deſquelles ils ſont faits.

Les uſages auſquels on a mis la boiſſon en médecine, ou le but que les médecins ſe ſont propoſé en la preſcrivant, montrent encore que ce ne fut jamais en vûe de nourrir, qu'on l'a recommandée. On ne s'en ſervoit anciennement, qu'à deſſein de fondre & de digérer les alimens ; & c'êtoit une ſorte de débauche de boire ſans manger, ou de commencer un repas par

boire. Cette coûtume en effet, tira
ſon origine d'anciens peuples perdus
de luxe, & livrez à la bonne chere,
Delicata gens, multiplicis luxûs magiſtra [a].
Les anciens [b] Grecs n'avoient point
cette coûtume, dont on ne trouve de
veſtiges qu'en ceux [c] du moyen âge,
qui commençoient leurs repas par s'en-
tre-ſaluer par un verre de vin, ce qui
êtoit une ſorte d'entrée de table [d]. Cette
coûtume paſſa auſſi aux Latins, mais
on l'accuſa de nouveauté, & de mode
étrangere, à laquelle la complaiſance
ou la lâcheté des mêdecins avoit donné
vogue ; *Tiberio Claudio principe, ante hos*
annos quadraginta inſtitutum ut jejuni bi-
berent, potuſque vini antecederet cibos, ex-
ternis & hoc artibus, ac medicorum placi-
tis, novitate aliquâ ſeſe commendantium [e].
C'eſt pourquoi les ſages d'entre les
Grecs comterent parmi les cauſes des
nouveaux maux, qui ſe multiplioient
tous les jours, la coûtume qui s'établiſſoit, de commencer les repas par
boire du vin, quoique leurs peres s'ab-
ſtinſſent même autrefois, de boire de

---

[a] *Caſaub.* in Athen. l. 2. c. 17. | [b] *Ibid.* | [c] *Athen.*
l. 4. Deipnoſ. *Caſaub.* in Athen. l. 2. c.17 | [d] πρόπομα,
Caſaub. l. 2. animadverſ. in Athen. c. 17. | [e] *Plin.*
l. 14. c. 22.

l'eau avant que d'avoir mangé : *Anti-qui ne aquam quidem biberunt antequam ediffent, nunc ante cibum captum vino oppleti, humectato & fervente corpore cibum aggrediuntur* [a]. Les Latins n'eurent pas meilleure opinion de cette coûtume, car elle dégénéra en vilaine débauche ; & on ne but ainsi, que pour se faire vomir ; afin que l'estomac se remplît d'autant plus, qu'il se seroit plus parfaitement vuidé.

> ————————*De quo fextarius alter*
> *Ducitur ante cibum, rabidam facturus*
> *orexim* [b].

Ce qui donna occasion au reproche que *Seneque* fit à ceux qui se laiffoient aller à cette infâme coûtume : Ils n'ont, dit-il, de plaisir qu'à vomir, car ils ne rempliffent leur estomac que pour le vuider, & ils ne le vuident que pour le remplir : *Vomunt ut edant, edunt ut vomant.*

Quelques médecins grecs [c] des derniers temps, donnerent des intentions plus férieuses & plus raisonnables à la boiffon d'avant le repas ; des raisons de santé leur firent autoriser cet usage.

a *Plutarch.* l. 8. fympof. q. 9. | b *Juvenal.* fat. 6. v. 425. | *Aetius. Paulus Ægineta, Trallia.*

Ils le conseillerent pour rafraîchir l'estomac, pour le fortifier, le lâcher,
l'amolir, le resserrer ; en un mot,
toûjours pour son soulagement, & pour
le préparer à la digestion. De là se
multiplierent ces potions préliminai-
res, dont on trouve tant de *recettes* ou de
formules [a] dans les anciens, parce que ces
sortes d'*avant-boissons* [b], ou d'entrées
de table, leur parurent si utiles, que
chacun en donna de sa façon. Les plus
anciens *dispensaires* [c] en font mention ;
un entr'autres [d], en a ramassé vingt-
six différentes préparations ; & il ne
s'en trouve guere moins dans les auteurs [e] grecs de la vie rustique : toutes étoient de vins mixtionnez & mé-
dicamenteux, dont la plus excellente,
au rapport d'un célebre médecin [f],
étoit avec les semences d'ache, le miel
& le vin [g]. Mais il nous reste aujour-
d'hui assez peu de ces potions prélimi-
naires, ou de ces *avant-boissons*, à moins
qu'on ne mette de ce nombre les vins
d'absynte de nos François, les hypo-
crats des Allemans, & les bierres médi-

a *Plutarch.* sympos. l. 1. qu. vi. *Athen.* l. 2. dei-
pnos. | b πϱοπόματν. | c *Scrib. Larg.* c. 34. art.
135. | d *Nicol. Myreps.* sect. 28. | e *Geoponic. Bass.*
l. 8. | f *Trallian.* l. 9. p. 156. | g *Geoponic.* l. 8. c. 30,
Rhod. ad Scrib. larg. p. 208.

camenteuses des Anglois [a], qui sont des *avant-boissons*, puisqu'on ne les prend guere qu'à jeun, ou avant le repas. C'est qu'on est revenu des belles promesses qu'on s'êtoit faites de ces sortes de potions ; parce qu'on a reconnu par expérience, que le vin, & toutes les liqueurs ardentes, ou trop vives, blessoient l'estomac & les nerfs [b], & l'on est demeuré en possession de ne pas boire à jeun ; tant il est vrai que la boisson ne convient naturellement que dans le repas, pour aider à la digestion [c]. Ce n'est donc qu'en vûe de la digestion qu'on doit boire ; mais la tissure des alimens, obscure autant qu'elle est à notre égard, fait comprendre que cette boisson doit être fort simple, & que la plus sûre, sera celle qui tiendra plus de la nature des *délayans*, que de celle des *fondans*, des *salins*, des *sulfureux*, &c. Peut-être ceux-ci mériteroient-ils la préférence, si nous étions plus sûrs de ce qui fait le nœud [d] ou l'union des parties, qui composent les alimens : en ce cas, on opposeroit les *aqueux* aux *salins* ; aux *al-*

a *Rhod in Scrib. Iarg* p. 208. | b *Rhod. ibid.* | c *Gontier*, p. 43. | d Quale vinculum corporis, tale solvens esse debet. *Vvedel.* pharmac. p. 30.

kalins les *acides* ; les *alkalins* aux *sulfu-*
reux. Mais le détail immenfe qui diftingue les mêmes fels, & les difficul-
tez infurmontables, ou d'en faire de
juftes combinaifons, ou de définir au
jufte, & réciproquement leur contraire ; toutes ces raifons rendent l'ufage
des *délayans* plus fûr, par la notion &
l'ufage que l'on a, que les *délayans* fimples & aqueux diffolvent également
les *alkalis* & les *acides*, que les *fulfu-*
reux d'un certain ordre ne leur font
point impénétrables, & qu'il eft enfin
peu de *mixtes* qui réfiftent à l'action de
l'eau.

❖❖❖❖❖❖❖❖❖❖❖❖❖❖❖❖❖❖❖❖❖❖❖

CHAPITRE III.

Que l'on devroit préférablement boire de l'eau en Carême.

TOUT ce qu'on vient de dire doit
faire conclure en faveur de l'eau,
comme étant la boiffon la plus naturelle, la plus propre à la digeftion, &
la plus conforme à l'efprit du jeûne.

La chimie [a] a crû qu'on devoit lui
accorder le premier rang parmi les flui-

a *Vvedel.* pharmac. 29.

des ; parce qu'en elle se trouvoit la matiere premiere de tous les *mixtes*. Mais parce que ceux-ci ne se laissent pénétrer que par des *dissolvans*, qui leur ressemblent [a], & qui soient de même nature avec eux, les chymistes ont conclu, que l'eau êtoit le *dissolvant* par excellence, le *dissolvant universel* [b]. Les philosophes & les poetes avoient pensé à peu près de même. *Pindare* reconnoissoit, que rien n'approchoit de l'utilité de l'eau, parce qu'elle est la chose du monde la plus nécessaire [c] ; aussi un des plus grands supplices de l'antiquité, êtoit d'interdire l'eau, à ceux qu'elle vouloit sévérement punir. *Seneque* [d] dans la même pensée, a crû après le philosophe *Thalés*, que l'eau êtoit le premier, ou le principal des élemens ; que le monde avoit commencé par l'eau, & qu'elle avoit servi de matiere à tous les autres corps : *Aqua, ait* THALES, *valentissimum elementum, hoc fuisse primum putat, ex hoc surrexisse omnia.* Toutes ces idées paroissent empruntées des livres de *Moïse*, car elles semblent tenir de ce que nous y lisons, touchant la création du monde, où

a *Ibid.* p. 30. | b *Id.* p. 29. | c *Nonn.* p. 425. | d L. 111. qu. nat. qu. 13.

l'eau

l'eau fut créée d'abord , puifque dès
le premier jour elle contenoit l'efprit *
de vie , & que ce fut au milieu de fes
flots que le firmament *b* prit naiffance.
La fuperftition payenne prévenue de
ces hautes idées, fit des divinitez des
eaux & des fontaines ; & depuis les
Egyptiens , les Perfes , les Romains
&c. le culte *c* des divinitez marines ,
& des dieux des eaux, fut à la mode.

Tout ce qu'on vient de dire , & ces
rêveries même , font comprendre le
cas que l'on a toûjours fait de l'eau ;
mais l'ufage qu'en firent pour leur boiffon ordinaire les premiers peuples *d* du
monde*, prouve mieux fon mérite ,
parce qu'il montre fon utilité pour le
foûtien de la vie.

Ac fedare fitim fluvii , fontefque voca-
    bant :
Ut nunc , montibus è magnis decurfus
    aquaï,
Clarè citat ad fe fitientia fæcla fera-
    rum *c*.

On la comprend encore, cette utilité ,

---

a Spiritus Domini ferebatur fuper aquas. *Genef.* c. 1.
v. 1. | *b* Fiat firmamentum in medio aquarum. *ibid.*
v. 6. |c *Voff.* de origin. idololatr. l. 2. c. 67. &c.
|d *Bruyerin.* p. 858. *Caldera* , Tribunal. med. mag. p.
435. |e *Lucret.*

par les soins empressez, avec lesquels on s'est toûjours étudié, à se procurer des eaux en abondance, par tout où on a commencé de nouveaux êtablissemens, soit de villes, soit de maisons de campagne *a*. Témoin ces arcades surprenantes, & ces aqueducs *b* magnifiques, qui firent autrefois la gloire des Romains, & qui font encore l'admiration de nos jours ; tous ouvrages uniquement entrepris, pour répandre par tout des eaux pour l'utilité des peuples *c*. Et cette utilité est telle, que de grands capitaines n'ont pas trouvé de ressource plus certaine, pour éloigner ou faire périr des armées entieres, que de leur dérober les eaux, en les détournant ailleurs.

Uno calle latent, sitiens, inclusaque vallo
Ereptas quæsivit aquas, quas hostibus ante
Contiguas alio stilico deflexerat arcu,
Mirantemque novas, ignota per avia, valles
Jusserat averso fluvium migrare meatu *d*.

a *Geoponic* l. 2. c. 4. &c. | b *Rosin.* antiq. Rom. l. 1. c. 13. | c *Bruyerin.* p. 859. | d *Claud.* l. de 4. consul. honor. v. 478.

Mais rien ne fait mieux voir la nécessité de l'eau, que la quantité de peuples [a], de sectes, de philosophes, de
particuliers, & de communautez, qui
n'ont bû que de l'eau ; car rien ne persuade mieux que son usage est le plus
naturel à l'homme.

Il y a donc de quoi se convaincre,
que l'eau est, en matiere de boisson, le
seul nécessaire ; car ayant été créée
seule pour les besoins de la vie, elle
fit l'unique boisson de ces hommes,
lesquels avant le déluge [b] vivoient plusieurs siecles entiers ; & la créance
raisonnable où on est, que l'auteur de
la nature n'a rien oublié, pour le nécessaire des hommes, persuade qu'il
y a suffisamment satisfait en ce point.
C'est pourquoi l'on a crû, que cette
boisson simple, faisoit partie de la fe-
licité de ces siecles :

Felix nimirùm prior ætas
Contenta fidelibus arvis,
Nec inerti perdita luxu,
Facili quæ sera solebat
Jejunia solvere glande,

a *Bruyerin.* p. 886 *Athen.* p. 44. | b *Montan.* de
salub. vict. p. 60. *Hieronym.* contra Jovin. *Boemus* de
moribus gentium, p. 7.

Nec bacchica munera norat
Liquido confundere melle [a].

Et dans ces temps qui se faisoient honneur de la simplicité, l'eau paroissoit
délicieuse :

Flumina tum lactis, tum flumina nectaris
  ibant,
  Nectar erat palmis hausta duabus
  aqua [b].

au lieu qu'aujourd'hui elle paroît méprisable au dernier des hommes, comme un payen [c] le reprochoit à ceux
de son siecle : *Jam sibi aquas non nasci*
pauperrimus quisque persuasum habet, parce
qu'on est parvenu à se dégoûter de
tout ce qui est simple, & du goût de
la nature ; *Placere nihil arbitrantur sic,*
quomodo rerum naturæ placet [d]. Or, fut-il
droit de naturalité mieux êtabli, que
celui de l'eau, par rapport à la santé,
en vûe de laquelle elle a été faite par
le créateur, & employée par toutes
les nations ? En effet, quoi de plus
naturel, que ce que la nature a répandu par tout ! car l'eau environne, &
pénetre la terre, tous les mixtes en

a *Boet.* l. 2. de consol. | b *Ovid.* 1. Metamorph.
| c *Plin.* | d *Ibid.*

fourniſſent abondamment, & tous ſe
réduiſent en eau, ſi on en croit les plus
habiles chymiſtes [a]. Tant d'attention
de la part de la nature à multiplier [b]
l'eau, peut-elle être une marque équivoque de l'utilité qui doit en revenir
au monde? Mais, au contraire, cette
abondance lui a attiré le mépris ; *In
contemptum naturæ feciſſe luxuria exiſtima-
tur* [c], *ceu non ſaluberrimum ad potum aquæ
liquorem natura dederit, quo cætera animantia utuntur* [d]. Comme s'il pouvoit
être douteux qu'une liqueur fût utile
à la vie, quand il eſt manifeſte que la
nature l'a faite, pour être la boiſſon
de tous les animaux.

Mais ce qui doit achever de perſuader que l'eau eſt la plus naturelle de
toutes les boiſſons ; c'eſt qu'elle ſeule
poſſede, ou prête aux autres liqueurs,
les qualitez propres & eſſentielles à la
boiſſon. La principale eſt de ſervir à
digérer les ſucs, & de leur ſervir de
véhicule ; la ſeconde eſt, que la boiſſon doit être une liqueur neutre, indifférente, ſans goût, ſans ſaveur, ſans
couleur. On va voir combien l'eau

a *Helmont. Vander. Beƈt.* de princip. paſſim. | b *Bar-
chuſen.* Pyroſoph. p. 32. | c *Bruyerin.* p. 858. | d *Plin.*
l. 14. c. 22.

contribue à la digestion ; mais ceux mêmes qui sont moins favorables à l'eau, reconnoissent & avouent qu'aucune liqueur n'est si parfaitement dépouillée, de tout ce qui frappe le goût & la vûe, ni si indifférente. Cette liqueur, disent-ils [a], est neutre par excellence, parce qu'elle est mitoyenne, & qu'elle participe des qualitez des liqueurs vives & agissantes, & de celles qui seroient incapables d'action. Elle agit, puisqu'elle pénetre, qu'elle amollit, qu'elle dissout ; & elle est sans action quand elle reçoit, qu'elle charie, & qu'elle sert de véhicule. Elle est encore tres-simple, puisqu'elle s'accommode, & s'approprie à tous les mixtes [b] ; enfin, elle est indifférente, vuide de tout, & capable de tout, puisque le vuide de ses pores la rend propre à se charger [c] de toutes sortes de sels, & à se remplir de parties *spiritueuses*, d'*huileuses*, & de *terrestres* [d]. Mais ces mêmes raisons font voir de quelle utilité l'eau doit être pour la digestion. C'est d'ailleurs par cet endroit qu'elle a paru recommandable aux an-

a *Barchusen.* Pyro'oph. p. 23. | b *VVedel.* pharmac. p. 29. | c Aqua est carina. *Sydenham.* | d *VVidel. Ibid.* p. 33. 34.

ciens, qui l'ont louée comme étant amie de l'eſtomac, dont elle aidoit & facilitoit l'action. *Hippocrate* la trouvoit propre à procurer de l'appétit, *aqua vorax:* auſſi voit-on que les pêcheurs, les matelots, & ſemblables gens qui travaillent ſur l'eau, ſont plus affamez [a] que d'autres. L'on a auſſi obſervé il y a long-temps, que les beuveurs d'eau [b] ont ſouvent plus de ſagacité, & d'induſtrie que les beuveurs de vin; du moins eſt-il certain que l'eau, tel abus qu'on en faſſe, n'abbat jamais l'eſprit, comme le fait l'excès du vin. C'eſt pourquoi l'antiquité [c] comte tant de beuveurs d'eau parmi ſes ſavans, qui décident dans Athénée, que l'eau aide à la digeſtion, qu'elle prévient ou guérit les cruditez, puiſqu'elle eſt un remede contre les vents; qu'elle rafraîchit & humecte l'eſtomac ſans le morfondre; qu'elle fortifie la vûe; qu'elle débaraſſe le cerveau; qu'elle éclaire l'eſprit; qu'elle fortifie le corps; qu'elle rend enfin l'un & l'autre plus leger & plus diſpos [d].

a *Athen* deinp. 40. | b *Ibid.* p. 43. | c *Ibid.* p. 44.
| d Diocles memoriæ prodidit aquam eſſe utilem coctioni, minimè flatuoſam, modicè refrigerare, viſum acuere, nihil caput onerare, animi corporiſque motum facilem ac promptum reddere. *Athen.* p. 46.

On ne doit plus s'étonner après cela, si on trouve l'eau dans l'antiquité, si communément employée, & en tant de manieres ; car on l'y beuvoit froide, chaude ou tiéde *a*, pour des intentions differentes, ou pour se faire plaisir. On étoit même si éloigné de croire l'eau dangereuse à l'estomac, qu'on en servoit à boire à la fin des repas *b* ; du moins la mêloit-on alors avec le vin, tant on étoit éloigné de la coûtume d'aujourd'hui, où l'on boit le vin pur en sortant de table. Quelques-uns même, comme *l'empereur Antonin*, beuvoient l'eau pure pour guérir ses cruditez d'estomac *c*.

La physique autorise l'usage, & l'opinion des anciens : car, à juger de l'eau comparée avec l'action de l'estomac, elle doit parfaitement lui convenir. Que la digestion donc soit une sorte de *trituration*, de *solution*, d'*extrait*, ou de *teinture*, qu'elle soit une sorte de *macération*, de *putréfaction*, ou d'*élixation* ; l'eau se trouve un dissolvant naturel en tous ces cas. Rien en effet, ne se *broye* *d*, ne se *macére* *e*, & ne se *pourrit* *f* mieux que dans l'eau ; & les

a *Ibid* 46. 123. | b *Ibid.* 675. | c *Viringus* de jejun.
p. 112. | d *VVedel.* pharmac. 15. | e *Ibid.* 79. | f *Ibid.* 81.

plus habiles maîtres ont reconnu qu'on
diſſout *a* generalement plus de *mixtes*,
qu'on en tire *b*, & *extrait c* plus de ſucs
par un *diſſolvant aqueux*, que par le
moyen des *ſalins*, des *huileux* & des
ſpiritueux. Ceux-ci à tout le moins ſont
plus bornez que les *aqueux*, qui s'étendent plus loin, & diſſolvent plus *d* de
différens *mixtes*; & par cette derniere
raiſon, l'eau devient plus ſûre pour la
digeſtion, que toute autre boiſſon, à
cauſe que les alimens ſe trouvent ſi
étrangement variez.

Une autre raiſon tirée encore de la
phyſique, prouve que l'eau eſt la boiſſon la plus convenable au régime &
à l'eſprit du Carême. Tout le monde
convient que les poiſſons, les légumes
& les fruits, ſont les alimens qui doivent entrer dans ce régime; mais toutes ces nourritures ſont de la nature des
ſubſtances ou des mixtes, qui ſe fondent & ſe diſſolvent facilement dans
l'eau *e*; & par conſéquent l'eau aidera
plus efficacement à les digérer dans
l'eſtomac.

a *Ibid.* 32. | b *Ibid.* 507. | c *Id* 65. | d *Id.* 32.
| e *Voyez là-deſſus l'excellente Theſe de* M. Finot, *l'un
des plus ſavans, & des plus habiles médecins de la faculté de Paris.* Non ergo fructus vino temperati ſalu-
briores. 1673. 9. Mart.

Pour s'en convaincre, il ne faut que se souvenir que les poiſſons approchent plus de la nature de l'eau, que les chairs des animaux ; les légumes & les fruits ſont à peu près de même qualité ; ce ſont donc toutes créatures des eaux, & l'eau par conſéquent deviendra leur diſſolvant naturel. La raiſon en eſt connue ; c'eſt celle de la reſſemblance de nature & de qualité, qui doit ſe trouver entre le diſſolvant & la ſubſtance qui eſt à diſſoudre : *Similia ſimilibus ſolvuntur* [a]. *Quale vinculum corporis, tale ſolvens eſſe debet* [b].

La ſimplicité de l'eau, le peu de ſatisfaction que le goût en tire, le peu de ſucs que le corps en reçoit, le defaut de parties ſpiritueuſes dont on lui fait un reproche ; tout cela perſuade aſſez que cette boiſſon eſt la moins ſenſuelle, la moins nourriſſante, & la plus convenable par conſéquent à l'eſprit du jeûne. Mais le peu de convenance, pour ne rien dire de plus, que l'on a trouvé dans les premiers ſiecles, entre le vin & le jeûne, ne laiſſe rien à douter là-deſſus.

a *VVedel.* p. 30. | b *Ibid.*

CHAPITRE IV.

De l'usage du vin en Carême.

LA regle du jeûne dans les premiers siecles, êtoit de s'abstenir de vin & de viande : *Qui legum præcepta custodiunt, ignorant vinum in jejuniis, carnium usum repudiant* [a]. Ce fut la maxime constante de l'église grecque, & de l'église latine, & les peres de l'une & de l'autre n'enseignoient autre chose. Saint Jerôme fait consister l'essence du jeûne dans le seul usage de pain & d'eau, *fortissimum jejunium est aqua & panis* [b] ; & s'il y avoit nécessité de permettre le vin, il en accordoit moins le goût que l'odeur ; *vini odor magis quàm gustus* [c]. Saint Augustin s'en explique de même. *Quadragesima sine vino divinâ lege servatur* [d] ; & voulant ailleurs réduire le jeûne à ce qu'il a d'indispensable, il marque entre autres choses, l'abstinence du vin, *cessent lavacra, vina, carnes* [e]. Saint Fulgence enfin, par-

a *Tomass.* p. 72. | b Epist. ad Nepot. | c Ad Furiam de viduit. servand. | d Cont. Faust. l. 30. c. 4. | e De tempore, serm. 64.

lant d'un jeûne exact, le renferme ex-
preſſément dans la même privation, *à
carnibus & vino abſtinent* [a].

Saint Baſile apporte la raiſon de s'abſtenir de vin en jeûnant ; c'eſt que la
fin du jeûne, eſt de rappeller l'homme
à cette ſimple frugalité, qui lui auroit
ſuffi dans l'état d'innocence : & de là
il conclut, que comme l'homme innocent ſe ſeroit paſſé de vin & de viande, l'homme pénitent doit s'interdire
l'un & l'autre : *Non erat in paradiſo vinum... non carnium eſus. Poſt diluvium cœ-
pit vinum... deſperata eſt perfectio, conceſſa
eſt fruitio* [b].

Un autre pere développant davantage cette raiſon, de ſe priver de vin &
de viande, ajoûte que ce n'eſt pas que
ces nourritures ſoient criminelles,
mais qu'il faut s'interdire les plus in-
nocentes, & les plus licites, ſi on prétend à la plus grande des récompen-
ſes : *Jejunamus à vino, carnibuſque abſti-
nemus, non ea quaſi piacula abhorrentes,
ſed mercedem expectantes* [c].

On garda religieuſement cette double abſtinence aux jours de jeûne, pendant les quatre premiers ſiecles de l'E-

[a] L. de fid. ad Petrum. | [b] Orat. 1. de jejun. | [c] S. Cy-
ril. catech. 4.

glise [a] ; mais on y donna atteinte dès le cinquiéme, en se permettant des liqueurs vineuses, ou semblables, à la place du vin qu'on ne s'accordoit pas encore. Cependant l'Eglise n'avoit pas encore adopté cette indulgence dans le sixiéme siecle, ni même au commencement du septiéme, puisque les docteurs d'alors tenoient encore bon là-dessus : ce ne fut que sur la fin du huitiéme, qu'on commença de prêter l'oreille aux raisons de dispense, & qu'on se laissa aller à accorder un peu de vin aux artisans & aux infirmes [b].

Il est donc évident, que ce ne fut que vers le huitiéme siecle, qu'on se relâcha sur l'abstinence du vin [c]. On s'autorisa de l'exemple des moines, & on se disculpa sur la foiblesse de l'estomac ; mais la cause du relâchement venoit d'ailleurs, suivant la réfléxion d'un célebre thélogien [d], qui fait remarquer qu'on ne se laissa aller à boire du vin en jeûnant, que quand on cessa *de raisonner sur les principes du bon sens & de la religion, & qu'on leur substitua les maximes, qui tiennent plus de la sensualité*

a *Baillet*, p. 122. | b *Theodulp.* c. 40. | c *Thomass.* p. 266. *Baillet*, p. 121. | d *Le 1ere Themoss.*

& de l'amour des superfluitez [a]. L'empereur Auguste [b] pensoit en effet, que le vin n'étoit pas nécessaire à la vie : *Le peuple romain se plaignit de la disette & de la cherté du vin ; cet empereur reprima sévérement cette plainte, en declarant qu'Agrippa, son gendre, avoit suffisamment pourvû à la nécessité publique, lorsqu'il avoit fait conduire l'eau par des canaux en plusieurs endroits de la ville.* Mais quand bien même le besoin de vin auroit quelque realité, meriteroit-il tous les égards, & toutes les condescendances qu'on a eu pour lui ? N'est-il pas des nécessitez ausquelles il est plus sûr de résister, que de se rendre ? Le prophete roi en étoit persuadé, lui qui ne demandoit pas à Dieu de quoi satisfaire ses besoins, mais la grace de s'en défaire, & d'y renoncer : *De necessitatibus meis erue me* [c]. En effet, *sous de vains prétextes de nécessité*, dit un saint pape [d], *le vice de la volupté établit sa tyrannie :* & ce fut la réponse qu'un solitaire fit à un de ses freres, que ce ne seroit pas un excès pour un moine, que de boire du vin, si le demon de la volupté y résidoit moins : *Si non effet*

a *Id.* p. 268. | b *Sueton.* | c Ps. 24. v. 17. | d *S. Gregor.* moral.

in vino satanas, id est, voluptas, non effet multùm [a].

On croit cependant, que l'exemple des solitaires, aufquels Pierre Damien [b] accorda le vin les jours de jeûne, aura pû donner occasion à la licence d'en boire, comme on a fait depuis. Mais outre que ce sage réformateur étoit dans la pensée, que ce n'est plus alors jeûner qu'imparfaitement : *Jejunare illos diximus, qui panem cum aqua & sale percipiunt ; ubi autem præter hæc aliud aliquid additur, perfectum jejunium non vocatur* [c] : outre cette réserve, dis-je, il n'a jamais prétendu, qu'on pût user de cette indulgence en Avent, & en Carême. D'ailleurs, les anciennes [d] regles monastiques, & celles qui sont venues depuis, n'y sont entrées qu'avec précaution ; car si saint Benoist accorda un peu de vin à ses religieux, ce ne fut qu'en petite quantité, & pourvû qu'il ne coûtât, ni trop de temps, ni trop de peine pour en trouver [e]. Et saint Pierre Damien, lui-même, ajoûte, que saint Benoist permettoit aux moines le vin, comme

a *Trait. de l'hemine*, p. 164. | b *Thomass.* p. 268. | c *Ibid.* 269. | d *Dissert. sur l'hemine*, p. 101. | e *Regl.* c. 40.

saint Paul accordoit le mariage aux fideles, par pure indulgence [a], *secundùm indulgentiam*, souhaitant que tous pussent s'en passer. On remarquoit enfin, que les plus réguliers se levoient de table, sans avoir touché au vin qu'on leur avoit servi [b]. En effet, saint Basile veut que les moines se gardent avec autant de précaution du vin, que des femmes ; parce que le vin & les femmes font tomber les sages dans le desordre : *Vinum & mulieres apostatare faciunt sapientes* [c]. Saint Augustin [d] rapporte aussi, que les réligieux de son temps se privoient du vin ; & saint Jérôme [e] le défendoit aux personnes de pieté, comme étant l'instrument ordinaire du démon pour inspirer le vice. Enfin, les disciples de saint Martin, les moines d'Angleterre, ceux du Mont-Cassin, de Cisteaux, de Clairvaux, de l'abbaye de Fuldes en Allemagne, & les Chartreux, tous [f] se sont d'abord passez de vin. Ainsi la maxime de Théodoret [g] s'est trouvée exécutée, que le vin est expressément défendu aux moines, parce qu'un moine cesse

a *Trait. de l'hemine*, 150. | b *Ibid.* 151. | c *Ecclesiastic.* 19. 2. | d De morib. eccl. cath. c. 31. | e Epist. ad Eustach. | f *Trait. de l'hemine*, 152. &c. | g Serm. de carit.

de domter son corps, pour peu qu'il boive de vin : *Si parum vini accipiat, à propria corporis contritione declinat* [a]. Un autre pere de l'Eglise accuse le vin de bien d'autres inconvéniens : *C'est*, dit-il, *la peste des jeunes gens, la honte des vieillards, l'infamie des femmes, la nourrice de la folie, la mere des emportemens, le venin de l'ame, la mort de l'esprit, la ruine de toutes les vertus* [b]. C'est donc moins une raison qu'un prétexte, de s'autoriser à boire du vin en jeûnant, parce que quelques moines se le sont accordé eux-mêmes, puisque tous les instituteurs d'ordres, en ont ordonné l'abstinence à leurs religieux, qui n'en ont usé en effet, que rarement, & avec permission.

Mais les premiers fideles, dont la vie êtoit un jeûne continuel, s'interdisoient aussi le vin ; car à commencer par le saint précurseur, l'évangile [c] marque qu'il ne beuvoit point de vin. Les apôtres s'en privoient aussi, comme on le voit par l'exemple de saint Paul, qui se trouva [d] prêt à se joindre aux nazaréens pour faire ses vœux ;

a *Trait. de l'hemine*, p. 146. | b *Greg. Nyssen.* homil. 2. in ecclesiast. | c *Luc.* 7. 33. | d *Act.* c. 18. v. 18.

car il falloit pour cela, qu'il fût dans l'habitude de se priver de vin, puisqu'il étoit ordonné [a] d'avoir passé 30. jours sans en boire, quand on se présentoit au temple pour cette cérémonie. Timothée, son disciple, en est encore une preuve, puisqu'il lui accorde par grace, un peu de vin, par où l'on voit qu'il n'en beuvoit pas ordinairement. Enfin, Eusebe [b] dit de tous les disciples de Jesus-Christ, qui ont prêché l'évangile, qu'ils ne beuvoient point de vin; & Baronius [c] ajoûte, que les chrétiens, de la primitive Eglise, vivoient tous dans cette même abstinence.

On la trouve encore, cette abstinence, établie parmi ceux des anciens peuples, qui s'étoient consacrez à un genre de vie religieux, parmi les prêtres d'Egypte [d], par exemple, parmi les *Rechabites* [e], les *Esséniens*, les *Therapeutes*, les *Athéniens*, dans leurs sacrifices, les *gymnosophistes*, les prêtres des Indes, les anciens *philosophes* [f], & encore aujourd'hui parmi les *Arméniens* [g], & les *Turcs* [h]. Le vin donc n'a

a Nombr. c. 6. *Joseph.* c. 15. | b Demonstr. evang. l. 3. c. 7. | c *L'an* 57 n. 191. | d *Laurent. Polymath.* 138. | e *Jerem.* c. 33. | f *Athen.* deipn. 46. | g *Corn. Auban.* p. 126. | h *Ibid.*

paru convenable, ni à l'efprit du jeûne, ni à celui de la pénitence. Mais
les raifons pour lefquelles on le recommande fi univerfellement, ne
prouvent-elles pas qu'il y eft contraire ? C'eft, dit-on, un *cordial*, un *con-
fortant*, un remede contre la mélancolie ; il échauffe l'eftomac, il anime
le fang, il donne de la vigeur, & multiplie les forces ; en un mot, c'eft la
confolation de l'efprit, la joye du
cœur, le foûtien du corps, l'ami de la
nature. Mais cet ami eft incertain &
douteux ; il ne flatte que pour furprendre ; *dubius amicus* [a], *anceps protheus*.
C'eft le nourricier de la volupté, &
l'appas du crime, *lac veneris* [b]. S'il plaît
au goût, il enflâme les paffions, il fouleve les fens, il trouble la raifon, &
tôt ou tard il perd ceux qu'il a flateu-
fement feduits : *Sapit in ore, ardet in
ventre, fumat in capite, fuique amantif-
fimis tandem jugulum petit.* [c] En lui donc
fe trouve un poifon qui enchante, &
un plaifir qui trompe, *fuave toxicum,
jucundum nefas* [d]. Un ancien conclut,
qu'il eft le centre de tous les maux,

a *Sere*. | b *Athen.* 444. | c *Patin*. Thef. Eft ne
longæ ac jucundæ vitæ tuta certaque parens fobrietas?
14. Mart. 1647. | d *Ibid.*

parce qu'il mene à tous, *metropolis malorum* [a] ; puifque fouvent même le peu de bien qu'il procure annonce un grand mal : *Bonum præfens exiguum , malum emergens graviffimum* [b]. Prendra - t - on ceci pour des fpéculations outrées, pour des réfléxions mal entendues, pour des raifons de *bigoterie*, forties d'efprits timides, ou de cerveaux, que le fcrupule ou la devotion auroit affoiblis ? Mais ces raifons viennent en partie de philofophes , de médecins, de payens [c], c'eft-à-dire, de l'obfervation , de l'ufage & du bon fens. Ainfi le vin eft moins une production néceffaire , qu'un fruit de la volupté : *Voluptatis , non neceffitatis opus* [d]. Mais quelle bizarre févérité , dira - t - on, quelle *mifanthropie*, de bannir ainfi le vin des tables , & du plus doux commerce de la vie ? Les Pithagoriciens, certes , ne furent jamais en plus mauvaife humeur contre cette aimable liqueur, Mais tout ce qu'elle a de gracieux & d'aimable , eft ce qui la rend contraire au jeûne. Ce n'eft pas , au refte , qu'on voulût bannir le vin de

a *Athen.* deipn. p. 443. | b *Patin , ibid.* | c *Seneque , M. Patin, les convitz d'Athenée.* | d *Patin,* th. *ibid.*

tous les temps de la vie, on propose
seulement de s'en abstenir en Carême
par pénitence ; on ne voudroit pas en
interdire l'usage, on croit seulement
qu'on pourroit le suspendre. Le sacrifice seroit d'autant plus méritoire, qu'il
coûteroit plus à la volupté qu'à la nature ; & que la pénitence y gagneroit
plus, que la santé n'y pourroit perdre ; car enfin, s'exposer à faire un
peu moins de forces pendant quelques
jours, après ne s'être occupé pendant
toute une année, qu'à en amasser d'inutiles, se soumettre pour un peu de
temps à un sentiment leger de tristesse,
affliger son goût, se retenir sur le plaisir, mortifier ses sens, s'épargner sur
la bonne chere, c'est moins s'attaquer
aux besoins de la nature, qu'aux appas
du vice, & aux occasions du crime.
On s'en persuadera, lorsqu'on aura vû
dans la suite *a*, que le vin est moins
nécessaire à l'estomac qu'on ne pense,
& qu'il fait peut-être plus de maux
qu'il n'en guérit.

a Chap. 6.

CHAPITRE V.

De l'usage des boissons vineuses en Carême.

LES liqueurs vineuses & enivrantes ne paroissent guere plus conformes à l'esprit du jeûne, puisque
l'Ecriture les défend, comme le vin
à ceux qui se consacroient à la pieté
ou à la pénitence. Dieu défend à *Aaron*
& à ses enfans, le vin, & tout ce qui
enivre : *Vinum & omne quod inebriare
potest, non bibetis* [a]. La loi fait la même
défense à ceux qui s'acquittoient d'un
vœu, *à vino & omni quod inebriare potest, abstinebunt* [b]. Les *nazaréens* s'obligeoient à la même abstinence, témoin
le célebre *Samson*, au pere & à la mere
duquel l'ange ordonna, qu'il ne bût rien
de tout ce qui enivre, *vinum & siceram non bibat* [c]. L'évangile rapporte la
même chose de saint Jean, *vinum &
siceram non bibet* [d] ; car le mot de *sice-
ra* dans l'Ecriture, s'entend de toutes
les liqueurs qui enivrent, hormis du

a Levitic. 10. 8. | b Num. 6. 3. | c Judic. 13. 14.
| d Luc. 1. 15.

vin [a]. Les livres faints accordent, au contraire, les liqueurs qui enivrent, ou aux perfonnes triftes, *date ficeram mœrentibus* [b], ou en certains jours de fête & de réjouiffance [c]; car l'enivrement dans l'Ecriture fainte, ne s'entend pas toûjours d'une débauche groffiere; il y eft pris fouvent pour une forte de bonne chere. Quand il eft dit, par exemple, que *Jofeph* [a] s'enivra avec fes freres, celà fignifie qu'il les régala, & qu'il leur fit une fête. Or, tout ce qui tient du feftin ou de la bonne chere, & les liqueurs qui enivrent, tout ce qui appartient à la volupté, s'accorde-t-il avec le jeûne, & avec une exacte pénitence?

Toutes les liqueurs enivrantes, & tous les vins *factices*, ne paroiffent pas même avoir eu l'approbation des honnêtes gens dans l'antiquité. *Pline* fe plaignoit de tant de foins fuperflus, dont on embarraffoit la vie pour inventer toutes les fortes de vins artificiels, qu'on mettoit à la place de l'eau, la feule des boiffons qui fût naturelle. *In nulla parte operofior vita eft, ceu non*

---

[a] *Ifidor. Orig.* L. xx. c. 3. *Hieron.* de nominib. Hebræis I [b] *Proverb.* 31. 6. | [c] *Deuteron.* 14. 26. | [d] *Genef.* 43. 34.

saluberrimum ad potum , aquæ liquorem natura dederit , quo omnia animantia utuntur [a]. Or, des recherches si multipliées ressemblent mal à la simple attention, que demande l'étude d'un raisonnable nécessaire : *Simplex recti cura est, multiplex pravi* [b]. Qui ne diroit, en effet, que les hommes ne seroient faits que pour prodiguer le vin, & s'en gâter, en les voyant, dit le même historien, chercher par toute terre de quoi s'enivrer ? *Tanquam ad perdenda vina geniti... nulla in parte mundi cessat ebrietas* [c] ; de sorte que pendant que la terre ne paroissoit destinée, qu'à produire des fruits & des plantes, l'homme ingénieux à mal faire, a trouvé l'art de changer en vin l'eau des plantes & des fruits : *Fruges tellus parere videbatur, heu ! mirâ vitiorum solertiâ inventum est quemadmodum aqua inebriaret* [d].

Saint Augustin trouvoit ces vins *factices*, incompatibles avec le jeûne, & il pardonne plus volontiers à ceux qui s'accorderoient un peu de vin ordinaire, qu'à ceux qui lui substitueroient ces liqueurs : *Sunt qui vinum non bibunt, ut aliorum expressionem pomorum,*

a *Plin.* l. 14. c. 22. | b *Sence.* epist. 122. | c *Plin.* ibid. | d *Plin.* ibid.

aliosque

aliofque liquores , non falutis caufâ , fed jucunditatis , exquirant. Quantùm honef-tius effet , ut qui propter infirmitatem fto-machi , aquam potare non poterat , vino ufitato & modico fuftentaretur [a] ?

Mais faint Jerôme déclame forte-ment fur cette forte.de fupercherie. C'eft, dit-il, une chofe honteufe, une hypocrifie, une fuperftition, une mo-merie, de fe donner pour obfervateurs du jeûne, tandis qu'on fubftitue à la place de l'eau, des liqueurs, & des friandifes contraires aux befoins de la nature : *Audio quofdam contra rerum ho-minumque naturam aquam non bibere... fed forbitiunculas delicatas, & contrita ole-ra, betarum fuccum non calice forbere, fed conchâ: proh dolor! Non erubefcitis ejuf-modi ineptiis, nec tædet fuperftitionis? In-fuper etiam famam abftinentiæ in deliciis quærimus* [b].

Saint Grégoire de Nyffe fe plaint auffi amérement de ceux qui beuvoient l'eau rapidement, comme on fait une médecine qu'on craint de goûter, tan-dis qu'on goûtoit à longs traits les vins artificiels : *Uno anhelitu aquam extra-hunt, quafi effet amara à medicis præbita*

a *S. Auguft.* ferm. 66. 157. | b *S. Hieron.* epift. ad Nepot.

Tome II.   M

potio. Multi etiam vinum ingenoisè imitantur, suamque cupiditatem factitiis quibusdam potionibus consolantur [a].

Enfin, un auteur [b] célebre du cinquiéme siecle, declare encore nettement, que c'êtoit violer l'abstinence, que de se priver de vin, & s'accorder des breuvages délicats : *Illi qui negatâ sibi vini perceptione, diversorum poculorum potionibus inundantur, nequaquam abstinentiam mihi videntur implere* [c] ; par la raison que l'abstinence du vin emporte celle des liqueurs, ou qui en viennent, ou qui sont délicieuses : de peur, ajoûte cet auteur, qu'en voulant paroître jeûner, on ne soit vuide de pénitence en même temps qu'on s'en feroit honneur : *In vini enim usu, non à vino tantùm, sed ab omnibus quæ accipientes inebriant, vel ab aliis quæ etsi non ebrietatem, suavitatem certè conciliant, abstinebit : ut sit veritate abstinentiæ perfectè consummatus, non ejus imagine foris splendidus, intùs cavus* [d].

En effet, l'amour du vin ne vient guere que d'intempérance, *vina ex libidine hauriuntur* [e], & c'est une sorte d'enforcellement, que cette prodigieuse

a Serm. in princip. jejun. | b *Julien Pomerc.* | c *Id. de vit. contempl.* | d *Ibid.* | e *Plin.* l. 14. c. 22.

inclination pour tout ce qui enivre, pour laquelle on met tout en œuvre, les poisons mêmes, ou les choses les plus mal-faisantes : *Quin ut plus capia-mus, irritamenta excogitantur, ac bibendi etiam causâ venena conficiuntur* [a]. Quel-ques-uns ont porté ce plaisir insensé de s'enivrer, jusqu'à mêler l'opium dans leur vin artificiel, pour se mieux assurer de cet indigne plaisir, aux dé-pens même de leur santé, qu'ils met-tent par là à d'étranges épreuves : *Adeo nihil in valetudinis dispendium intentatum (homo) reliquit, ut ebrietatem incurrat* [b]. Aussi ces liqueurs enivrantes furent-elles autrefois le partage des nations barbares [c], ou de celles ausquelles la débauche & la crapule étoient natu-relles. Tels étoient les Egyptiens qui naissoient ivrognes ; tels étoient en-core ces débauchez en vin, qu'Athe-née [d] appelle des *entonnoirs* [e] à vin, qui croyoient le vin mal placé par tout ail-leurs que dans leurs corps : *Tanquam effundi vina non possint, nisi per humanum corpus* [f].

Après tout ce qu'on vient de dire touchant ce qui est vineux, est-il bien

a *Ibid.* | b *Schoskius*, de cervisia, p. 198. | c *Geopon.* l. 7. c. 34. | d P. 458. | e Infundibulum. | f *Plin. ibid.*

sûr qu'il n'y ait rien à redire à la coûtume qui s'établit aujourd'hui, de s'accorder si librement en Carême le cidre & la bierre? Cette coûtume ne laisse-t-elle rien à craindre à des personnes exactes? La vertu s'y trouvet-elle en sûreté? Du moins peut-on douter que ces boissons s'accommodent avec le jeûne & la pénitence. Elles doivent d'autant plus faire apprehender, qu'elles troublent plus l'imagination que le vin même, & remuent plus dangereusement les sens : c'est qu'elles ont à cet égard, toutes les mauvaises qualitez du vin, & quelque chose de pis. C'est la remarque de saint Jerôme, qui fait observer que rien ne nuit tant à la chasteté, que ce qui est flatueux, & les nourritures grossieres ou pesantes, prises en trop grande quantité. Or, c'est précisément ce que ces liqueurs vineuses & enivrantes font ordinairement. Elles sont pleines d'esprits turbulens, mais embarrassez encore, & mal dépurez, qui se portent d'autant plus rudement vers le cerveau, qu'ils ont plus de volume, de poids & de masse, qui leur fait heurter les nerfs avec plus de force. La licence d'ailleurs avec laquelle on

s'accorde ces boissons, en augmente,
& en multiplie les dangers. Ce sont
des sucs tumultueux & abondans, dont
on remplit librement ses veines, de la
nature par conséquent de ceux, que saint
Jerôme fait appréhender à la continence.

Ces boissons sont encore fort nourrissantes, & d'autant plus qu'elles sont
épaisses, & qu'elles ont plus de corps.
Or, il ne convient guere de boire dans
un jour de jeûne, des liqueurs alimen-
teuses, qui tiennent tout-à-la-fois de
l'aliment & de la boisson ; telle qu'est
la bierre, par exemple, qui engraisse
si énormément, & qui fournit tant de
lait aux nourrices. Il faut donc craindre que ces sortes de boissons, ne remplissent le corps de ces cruditez acres
& salines, que saint Jerôme fait appréhender à la continence. Mais rien
ne fera si bien comprendre, si ces boif-
sons vineuses sont propres à l'esprit de
Carême, que la comparaison du vin,
avec la bierre & le cidre ; & l'histoire
qu'on va faire de ces boissons, persuadera de la justice qu'il y auroit, de se
les refuser en jeûnant.

CHAPITRE VI.

De la nature du vin.

L'ORIGINE que les anciens ont donnée au vin, marque affez le cas qu'ils en faifoient. Ils ont fait croire que c'étoit un préfent des dieux : les Egyptiens, par exemple, ont fait cet honneur à leur Ofiris :

Primus aratra manu folerti feci Ofiris,
  Et teneram ferro follicitavit humum.
Hic docuit teneram palis adjungere vi-
  tem,
  Hic viridem durâ cædere falce comam.
Illi jucundos primùm natura fapores
  Expreffa incultis uva dedit pedibus [a].

Les Grecs l'attribuerent à Bacchus [b], & les Latins à Saturne [c] :

Quin etiam veterum effigies ex ordine
  avorum
Antiquâ ex cedro, Italufque, paterque
  Sabinus,

a *Tibul.* l. 1. eleg. | b *Athen.* l. 15. | c *Plutarch.* in parallel.

Vitifator, curvam fervant fub imagine falcem,

Saturnufque fenex [a]*, &c.*

Mais les livres faints, les feuls où fe trouve la véritable origine des chofes, nous apprennent celle du vin. Ce fut l'ouvrage de *Noé* [b], peu de temps aprés le deluge. Les Grecs avoient fur ceci une forte de tradition, car ils difoient que leur *Bacchus* en avoit fait la découverte vers la mer rouge [c], d'où il l'avoit apporté en Grece. Quoi qu'il en foit, fût-ce fuperftition ou prudence, cette liqueur ne fut pas mife d'abord à l'ufage des hommes. Peut-être que fi l'exemple de *Noé*, qui s'en enivra par furprife, & celui des Grecs, qui s'y abandonnerent d'abord par débauche, effrayerent les premiers hommes, qui conclurent apparemment, qu'une liqueur fi puiffante, devoit être plûtôt le partage des dieux [d], que celui des mortels. Le vin fit donc d'abord, partie du culte qu'on leur rendit ; il entra en beaucoup des facrifices des payens,

[a] *Virgil.* Æneid. l. 7. | b *Genef.* c. 9. | c *Athen.* p. 676. | d *Lactant.*

M iiij

Da mihi thura puer, pingues facientia
flammas,
Quodque pio fusum stridat in igne me-
rum [a].

& en particulier, en ceux qu'ils faisoient pour les morts [b]. Mais ce ne furent que d'impies imitations, de ce que
pratiquoient les hébreux, pour adorer
le vrai Dieu, auquel ils offroient du
vin en holocauste [c]; & aujourd'hui
encore, le vin parmi les chrétiens, sert
de matiere au plus auguste des sacre-
mens.

Le respect pour cette liqueur, parut
particulierement dans les traitez, que
les anciens princes faisoient entre-eux;
car ils y répandoient le vin pour les
affermir, & les rendre inviolables [d].
Melchisedech [e], roi de Jérusalem, en
répandit en présence d'*Abraham*, pour
remercier Dieu, de la victoire que ce
patriarche venoit de remporter, &
pour marque de leur alliance inviola-
ble pour l'avenir. Les rois d'*Egypte* &
de *Thrace* suivirent cet exemple, &

a *Ovid. Liv. Plin* l. 14. c. 13. | b *Alex. ab Alex.*
gen. dier. l. 5. c. 26. | c *Exod.* c. 29. v. 40. *Num.* c.
15. v. 5. &c. | d *Suidas.* | e *Genes.* c. 14. v. 18. vid.
Menoch. hîc.

répandoient le vin pour fceau de leur parole [a]. Les *Perfes* & les *Germains* ne traitterent dans la fuite d'aucune affaire de conféquence, fans y faire entrer le vin [b]. Il paffa des facrifices & des traitez d'alliance, fur les tables des princes, qui l'y répandoient en l'honneur de ceux qu'ils aimoient, & en faifoient fervir à ceux qu'ils honoroient de leur amitié, d'où vint la coûtume de porter des fantez [c] à table. L'ufage du vin parut enfuite à portée du peuple, car l'empereur *Aurelien* [d] voulut lui en faire diftribuer ; mais on lui remontra qu'il n'êtoit pas à propos, de mettre le peuple dans ce goût, de peur qu'on ne fût enfin obligé de lui donner des poulets, quand on l'auroit accoûtumé au vin.

Par une raifon femblable, le vin fut interdit aux foldats romains [e], qui n'avoient la liberté, que de mettre un peu de vinaigre dans leur eau. Etant cependant éloignez de Rome, ils effayerent de s'en faire accorder, mais on leur répondit, que le *Nil* dont ils étoient voifins alors, devoit leur fuf-

a *Alex. ab Alex.* gén. dier. l. 5. c. 3. | b *Tacit.* de German. c. 22. | c προπίνειν, *Suidas.* | d *Cufpinian.* e *Spartian.* c. 10.

M v

fire [a]. *Platon* [b] rapporte la même rigueur des Carthaginois, qui défendoient aussi le vin à leurs troupes, sans leur laisser d'autre liberté, que celle d'user d'eau. Enfin, cette défense fut faite aux dames romaines, dès le temps de *Romulus*, qui ordonna par une loi, de punir une femme qui auroit bû du vin, comme on faisoit les adulteres : *Si vinum biberit domi, ut adulteram puniunto* [c]. *Mecennius* en fit un exemple dans la personne de sa femme, qu'il surprit en buvant dans sa cave, & *Romule* voulut que ce meurtre ne lui fût point imputé [d]. C'étoit pour épargner cette tentation aux femmes, que les Romains leur ôtoient les clefs de la cave ; car une femme qui y avoit bû, étoit condamnée à mourir de faim [e]. Il falloit qu'il restât encore quelque chose de cette loi en Italie vers le douziéme siecle, puisqu'un auteur [f] du quinziéme rapporte, qu'il a vû de son temps un contrat de mariage, fait 300. ans auparavant, par lequel on voit que l'époux futur, promettoit au pere de la fille qu'il épou-

a *Id.* c. 7. | b De legib. l. 2. | c *Tiraquell.* tr. de leg. connub. | d *Plin.* l. 14. c. 13. | e *Plin.* | f *Blendus*, lib. triumph. Rom.

foit, qu'il lui donneroit la liberté de boire un peu de vin, pendant l'efpace des huit premiers jours après chaque couche ; c'eft-à-dire, que la femme auroit une honnête liberté de boire du vin pendant huit jours, toutes les fois qu'elle donneroit un enfant à fon mari. Les peuples de *Marfeille*, & les *Milefiens* [a], défendirent aussi le vin à leurs femmes ; & les filles à Naples & en France, fe feroient autrefois deshonorées, fi elles en avoient bû [b]. C'eft pourquoi faint Chryfoftome, qui êtoit Grec, n'a pas craint de dire, qu'une femme adonnée au vin, & une femme impudique, fe reffemblent de fort près : *Omnis mulier qua vinolenta, eadem meretrix eft* [c].

Les Romains pouffoient encore la défenfe plus loin, car les domeftiques chéz eux, ni les enfans [d], ne devoient pas boire de vin. Platon entre dans un plus grand détail [e], car il l'interdit abfolument aux jeunes gens jufquà 18. ans, aufquels il n'en permet qu'un peu jufqu'à 38. & ils n'en doivent boire librement, felon lui, qu'à 40. fous les

a *Athen.* p. 429. | b *Scacchus*, de falubr. potu. p. 283. | c *D. Chryfoft.* in Matth c. 1.] d *Athen.* p. 429. | e L. 2. de legib.

M vj

yeux, & dans la compagnie des vieillards, pour profiter de leur exemple,
& de leurs difcours. Ce philofophe
renferme dans la même défenfe les
rois, les capitaines, les foldats, les
juges, les ferviteurs, les fervantes.
Ariftote [a] y ajoûte les nourrices ; *Hippocrate* [b], *Galien* [c], & *Avicenne*, les perfonnes échauffées & bilieufes. D'anciens peuples enfin, & les Efpagnols,
qui font venus depuis, fe le font univerfellement interdit [d].

Deux raifons, cependant donnoient
droit de boire du vin, à ceux aufquels
les loix le défendoient le plus févérement, favoir, la maladie & la réjouiffance d'une fête ; c'eft pourquoi les
femmes romaines avoient la permiffion d'en goûter, à certains jours de cérémonie, fuivant la remarque d'un
célebre commentateur [e] fur cet endroit de Virgile [f] :

Primaque libato fummo tenus attigit ore

Et conformément à cette coûtume,
une claufe ftipulée dans le contrat dont
on vient de parler, obligeoit le mari

[a] De fomno & vigil. c. 4. | [b] Epid. 6. | [c] L. 1. d.
fan. tuenda, de bonit. & vit. fuccor. c. 11. de attent.
diæt. c. 12. | d *Athen.* l. 2. | e *Servius.* | f Æneid. l. 1.

futur à régaler en vin fa femme aux jours de fêtes.

Le vin devenoit encore permis, quand il tenoit lieu de remede, comme il étoit d'ufage en Afie, où par ordonnance du prince, on puniffoit de mort ceux qui beuvoient du vin fans l'avis du médecin, qui devoit juger du befoin [a]. Cette claufe, *de l'avis du médecin*, entroit encore dans le contrat de mariage dont on a parlé [b] ; car il y étoit porté, que le mari accorderoit du vin à fa femme, tant que le médecin le trouveroit néceffaire à fa fanté.

Les *Mahométans* font encore punis de mort s'ils boivent du vin ; & cette loi, qu'ils tiennent en apparence de leur *Mahomet*, qui fe l'étoit interdit, moins par principe de religion que de fanté, leur vient des *Sarrazins*, où anciens *Arabes*, leurs ancêtres, qui n'ufoient point de vin [c]. Et certainement le corps & l'ame, dit un fage médecin [d], s'en trouveroient mieux, fi on n'accordoit le vin qu'en cas d'infirmité corporelle.

Galien [e] comprend les vieillards dans

<hr>

a *Athen.* p. 429. | b P. 466. | c *Palmar* de vino fol 12. | d *Scacchus*, de falubr. pot. 187. | e 5. de fanit. tuend. c. 5.

l'indulgence ; *Pline* & *Platon* renferment dans l'interdiction du vin, les gens de lettres [a].

Mais les conditions dont on accompagnoit la permiffion de boire du vin, font connoître, autant que l'interdiction même, ce qu'on doit penfer de cette liqueur. Les Athéniens, au rapport d'Athénée [b], fe trouverent bien plus obligez envers les dieux, de ce que le hazard leur avoit appris à mêler l'eau avec le vin, que de la découverte de cette liqueur, qu'ils croyoient devoir à Bacchus. C'eft pourquoi après avoir loué celui-ci, en buvant le vin pur au milieu de leurs feftins, fur le préfent qu'il leur avoit fait, en leur découvrant une fi douce liqueur, ils redoubloient leurs acclamations, & leurs réjouiffances fur la fin du repas, qui êtoit le temps où l'on commençoit à mêler l'eau dans le vin, remerciant le grand Jupiter de leur avoir appris, à fe conferver dans l'ufage de cette liqueur, en y mêlant de l'eau [c] ; c'eft qu'ils avoient été effrayez des defordres qui arrivoient, à ceux qui buvoient du vin pur. Les uns devenus comme

a *Palmer.* de vino. | b L. 2. 4. & 15. | c *Athen.* 1. 15.

des furies [a], d'autres abbrutis, la plûpart hors d'eux-mêmes ; ces exemples
honteux & tragiques leur rendoient
l'ufage du vin formidable. Ils furent
perfuadez que le vin eft un feu dévorant, qu'il eft dangereux de mêler dans
les veines : *Videlicet ignem fuper ignem in
corpus animamque inducere non convenit* [b].
Un poete grec dans Athénée [c] en penfoit de même :

Eft eadem vini ac ignis vis : corpora
  noftra
  Cùm fubiit, fluctus commovet, in Lybico
Ut pelago Notus, aut Boreas : occulta
  revelat
  Ex imo : mentes concutit, &c.

Le vin n'a paru, ni moins dangereux, ni moins turbulent aux fiecles
poftérieurs ; tous ont crû qu'il étoit
autant capable de troubler l'œconomie
du corps, & d'altérer la fanté, que
d'allumer des paffions, & de déranger
l'efprit.

Denique cur hominem, cùm vini vis pe-
  netravit
Aeris, & in venas difceffit deditus
  ardor,

a *Ibid.* | b *Plat.* l. 2. de legib. | c L. 2.

Consequitur gravitas membrorum : præ-
  pediuntur
Crura vacillanti : tardescit lingua, ma-
  det mens,
Nant oculi : clamor, singultus, jurgia
  gliscunt,
Etiam cætera de genere hoc, quæcunque
  sequuntur,
Cur ea sunt ? nisi quòd vehemens violen-
  tia vini
Conturbare animam consuevit corpore in
  ipso [a].

Mais pourquoi, demande un ancien médecin [b], exagerer ce que le vin peut avoir de mauvais & de dangereux, tandis qu'on omet de lui faire l'honneur, d'un million d'avantages dont il est capable ?

On accorde au vin après *Socrate* [c], qu'il apporte la joye, & dissipe les chagrins ; après *Aristote* [d], qu'il fortifie l'estomac, & procure le sommeil ; après *Galien* [e], qu'il soûtient, & répare les forces ; après *Avicenne* [f], qu'il donne de l'embonpoint ; après *Plutarque*, qu'il inspire de la candeur. Accordons

a *Lucret* l. 3. | b *Rufus Ephes.* apud *Oribas.* coll. l. v. c. VII. | c Apud *Athen.* l. II. | d Problem. 30. Sect. | e De comp. med. sec. locos. c. 7. | f 2. prim. doctr. 3. c. II.

encore à *Pline* [a], qu'il eſt le remede
univerſel, à tout ce qui arrive de mal
au corps, & de deſagréable à l'eſprit.
Paſſons à *Aſclepiade* [b], que les divinitez payennes n'eurent jamais tant de
puiſſance, que le bon vin. Avec tout
cela, le vin n'en ſera, ni plus eſtima-
ble pour la ſanté, ni moins dangereux.
En effet, ces avantages ne font vrays
au plus, que pour les vieillards, comme l'a reconnu *Platon* [c] lui-même, qui
ne le loue, comme un bon remede,
que pour les perſonnes âgées ; & *Ga-*
lien en a porté le même jugement.
D'ailleurs, il ne devient un bien pour
le reſte des hommes, qu'autant qu'il
eſt pris en petite quantité, & extréme-
ment trempé. Marques certaines de
ſes dangers & de ſes écueils.

————— *Vinum* —————
—————————— *rectè utentibus*
ſummum bonum ; intemperanter verò, ſum-
mum malum...
in quotidianis hominum convictibus
modicè bibentibus dilutum, &c. [d].

Ce n'eſt donc qu'en buvant peu de
vin, & en le buvant bien affoibli,

a L. 23. c. 1. | c Apud *Plin. ibid* | c L. 2. de le-
gib. l. 5. de ſanit. tuend. c. 5. | d Apud *Athen.* l. 2.

qu'il peut être utile ; car s'il n'eſt trempé qu'à moitié, l'auteur que noûs venons de citer dit qu'il enivre encore, qu'il porte à la fureur, & qu'il ſape les principes de la vie, ſi on le boit pur.

Par pari ſi bibitur, adigit ad inſaniam;
Si merum, reſolvit artus corporum [a].

D'où il faut conclure, que le vin ne devroit jamais faire une boiſſon ordinaire, mais qu'il ne faudroit s'en ſervir, que comme d'un remede pour guérir des maladies, ou d'un ſecours pour en prévenir quelques-unes.

Quapropter Bacchum omnibus in locis vo-
cant
Medicum, quibuſdam verò edixit Pithia
Bacchum vocandum ſanitatis præſidem [b].

Platon [c], en le défendant à tant de différentes perſonnes, au milieu de la plus parfaite ſanté, fait entendre qu'il doit moins être l'inſtrument du plaiſir, ou la matiere d'une boiſſon ordinaire, qu'un ſecours dans les infirmitez, ou un remede en certaines maladies. Le vin, en effet, dit à ce ſujet un habile médecin [d], eſt le tiran de l'ame, & le bourreau de la ſanté ; c'eſt pour-

[a] *Ibid.* | [b] *Ibid.* | [c] L. 2. de legib. | [c] *Scacchus*, p. 182.

quoi les fages parmi les anciens, ont crû qu'il y avoit une forte de cruauté & de barbarie à boire du vin pur, parce que cela n'étoit fupportable qu'à des *Scythes* [a], & à des débauchez.

De là vint le foin que les anciens apportérent à modérer l'ardeur du vin, & à le rendre aqueux, parce que l'eau, felon eux, en étoit le correctif : *Vinum quod noxium habet, aufert aqua* [b]. Dans cette vûe, quelques-uns préparoient un vin trempé dans la cuve, *vinum ablutum* [c], en mêlant un quart d'eau avec le fuc des raifins. Mais la coûtume la plus fuivie, étoit de mêler l'eau avec le vin ; quelquefois trois parts d'eau, fur deux de vin [d] ; quelquefois trois d'eau, dans une de vin [e] ; d'autres fois une de vin, dans deux d'eau [f]. *Athénée* [g] rapporte, qu'on alloit jufqu'à mêler cinq parties d'eau, fur une de vin. La force du vin devoit donc régler la quantité d'eau, qu'il falloit y mêler pour le rendre fûr. Mais la régle la plus certaine, felon *Galien* [h], eft que le goût du vin ne doit point prévaloir fur l'eau : car, felon ce fa-

a *Nonn.* p. 464. | b *Plutarch.* | c *Avicenn.* | d *Hewiolum.* | e *Diateffaron.* | f *Diapafon. Plutarch.* fympof. | g Lib. 10. | h De victûs rat. in morb. acut. com. 3. fup. text. 40.

vant médecin, l'eau ne doit perdre par le mêlange du vin, que ce qu'elle pourroit avoir de trop crud ; mais elle ne doit jamais prendre la qualité du vin : *Vinum, dit-il, permiscemus omnino minimum, veluti excitationem quandam, quæ ad distributionem aquam trahat, quo duntaxat aquæ tollimus sinceritatem, non autem aquam vinum facimus* [a]. Ce qui finit ce passage de *Galien*, n'est pas moins précis, contre ceux qui veulent que le vin domine sur l'eau ; car il le défend, en disant, que le vin ne doit presque point se faire sentir, *ita ut pauca sit vini repræsentatio.* Cette explication de *Galien*, est à propos d'une raillerie qu'un médecin voulut faire, sur ce qu'il ne permettoit que quelques gouttes de vin sur beaucoup d'eau, à un de ses malades ; surquoi ce railleur disoit, que c'êtoit montrer le vin, & ne le point accorder : *Quidam seni ægrotanti minimum aquæ instillantem me contemplatus risit, ægrumque vinum non bibere, sed videre dixit* [b], *&c.* C'est *Galien* qui parle.

L'antiquité a porté sa précaution contre le vin, jusqu'à définir la quantité de vin trempé, qu'un hon‑

a *Ibid.* | b *Ibid.*

nête homme peut se permettre. Elle n'en accorde que trois coups dans un repas, pour les gens réglez :

Tria ergo pocula tantùm misceo.
Illis qui sapiunt, unum bonæ valetudi-
    nis,
Quod omnium primum bibunt ; deinde al-
    terum
Amoris & voluptatis, soporis tertium.
Hoc epoto ii, quos sapientes dicimus,
Sese domum recipiunt : post si quartum
    additur,
Non est id amplius nostrum, sed proter-
    via [a].

Il falloit encore, que ces trois ou quatre coups fussent mesurez ; & ils ne devoient pas ressembler à ces énormes tasses, qu'on appelloit, en plaisantant, des *puits d'argent*, ou des *mers* [b] *de vin*, qu'on présentoit autrefois aux grands hommes, pour marque d'honneur : *Græci non modò loci dignitate viros famâ præcellentes in mensa, sed poculis majoribus honestabant* [c].

Ces mésures donc devoient être médiocres. Les anciens en avoient de trois sortes, qui étoient des tasses de différentes grandeurs. Les petites conte-

a *Bacchus*, apud *Athen.* l. 2. | b *Ibid.* | c *Athen.*

noient deux *cyathes* [a], qui faifoient la fixiême partie du fetier, & contenoient un peu plus de trois onces de liqueur. Les plus amples en contenoient onze [b]; & les moyennes étoient de cinq [c], qui faifoient le quart du fétier, lequel étoit de vingt onces [d]. Les plus amples, étoient pour les débauchez ; les petites, & les moyennes, pour les gens fobres [e], qui bûvoient dans un repas, en quatre ou fix coups, la valeur au plus de vingt onces de liqueur, c'eſt-à-dire, quelque chofe moins que la chopine de Paris. La mefure de trois onces, étoit celle d'*Auguſte* [f] ; & on en faifoit un mérite à ceux qui s'en fervoient, parce qu'elle étoit celle des gens fobres & réglez, au lieu que celle de onze onces n'étoit pas exemte de reproche, parce qu'elle étoit une marque d'intempérance :

Sextantem poto, tu potas Cinna deuncem,
Et quereris, quòd non Cinna bibamus
idem [g].

Que fi *Auguſte*, comme on peut raifonnablement le préfumer, bûvoit de

a *Sextans.* | b *Deux.* | c *Triens.* Vid. *Mercurial.* var. lect. l. 1. c. 22. | d Vid. *Differt.* fur l'hemine, p. 9. | e *Mercurial.* ibid. | f *Sueton.* de Aug. | g *Martial.* l. 12. epigr. 28.

ces excellens vins vieux, qu'on mêloit, au rapport de *Pline*, de vingt parties d'eau fur une de vin, ou du moins de ceux qu'on bûvoit mêlez de deux parts d'eau fur cinq de vin, comme nous l'apprend *Athénée* ; il fe trouvera que les gens fobres, comme *Augufte*, ne bûvoient peut-être pas un poiffon de vin dans un repas.

Peut-être même, que dans les feftins, les taffes d'onze onces n'alloient pas fi haut, qu'on fe l'imaginoit. Car on fait, que les conviez fe choififoient un guide, un roy, un maître [a] de table, & un préfident de feftin, tel qu'*Affuérus* en établit à chaque table du feftin qu'il fit à fes peuples : *Præponens menfis fingulis de principibus fuis, ut fumeret unufquifque quod vellet* [b] : & ce roy de table modéroit les coups, & ne permettoit de vuider entiérement les taffes, que lorfqu'il falloit faire honneur, par éxemple, à quelque fanté facrée ; car les yvrognes du paganifme ne croyoient pas leurs divinitez infenfibles aux fantez, qu'on fe portoit en leur honneur [c]. Mais fi

[a] Sympofiarcham, regem, magiftrum convivii. Vid. *Plut.* fympof. *Cat.* de feneêt. *Cic.* in Verrem. Modimperatorem.. *Varro.* | b *Efther*, c. 1. v. 8. | c Vid. *Rof.* antiq. Rom. l. 5. c. 30.

l'on ajoûte encore, que le vin dans ces feſtins-là mêmes ne ſe bûvoit pas toûjours pur, puiſqu'on le mêloit d'eau ſur la fin du repas, comme on l'a fait remarquer ; il ſera encore vrai, que les grands bûveurs de l'antiquité, bûvoient peut-être beaucoup moins, qu'on ne fait aujourd'hui. Il faut pourtant en excepter les débauchez, ſemblables à ces habitans de *Thrace*, notez d'infamie dans l'antiquité, qui noyerent leur roi *Lycurgue*, parce qu'il défendoit de boire le vin pur ; ou parce qu'il fit arracher les vignes dans tous ſes états, pour arrêter les débauches énormes de ſes ſujets [a].

Tant d'attentions de la part des payens dans l'uſage du vin, tant de précautions & de préceptes pour l'accommoder aux beſoins du corps, ſans qu'il intéreſſât ni la vertu, ni la ſageſſe ; tant de meſures enfin, forment-elles un préjugé favorable pour le vin, aux jours de jeûne des chrêtiens ? Ne ſeroit-il pas plus éxact de penſer du vin, par rapport au jeûne, ce qu'un des plus ſages du paganiſme en penſoit, par rapport aux maladies ? Qu'étant,

[a] *Plutarch*. de Poet. utilit. *Lactant*. apud *Scacch*. de ſalubr. poui, p. 210.

pour

pour les pénitens, comme pour les malades, une boisson rarement utile, & souvent dangereuse, les chrêtiens feroient une sage pénitence de se le défendre en temps de jeûne. Le vin, dit *Ciceron*, n'a que des avantages trompeurs ; il est rare qu'il fasse du bien, & il fait presque toûjours du mal. Il est donc plus raisonnable de n'en point boire du tout, pour éviter un mal certain, que d'en prendre quelquefois, pour se procurer un bien, qui n'arrive presque jamais : *Vinum prodest rarò, nocet sapissimè : melius est non adhibere omnino, quàm spe dubia salutis in apertam perniciem incurrere* ª.

a *Cicero*, de natur. deorum, l. 3. p. 437.

CHAPITRE VII.

De la nature de la bierre, *& du* cidre.

L'AMOUR du vin a fait estimer tout ce qui lui ressemble, & les hommes séduits par l'attrait de cette liqueur, auroient crû la vie malheureuse, s'il avoit fallu la passer sans boire quelque chose de vineux : *Tanta vini dulcedo , ut magna pars non aliud vitæ præmium intelligat* [a]. C'eſt pourquoi, il n'eſt fruit, graine, ou légume, dont ils n'ayent eſſayé de titer du vin, ou dequoi s'enivrer : *Adeo ut nihil (homo) intentatum reliquerit , ut ebrietatem incurrat* [b].

L A BIERRE.   Mais de tous ces vins *factices* , que l'intempérance & la volupté ont inventez, il n'en eſt point de plus ancien, ni de plus répandu dans le monde, que la *Bierre* [c], puiſqu'elle a pris la place du vin, preſque par tout où il n'y a point de vignes. La paſſion pour cette boiſſon a même été en certains pays, juſqu'à y expoſer les habitans à mourir de faim, tant ils avoient envie d'en boire ; car mettant tous leurs grains en bierre, ils avoient à peine dequoi ſe faire du pain, & s'expoſoient par là aux malheurs affreux de la famine [d]. Il y eut donc des réglemens pour en modérer l'uſage [e], comme *Domitien* en fit autrefois pour faire couper les vignes , dont l'abondance faiſoit qu'il reſtoit trop peu de terre pour ſemer du bled [f].

a *Plin.* l. 14. p. 157. | b *Schookius* , de cerviſ. p. 198.
c *Baccius* , de vinis , p. 352. | d *Id.* p. 23. | e *Id.* ibid.
f *Sueton.* in Domit. c. 7.

Les *Egyptiens* paffent pour les inven-
teurs de la *bierre* : par où on pourroit
foupçonner, qu'elle feroit à peu près
d'auffi ancienne date que le vin. Elle
paffa aux *Ethiopiens*, aux *Grecs*, aux
Efpagnols, & enfin aux *François* a. C'eft
le *Zithum* des Egyptiens, le *vin d'orge* b des Grecs, le *cervifia* des Latins, le
cedrea des Efpagnols, le *bera* des Fla-
mans c, & peut-être le *ficera* des Hébreux d.

Il eft pourtant certain, qu'il y avoit
une grande différence entre la bierre
des Egyptiens, & celle des fiécles poftérieurs, telle qu'on la boit en Allemagne, en Angleterre, & en France e.
L'ancienne bierre ne fe préparoit qu'a-
vec l'orge, qu'on laiffoit macérer, fe
pourrir, & fe fermenter dans l'eau,
fans l'aide du feu, & fans houblon f.
C'étoit par conféquent une boiffon manifeftement mal-faine, indigefte, &
capable de tous les maux, qu'attribuoient à cet aliment liquide g d'anciens médecins h, parce qu'ils trouvoient dant la bierre, à boire & à manger tout-à-la-fois. Depuis ces temps,

a *Baccius*, p. 17. *Plin.* l. 32. | b *Arift.* probl. Athen.
l. 1. c. 30. | c *Dodin.* | d *Bacc.* de vin. p. 353. | e *Nonn.*
p. 485. | f *Schook.* p. 188. | g Carnalis cibus. | h *Cælius
Aurelian.*

N ij

on y a fait entrer des grains capables de l'atténuer, & de la rendre moins pesante, comme le bled & l'avoine *a*. D'autres ont crû, que les lupins & la racine de *siseris*, la rendoient aussi meilleure, ou plus saine :

Sectaque b præbetur madido sociata lupino,
Ut pelusiaci provitet pocula Zithi c.

Mais la bierre a passé pour une boisson grossiére & barbare, tant que l'orge & le bled seuls l'ont composée : *Potu qui ex frumento & hordeo fit, utuntur barbari d*. Les *Moscovites* y ont ajoûté l'avoine *e*, & d'autres des pommes, des poires, & de semblables fruits *f*, pour la rendre meilleure. Mais rien ne l'a si heureusement perfectionnée, que la fleur de houblon ; car par ce mêlange la bierre devient amére, apéritive, amie de l'estomac, & de tous les viscéres *g*. Ce seroit donc de l'ancienne bierre, qu'il faudroit entendre tout le mal que les auteurs disent de la bierre, comme d'une boisson indigeste, lourde, propre à embarrasser le sang, à l'épaissir, & à tout boûcher. Un poé-

a *Nonn.* p. 487. *Schook.* p. 194. 198. | b Radix siseris. | c *Columel.* georg. 1. 10. | d *Geopon. Bass.* 1. 8. c. 34. | e *Schook.* p. 198. | f *Baccius*, de vin. p. 354. | g *Nonn.* p. 487. *Schook.* p. 190.

te [a] d'Angleterre, où on la travaille si
bien, n'en parle pas mieux :

Nescio quòd stygiæ monstrum conforme
  paludi,
Cervisiam plerique vocant, nil spissius illà
Dum bibitur, nil clarius est dum mingitur :
  unde
Constat, quod multas faces in ventre relin-
  quat.

Mais ce poéte êtoit normand : peut-
être auroit-il mieux parlé du cidre. En
effet, si *Galien* [b], *Dioscoride* [c], & les
Italiens, se sont déclarez contre la bierre, *Simeon Sethi*, & d'excellens auteurs
plus modernes, instruits par conséquent
des correctifs qu'on a employez, pour
en faire une boisson agréable & utile ;
ces auteurs [d], dis-je, l'ont disculpée,
& l'ont mise au rang des boissons,
dont la santé a peu de chose à craindre.
(Ce n'est point que la bierre ne puisse
causer des maux ; car on l'accuse de
faire des coliques [e], des vents, des
fluxions [f], & des maux de téte [g] ; de
donner enfin, la galle & la lépre [h].)
Mais on prétend, que ces désordres

a *Henricus Abrincensis.* | b Lib. 6. de Medic. simpl. fa-
cult. | c Lib. 11. c. 89. | d *Manardus, Villanovanus, Car-*
danus. | e *Fien.* de flatib. | f *Schook.* p. 191. | g *Galen.*
de Medic. simpl. facult. | h *Dioscorid.* l. 11. c. 89.

viennent, ou de mauvaises bierres, ou de l'excès qu'on en fait. Car enfin, la santé, la longue vie [a], l'embonpoint [b] de ceux qui boivent ordinairement de la bierre, la bonne nourriture [c] qu'elle fournit, le lait qu'elle augmente dans les nourrices [d], le peu de goutte & de gravelle qui s'observe [e] dans les pays, où on en fait la boisson ordinaire ; tant d'avantages réels, & non contestez, méritent qu'on lui fasse grace sur des inconvéniens, que la négligence ou la débauche occasionne. On ne craint point de lui reprocher, qu'elle enivre [f] plus dangereusement que le vin : mais aussi ne faut-il pas s'en enivrer. L'accusation, dont on la charge, de donner des ardeurs d'urine, d'échauffer les reins [g], de grossir la pierre en ceux qui l'ont ; cette accusation est certainement plus grave, & mieux fondée : car c'est un fait [h] connu, que les habitans de *Brunsvic* sont fort sujets à tous ces maux ; de sorte qu'il n'est nulle autre part, tant de maux de vessie, ni tant de gravelle : mais la force, la san-

a *Mund* p. 342. | b *Ibid Sebif* p. 1148. | c *Nonn.* p. 188. | d *Schook* p. 197. | e *Id.* p. 191. *Sebif.* p. 1145. | f *Schook* p. 182. | g *Id* p. 191. *Palmar.* de pomac. p. 75. | h *Placotom.* de cervii. *Schook.* p. 385. *Palmar.* p. 74.

té, le courage des Allemans & des gens
du nord, où on ne boit que de la
bierre, tout cela doit la difculper mer-
veilleufement, dans l'efprit de ceux qui
feront équitables, & fans paffion ; qui
en reconnoîtront fes défauts, fans lui
contefter fes bonnes qualitez. Peut-
être même, (c'eft la réfléxion d'un fage
& favant auteur *a*) la vie en feroit-
elle plus longue, fi la bierre prenoit la
place du vin ; car la liberté d'ufer du
vin pour boiffon ordinaire, eft devenue la caufe de tant d'infirmitez *b*, qui
accablent les hommes.

Le *Cidre* a beaucoup moins d'antiquité, que la bierre. Un auteur *c*, qui
a êtudié à fond l'origine & la nature
de cette boiffon, prétend en faire remonter l'invention jufqu'aux *Cantabres*,
qui en avoient auffi l'ufage. C'eft en
tirer l'origine de bien loin. Mais quelle
apparence, qu'un peuple fi groffier, &
fi mal-adroit, fe foit avifé de travailler
du cidre,

Cantabrum indoctum juga ferre noftra *d*.

lui qui vivoit d'eau de fon, groffiére-

LE
CIDRE.

a *Turneb.* de vino, p. 26. |b *Ibid. Palmar.* de pomac.
Schook. de falubr. potu, in præfat. | c *Palmar.* de po-
mac. *Vid* etiam *Mappum.* de chocolata, p. 36. *Caldir.*
de heredia tribun. Medic. magic. p. 466. | d *Horat.* l. 2.
carm. od. 6. v. 2.

ment préparée, ou d'une forte de *pain de chien*, qui a retenu dans l'antiquité le nom de *Cantabre* [a] ? Le terme latin *pomacium*, paroît même nouveau ; & quoique *Pline* parle de boiffons qu'on tiroit des pommes & des poires, *è piris malorumque omnium generibus* [b], le mot de *pomacium* ne s'y trouve pas. Un ancien auteur [c] du feptiême fiécle, paroît la défigner en parlant du *ficera* des Hébreux, qu'il interpréte d'une forte de fuc de pommes ; mais il ne lui donne pas le nom de *pomacium*. Un favant médecin d'Italie [d] parle d'un *vin de cérifes*, qu'on prépare en certains pays ; mais il ne dit pas un mot du vin de pommes, quoiqu'il parle de la boiffon ordinaire des normans : il dit au contraire, qu'ils ufent de bierre, & qu'ils ne boivent de vins, que ceux qu'on leur apporte d'ailleurs [e]. Ceci n'eft pas fans fondement ; car il n'y a pas deux cens ans, qu'on ne beuvoit que de la bierre à Rouen [f] ; & on trouve dans les anciens monaftéres & châteaux du voifinage, d'anciens veftiges de brafferies [g] : marques certaines que

[a] Cantabrum quafi canabrum, puls canina. Vid. *Fabr.* Thefaur. | [b] *Plin.* l. 14. p. 147. | [c] *Ifidor.* orig. | [d] *Baccius*, de vin. p. 353. | [e] *Id.* p. 359. | [f] *Palmar.* de pomac. p. 38. | [g] *Id.* ibid.

la bierre faiſoit anciennement, la boiſſon ordinaire de ce pays.

L'origine des normans confirme cette conjecture ; car ce ſont des peuples
qui viennent originairement du nord,
où on a bû de la bierre de tout temps [a] :
*Eſt & occidentis populis ſua ebrietas fruge
madida* [b] ; car c'eſt de la bierre , qu'on
doit entendre [c] ce paſſage. On ſait encore l'eſtime que la médecine a fait de
tout temps des pommes , & de leur ſuc,
pour guérir des maux opiniâtres , ſur
tout les affections mélancoliques [d] : on
ne trouve cependant nulle part , qu'il
ſoit fait mention de cidre ; & peut-être
ſeroit-ce de ces ſucs de pommes préparez par la pharmacie , qu'on devroit
entendre le mot de *ſicera* dans *Iſido-
re* [e] , ſi ce mot ſe prenoit quelque part
pour un ſuc de pommes , & s'il ne s'in-
terprétoit pas en général d'une boiſſon
enivrante [f].

Mais à l'antiquité près , cette boiſſon s'eſt fait une aſſez belle réputation ;
car les inconvéniens , dont on la ſoup-
çonne , ſont beaucoup au-deſſous des
avantages qu'on en promet [g]. On ne

a *Schook.* paſſim. | b *Plin.* l. 14. p. 160. | c *Vid.* eru-
ditiſſ. *Hard.* hîc. | d *almar.* de pomac. p. 43. | e *Origin.*
l. 20. | f *Suicer.* Theſaur. Eccleſiaſt. in hac voce. | g *Pal-
mar.* de pomac.

N v

croit pas trop dire à son avantage, en avançant qu'elle est fort amie du sang, dont elle imite la nature [a], parce qu'elle est douce, tempérée, & humectante [b]. On ajoûte, qu'elle le nourrit, & le multiplie abondamment ; têmoin les ouvriers, ausquels elle suffit avec un peu de pain ; têmoin encore les nourrices [c], dont le lait devient abondant, & d'excellente qualité, par son moyen. C'est pourquoi, un savant médecin [d] conseille de faire boire du cidre aux nourrices des princes. Le *cidre* fait encore plus, il est aliment & reméde tout-à-la fois ; car il engraisse, répare & purifie le sang en même temps. Ce même auteur l'a éprouvé sur lui-même, & sur d'autres malades, en des cas presque desespérez. Il accommode sur tout, suivant lui, les personnes maigres, menacées de consomption, ou prêtes d'y tomber [e]. On le tient enfin préférable au vin, qui échauffe en desséchant ; au lieu que le cidre ranime le sang en humectant les viscéres. En lui donc se trouve dequoi entretenir la fluidité des liqueurs, & la souplesse des parties solides [f], deux conditions essentielles à

a *Palmar.* p. 39. | b *Ibid.* p. 42. | c *Ibid.* p. 44.
| d *Ibid.* | e *Pag.* 40. | f *Id.* p. 68. 39.

une boisson salutaire. Ainsi le foye n'a rien à craindre du cidre *a*, tandis que le vin le dessèche *b*. Les nerfs en souffrent aussi peu, & l'estomac *c* nerveux, comme il est, s'en accommode : c'est pourquoi la goutte fuit d'aussi loin le cidre, qu'elle suit de près l'usage du vin. On a même remarqué, que le cidre pur réussit autant & plus sûrement en boisson, que le vin bien trempé *d*. Une marque enfin de la préférence que mériteroit cette boisson, c'est qu'il n'en est pas de composées, ausquelles on s'accoûtume si facilement *e*. Les maux, s'il en vient, n'arrivent que quand le cidre est mal-fait, mêlé d'eau en le préparant, on composé avec de mauvaises pommes pourries, ou aigres : encore celles-ci ne rendent-elles pas le cidre absolument mal-faisant *f* ; car pourvû qu'elles ne dominent pas, elles le rendent rafraîchissant, & en font par ce moyen une boisson d'été *g*, utile aux bilieux. Mais ce qui releve plus que tout ceci l'excellence du *cidre*, quand il est pris dans sa boite *h*, c'est qu'il convient à tout âge, & à tout sexe.

a *Ibid.* p. 66. | b *Konig. Regn. veget.* p. 66. | c *Ibid.* p. 41. *Mund.* p. 332. | d *Palmar* passim. & p. 41. | e *Ibid.* p. 62. | f *Ibid.* p. 62. 63. | g *Gontier*, p. 54. | h *Pag.* 52.

Les enfans [a] & les femmes s'en accommodent, parce qu'il ne nuit ni à la croissance des uns, ni à l'embonpoint des autres. Les adultes, & les vieillards, n'en ont rien à craindre, parce qu'il prévient le desséchement en ceux-là, & qu'il le retarde en ceux-ci ; têmoin ces huit vieillards, dont parle le chancelier *Bacon* [b], qui se trouvoient tous gais & vigoureux, chacun à l'âge de cent ans ou environ, pour s'être régalez de cidre toute leur vie.

LE POIRÉ.   Le *Poiré*, est une autre sorte de *vin fruitier* [c] : l'on en tiroit encore un des dates du temps de *Pline*, qui fait mention de l'un & de l'autre [d] : mais de ces deux, il ne nous reste que le *poiré*, qni est bien moins estimable que le cidre [e], parce qu'il trouble la digestion, & qu'il cause des vents [f] : c'est pourquoi on le condamne à ne paroître, que sur les tables des gens de travail ; & on le défend aux personnes délicates [g], à cause qu'il les resserre [h] trop, & qu'il produit en eux des obstructions. Tout ceci est fondé, sur ce qu'on le croit plus pésant & plus froid [i], que le cidre. Mais

[a] Pag. 54. | [b] Verulam. Fr. *Baco*, hist. vit. & mort.
[c] Vinum fructuarium. *Konign.* regn. veget. p.
[d] Lib. 14. c. 16. | [e] *Mund.* p. 333. | [f] *Mund.* ibid.
[g] *Palmar.* p. 73. | [h] *Mund.* p. 333. | [i] *Palmar.* p. 70.

puifqu'on le trouve [a] femblable en qualité au vin blanc, tous les mauvais effets, dont on le charge, ne viendroient-
ils pas de ce qu'il feroit plus vineux
que le cidre ? Car on fait qu'il enivre [b]
comme le vin, par la raifon que les
poires font plus fucrées & plus vineufes, que les pommes. Ce fera par ces
raifons, qu'il fera plus mal-faifant que
le cidre ; car on fait que le vin blanc
eft plus dangereux à la fanté, que le
rouge : on l'appelle même *vin mâle*,
parce qu'il a quelque chofe de plus puiffant, que le rouge ; il fond, par éxemple, davantage les humeurs, & charie
plus fur la veffie. Ce feroit donc la co-
pie d'un affez mauvais original, qu'une
liqueur vineufe qui reffembleroit au vin
blanc : auffi convient-on que le *poiré*
eft moins fûr pour la fanté, parce qu'il
remplit les veines de fucs *fermentatifs* &
turbulens, qui occafionnent des coliques, des cours de ventre [c], &c.

a *Id.* ibid. | b *Gontier*, p. 100. | c *Id.* ibid.

CAHPITRE VIII.

De la bierre, & du cidre, par rapport au jeûne.

CE sont des liqueurs qui enivrent facilement, & dès là elles sont à craindre dans les jours de jeûne ; car c'est ce que les péres craignoient principalement de la boisson : *Ab ebrietate* [a] *metuo*, disoit saint *Basile* ; & par cette raison, ils craignoient les pommes, & les fruits vineux, comme sont les poires, *à pomis cæterisque sorbitiunculis judicant temperandum* [b]. C'est donc se tromper de croire, qu'en renonçant au vin en jeûnant, on puisse s'accorder librement l'usage des boissons vineuses, qu'on tire des fruits : *Sunt etiam qui vinum ita non bibunt, ut aliorum expressionem pomorum, aliosque liquores exquirant* [c]. C'est une opinion insensée, dit un pére de l'Eglise, de croire qu'on puisse dédommager la sensualité, en lui accordant des liqueurs vineuses, & toutes préparées pour faire plaisir, tandis

a *S. Basile*, orat. 2. | b *Jul. Pom.* de vit. contin, c *S. August.* serm. de temp.

qu'on lui refufe le vin : *Multi vinum ingeniosè imitantur, fuamque cupiditatem factitiis quibufdam potionibus confolantur.... quod fatuum valde arbitror* [a]. Parce qu'enfin, le jeûne n'interdit pas feulement le vin, mais tout ce qui enivre, ou qui charme : *In vini enim ufu, non à vino tantùm, fed ab omnibus quæ accipientes inebriant, vel ab aliis quæ non etfi ebrietatem, fuavitatem certè percepta conciliant, abftinebit* [b], &c...

Ces raifons ne font pas fans fondement : car outre que les payens attribuoient à *Bacchus*, (ce dieu fenfuel, cette divinité débauchée) l'origine de la bierre [c], ils convenoient eux-mêmes de tous les mauvais & honteux effets, qui fuivent l'ufage des liqueurs qui enivrent : *Hinc furiales fomni, & inquies nocturna, præmiumque fummum ebrietatis libido portentofa, jucundum nefas* [d]. On ne manquera pas de dire, que ces inconvéniens ne regardent que l'abus de ces boiffons : mais c'en eft un, que la licence de les boire pures ; car en cela fe trouve l'art malheureux de s'enivrer, de ce qu'on ne croit que de l'eau :

[a] *S. Greg. de Nyff.* ferm. in princip. jejun. | [b] *Jul. Pom.* | [c] *Eufebe*, de præp. evang. l. 2. c. 2. | [d] *Plin.* l. 14. p. 159.

Non cessat ebrietas, meros quippe hauriunt tales succos : nec diluendo, ut vina mitigant. Heu mira vitiorum solertia ! Inventum est quemadmodum aqua inebriaret [a]. La bierre sur tout, dont on se défieroit peut-être le moins, est autant & plus dangereuse que le vin. Voici comme en parle un évêque d'Angleterre [b] : *Cum Cerere & Baccho lis est, sed in cervisia quæ apud nos vincit, regnat, imperat, prævalet Ceres, &c.* Et un autre auteur non moins connoisseur, puisqu'il étoit d'un pays où on boit communément de la bierre, dit [c] expressément, que la forte bierre, *cerevisia potentior*, enivre autant que le vin, & soûleve davantage les passions. Une raison tirée de la physique, doit le faire comprendre. La bierre, du consentement de tous les médecins, pousse beaucoup par les urines ; & par cela seul, elle doit se faire craindre aux personnes chastes. Mais l'observation d'un médecin célébre [d] doit en convaincre, par les suites honteuses [e] qu'elle attire à ceux qui s'en servent ; & c'est ce qu'on doit naturellement attendre de

a *Plin.* l. 14. c. ult. | b *Joan. Salisburiensis*, epist. 266. | c Vid. *la Dissert. sur l'hemine*, p. 251. | d *Palmar. de vino*. p. 75. | e Gonorrhææ genus affert.

ces flatuositez [a], que la bierre produit ordinairement.

Que penser d'ailleurs pour un temps de jeûne, d'une boisson comme la bierre, qui nourrit si étrangement [b], & qui produit un embonpoint prodigieux ; puisque les hommes du monde les plus puissans [c], tels que sont les habitans du nord, sont des beuveurs de bierre ? C'est que cette boisson ne soulage pas seulement la soif, mais elle satisfait encore la faim [d].

Il est vrai qu'on ne trouvera pas tous ces fâcheux inconvéniens dans le cidre ; mais c'est une boisson flatteuse, faite pour la volupté. Sa vertu d'égayer les esprits, de chasser la mélancolie, d'engraisser le corps, de le remplir autant que feroit la chair de bœuf ; ses rapports enfin, & sa convenance avec le vin, tout cela fait-il une boisson de pénitence ?

Le poiré y est aussi peu conforme ; car étant plus vineux, enivrant davantage, & étant plus flatueux que le cidre, il rassemblera en lui ce que les péres font le plus craindre de tout ce qui ressemble au vin.

<hr>

a *Schook.* p. 185. | b *Mund.* p. 342. *Sebif.* p. 1147,
| c *Ibid.* p. 1148. | d *Nonn.* p. 488.

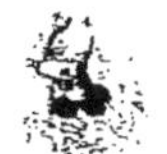

Ajoûtons, que les boiſſons vineuſes
ſont nuiſibles & contraires, ou mal aſ-
ſorties, par rapport aux effets qu'on
s'en promet : C'eſt, dit-on, pour faciliter les *digeſtions*, & les *ſécrétions*, dans
nos corps. Mais tout ce qui tient du
vin y eſt peu propre, & le vin n'y eſt
favorable, qu'autant qu'il eſt foible,
ou bien trempé [a]. C'eſt par cette raiſon, que le vin pur, ou trop fort, gâte
la digeſtion, & que les médecins anciens & modernes, donnent la préférence pour la ſanté aux vins qui ſont
légers, & peu nourriſſans [b].

Comment en effet les liqueurs vineuſes aideroient elles à la digeſtion, puiſqu'aucun *diſſolvant* naturel, pour parler
vulgairement, ne devroit être vineux ?
C'étoit, diſoit-on, un *eſprit urineux*,
que le levain qui ſéparoit dans le cerveau l'*eſprit animal*. Un *acide* devoit é-
paiſſir dans la ratte le ſang, que l'*alkali*
de la bile auroit trop développé dans le
foye. Un autre *acide* (car on en avoit
à commandement) devoit modérer l'action de la bile, pour aſſaiſonner le chyle dans les inteſtins. Un *précipitant* devoit ſéparer l'urine dans les reins[c]. Le
levain enfin de l'eſtomac, deſtiné, com-

a *Palmar.* de pomac. p. 41. | b Oligophora.

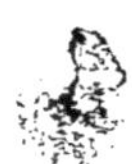

me il êtoit, pour agir fur tant de différens matériaux, êtoit un amphibie,
un levain neutre, tenant de tout, horf-
mis du vin ; car perfonne ne l'en a foupçonné. Eh ! en quoi en effet lui auroit-
il reffemblé, puifque le fang d'où feroient fortis ces *diffolvans* ou *levains*,
s'il en êtoit dans nos corps, ne reffemble à rien moins, qu'à du vin ? Car
c'eft de l'*analogifme*, qu'on a effayé d'é-
tablir entre celui-ci & le fang, que font
venues tant de fauffes & dangereufes
idées, tant de fyftêmes ruineux en médecine. En effet, l'on s'eft vû trompé,
tant qu'on a prétendu faire paffer le
fang pour une liqueur imparfaite, laquelle femblable au *moût*, auroit eu befoin de fe dépurer par le temps, & la
fermentation. Toutes ces idées empruntées des liqueurs fermentatives, telle
qu'eft encore la bierre, n'ont fervi qu'à
embarraffer la phyfique de *levains* & de
fermens, auffi peu réels, qu'inutiles. On
a donc été contraint de reconnoître,
que le fang êtoit une liqueur qui fe
perfectionne *a* fans *levain*, & qui fe dé-
pure fans *effervefcence* ; qui eft fimple,
douce *b*, laiteufe, & incompatible avec

a *Cockburn*. œcon. p. 31. | b *Louver*. biblioth. ana-
tom. tom. 2. p. 91.

les sels, dont on le croyoit composé.
L'*alkali* qu'on y trouve, n'y vient que
par l'action du feu, qui en est l'auteur,
& le pére ; & l'*acide* qu'on y a cherché
avec tant de soin, ne s'y trouve a jamais. Ce fut une prétention creuse &
systématique, qui a passé pour ridicule dans le monde littéraire, & que les
meilleurs observateurs ont confondue b.
Le sang est une liqueur non salée naturellement, qui s'exhale & s'évapore,
sans laisser que tres-peu de *terrestreitez*,
ou de *tête morte* ; le peu qui en reste
par l'*analyse* chymique, est une créature du feu. La *transpiration* journaliere
qui se fait du sang, en est une preuve
incontestable ; car cette sorte d'*analyse*
& de *distillation*, où le feu n'a point de
part, le fait évaporer, sans qu'il en reste
rien.

On s'est mieux trouvé de comparer
le sang au lait, & de le comprendre
sous l'idée d'une liqueur douce, chy-
leuse ; en quoi on s'est confirmé, parce
que tout ce qui est doux & laiteux nourrit davantage, & plus utilement ; que
le chyle lui-même est un lait, puisque
le lait des nourrices n'est qu'un chyle,

a *Cockburn.* p. 37. | b *Pitcarn.* Dissert. p. ult. | c *Boyl.*
hist. sangu. p. 19.

& que la lymphe fine & fpiritueufe qui remplit les nerfs, eft douce, exemte de tout fel, telle enfin, que le feu ne peut la coaguler *a* ; mais fi peu reffemblante à un efprit ardent, que l'efprit-de-vin la coaguleroit peut-être, comme il paroît le faire dans les gouteux, & comme on le voit fixer & coaguler *b* le fang lui-même.

Le vin donc, & tout ce qui lui reffemble, eft moins favorable, qu'on ne penfe, aux befoins de la vie ; le plaifir plûtôt que la néceffité, lui a fait un fi gros parti dans le monde ; le palais féduit par la douceur de ce fuc enchanteur, a perfuadé les hommes, naturellement fenfuels, qu'une boiffon, pour être utile, devroit être flateufe & piquante ; & l'on a crû, que ce n'êtoit pas boire, fi on ne bûvoit quelque chofe qui agaçât le goût, & qui piquât la langue : *Noftrorum hominum palato nullus fapor nifi acer & mordax placet, ut nifi puncti fint, bibiffe fe nefciant* *c*.

Mais cela ne répond, ni à l'intention de la nature, ni à la pratique de nos péres, qui donnoient la préférence à l'eau : En effet, on apperçoit en elle

a *Bellin.* opufcul. | b *Royl.* hift. fangu. p. 12. 21.
| c *Turnebus*, de vino, p. 22.

un principe de fécondité, qui devroit la juſtifier dans l'eſprit de ceux, qui la croyent ſans force, & ſans action. C'eſt dans les eaux que naiſſent les plus grands des animaux ; & la terre ne produit pas tant de prodigieux arbres, & de ſi nombreuſes plantes, que dans les endroits où les eaux l'arroſent, ou la pénétrent. Pour appliquer à préſent ce principe aux beſoins de la vie, jamais elle ne fut plus longue, ni plus ſaine, que dans les ſiécles où on ne bûvoit que de l'eau ; & jamais les hommes ne furent ſi vigoureux, & ſi puiſſans, qu'avant la découverte, ou l'uſage ordinaire du vin [a]. Ce n'eſt pas, qu'on ne ſe ſoit ſervi de vin il y a long-temps ; mais on en uſoit peu, & rarement, plûtôt comme d'un reméde [b], que comme d'une boiſſon ; & il ſeroit encore tel, ſi la coûtume n'en avoit corrompu l'uſage. Les Grecs furent grands, & puiſſans, tant qu'ils ne bûrent que de l'eau [c] ; & les François d'aujourd'hui ſeroient auſſi hauts, & auſſi grands que les auteurs [d] nous les décrivent, ſi, comme alors, ils ne bûvoient que de l'eau [e]. Les Gaulois fu-

a *Ibid.* paſſim. | b *Barcius*, de vinis, p. 13. 15. *Turnebus*, de vin. p. 26. | c *Homer.* paſſim. | d *Cæſar. Tit. Liv. Ammian.* | e *Turneb.* de vino, p. 22.

rent tels , tant qu'il n'y eut en France ni pommiers , ni vignes , c'eft-à-dire, jufqu'à *Jules Céfar* ᵃ. On y en planta peu de temps après lui : Eh ! plût à Dieu que l'édit de *Domitien*, qui les fit arracher des bords de la feine , eût fub-fifté. Mais l'empereur *Probus* les per-mit ; & on en vit à Paris fous *Julien l'a-poftat* ᵇ , qui fut d'abord proconful des Gaules , puis proclamé enfuite empe-reur ᶜ. Jufques-là cependant , le mal n'êtoit qu'à demi fait ; car on fut en-core quelque temps ᵈ , fans faire du vin en France ; & les François , ou leurs voifins , paffoient toûjours pour de puif-fans corps d'hommes ; têmoin les bourguignons , qu'un auteur appelle des hommes de fept pieds ᵉ. Mais le vin devenu enfin journalier , diminua du volume des corps , à mefure qu'il affoiblit les fantez ; & de là , plus que de toute autre caufe , feroit venu l'ac-courciffement de la vie. Les enfans par-tageant les vices des péres , & expiant leurs fautes , devinrent moins grands ; parce que le vin durciffant les os , & defféchant les nerfs , arrêtoit leur croif-

a *Id* ibid. | b *M. de la Mare, traité de la police*, p. 70. 72. 75. 76. | c *Ibid.* en 360. | d *Turnebus*, de vino, p. 22. | e Septipedes, *Sidon.*

fance, & avançoit leur vieilleſſe. Ce
fut un feu ſecret, plus capable d'avancer les corps, que de les perfectionner:
ſemblables à ces fruits précoces, qu'u-
ne chaleur étrangere précipite, ſans les
meurir. Les paſſions s'allumérent donc
avant le temps ; l'incontinence forma
les mariages ; & les ſexes trop avancez, ſe preſſérent trop tôt de peupler
le monde : mais ce ne furent plus que
des ébauches de corps, ſi on oſe le
dire, que ces productions prématurées,
ſi on les compare aux enfans de ces
anciens gaulois, dont la raiſon plûtôt
que l'incontinence, & la réfléxion plûtôt que le crime, faiſoit des péres *. On
voit encore aujourd'hui parmi les nations qui ſe paſſent de vin, que les enfans ne deviennent pas ſi-tôt péres,
mais qu'ils demeurent plus long-temps
jeunes : *Apud Germanos vini ignaros ſera
juvenum venus eſt, & inexhauſta puber-
tas.* Il ne faut pas s'étonner après cela,
ſi on a oſé avancer, qu'il n'eſt pas de
vin innocent, *ego vinum nullum inno-
cens puto* [b] ; & de ſages loix [c] devroient
en réprimer l'abus [d], puiſque c'eſt un
ennemi domeſtique, & un poiſon fami-

a *Turnebus*, de vino paſſim. | b *Id.* p. 21. | c *Traité de la
police*, p. 580. &c. | d *Turneb.* de vino, p. 21.

lier,

lier, qui va à déranger la raison, *vi-num nostrum obumbrat prudentiam* [a], &
à altérer la santé. En effet, sans se
borner au goût, qu'il enchante, il passe plus loin ; car il saisit insensiblement
l'esprit, & gagne le cœur. C'est même
une sorte de poison, qui mene à la fureur : car c'en est une, que la passion
d'aujourd'hui avec laquelle on boit le
vin ; plûtôt, ce semble, pour allumer
ses sens, que pour soulager ses ennuis :
Quòd venenum vinum sit arguunt insa-nia [b]. Dira-t-on, qu'on en boira so-
brement ? Mais c'est souvent un excès,
de s'accorder rarement une chose, qu'il
faudroit peut-être s'interdire pour toûjours : *Ecquis lineas non transilit in eo,
cujus quotidie cyathum gustasse propè ni-mium sit* [c] ? Puis donc que le vin est si
peu nécessaire, & moins encore naturel à
l'homme ; puisqu'il est même contraire
à sa santé, qui ne s'accommode que de
ce qui est doux,

> *Nil.., ... committere venis*
> *Nil nisi lene decet* [d].

reste à conclure, qu'il est encore moins
convenable à l'esprit du jeûne, & de
la pénitence.

[a] *Athen.* p. 43. | *Turneb.* de vin. p. 27. | [c] *Ibid.* p. 22.
| [d] *Horat.*

Tome II.   O

❀❀❀❀❀❀❀❀❀❀❀❀❀❀❀❀❀❀❀❀❀

CHAPITRE IX.

De l'usage du thé.

IL semble qu'on se soit tout permis pour se donner le plaisir de boire, car on s'est laissé prendre à tout ce qui pouvoit y attirer ; de sorte que la crainte même de s'empoisonner, ou de prendre des boissons mortelles ou dangereuses, n'a pû sur ce sujet retenir les hommes : *Alia irritamenta excogitantur, ac bibendi etiam causâ venena conficiuntur* [a]. C'est ce que la multiplicité des boissons, que le luxe des Romains avoit introduit, fit dire à Pline, qui comtoit déja de son temps au moins 195. sortes de boissons différentes : *Quantò in potu ingeniosior vita apparebit, ad bibendum generibus centum nonaginta quinque excogitatis* [b] ? Seroit-on moins bien fondé aujourd'hui à faire les mêmes plaintes, contre cette varieté dangereuse, de tant de liqueurs ardentes, aussi mortelles, & autant multipliées qu'autrefois, dont on s'empoisonne aujourd'hui ? Ce n'est pour-

a *Plin.* l. 14. p. 158. | b *Ibid.* p. 161.

tant point de celles-là qu'on entreprend de parler ici ; car, outre qu'on
veut croire qu'on s'interdira, du moins
en Carême, ces boissons, autant contraires à la santé, que funestes à la
vertu, on se renferme à ne traitter que
de celles, que la mode a mises de tous
les repas, & que des gens sages & re-
glez d'ailleurs, s'accordent journellement.

C'est du *thé*, du *café*, & du *chocolate*
qu'on va parler ; de ces liqueurs barbares ou étrangeres, que la coûtume
toute seule a naturalisées. Car, le
monde toûjours, & par tout seduc-
teur, n'offre pas moins au *Méxique* &
à la *Chine* qu'en *Europe*, des pieges à
la santé, & des écueils à la vertu ; de
sorte que la découverte d'un nouvel
hemisphere, est devenue celle de nouveaux dangers pour l'une & pour l'autre. Les Romains burent à la grecque,
& se perdirent ; les François boivent
en Arabes & en Chinois, n'est-ce
point adopter un goût barbare ? Peut-
on n'en rien craindre ?

C'est du moins une chose dont on
pouvoit se passer, que l'usage habituel de ces boissons, puisqu'on s'en
étoit toûjours passé : la volupté donc

aura plus servi à les établir, que l'utilité. C'est pourquoi l'on demande la place qu'on doit, ou qu'on peut donner à ces boissons en Carême ? On en jugera par l'histoire qu'on en va faire.

Le thé est la boisson des Chinois, parmi lesquels elle ne paroît pourtant pas fort ancienne, puisque les voyageurs n'ont commencé d'en parler qu'en 1578. Une autre preuve que leurs ancêtres ne l'ont point connu, c'est que parmi les caracteres, ou lettres hieroglyphiques *a*, qui composent leur écriture, il ne s'en trouve aucune dans leurs plus anciens livres, pour exprimer le thé. La coûtume de boire chaud *b*, aura peut-être donné occasion à la découverte du thé, ou du moins à la réputation qu'il s'est faite ; car cette coûtume est ancienne dans le monde, puisqu'elle étoit commune chez les Grecs & les Romains, auxquels l'eau chaude étoit devenue délicieuse. C'est de là, dit *Varron*, qu'on appella *calix*, le vaisseau dans lequel on boit, parce qu'on buvoit chaud : *Calix à calido, quòd in eo calidum bibebant c*. De là vient encore l'usage des

a *Vvorm. Muf.* p. 165. | b *Mappus*, de potu calide sparsim. | c *Varr.* l. 4. de ling. latin.

gobelets de terre, qu'on préferoit alors
à ceux de cristal & de verre, parce
qu'ils resistoient mieux à l'eau chaude,

Nullum sollicitant hæc, Flave, toreu-
mata furem,
Et nimium calidis non vitiantur aquis [a].

Ce plaisir de boire chaud étoit tellement du goût public à Rome, que les
empereurs le défendoient dans les
temps de deuil & d'affliction. C'est
pourquoi *Caligula* ayant perdu sa sœur,
fit défendre au peuple d'aller boire de
l'eau chaude au cabaret, sur peine
de mort : *Quidam ob aquam calidam ven-*
ditam impietatis reus factus, & à Caio
trucidatus fuit [b]. Il alla jusqu'à faire abbattre les cabarets, où l'on donnoit à
boire de l'eau chaude : *Cauponum ta-*
bernas in quas coeuntes potabant, demoli-
tus est... ne quis aquam calidam vende-
ret, in quosdamque contra delinquentes
animadvertit [d]. Car il y avoit des maisons qu'on nommoit *thermopoles*, principalement à cause de l'eau chaude
qu'on y vendoit [d], & il y avoit une
ordonnance de police, qui défendoit
d'ouvrir ces cabarets avant quatre heu-

a *Martial.* epigr. 61. l. 12. | b *Dio. Cass.* l. 59. | c *Id.*
l. 60. | d *Tul. Pollux.* l. 9. c. 6.

O iij

res : *Ampelius Romæ præfectus statuit, ne taberna ante horam quartam aperiretur* [a], *&c.* Leur goût pour l'eau chaude alloit si loin, qu'ils chargeoient de coups de bâton un garçon de cabaret, qui ne leur auroit pas apporté de l'eau chaude assez diligemment : *Ita sunt inter eos severi vindices deliciarum, ut si aquam calidam tardiùs attulerit servus, trecentis affligi verberibus juberetur* [b]. Ce n'est point qu'on ne bût des liqueurs & du vin dans les *thermopoles*, comme on le voit en plusieurs endroits de *Plaute* [c], mais l'eau chaude y tenoit le premier rang, & c'est de quoi il paroît qu'on faisoit plus d'excès [d] ; la plus chaude étoit même apparemment la plus délicieuse, puisqu'on s'en brûloit le gosier.

———————— *Termopotasti gutturem.*
————— *Absorbui, nam mihi nimius*
Calor comburebat gutturem [e].

Mais il falloit que cet inconvenient fit partie du plaisir, puisque, comme on vient de le dire, on rouoit de coups un valet qui ne se hâtoit pas, appa-

a *Ammian. Marcel.* l. 28. | b *Ibid* | c *In curcal. in milit. in pseudol.* | d *Plaut.* in Trinummo. | e *In milit.*

remment parce qu'il n'auroit pas fervi l'eau bouillante.

Les Grecs êtoient dans ce même ufage, car *Ariftote* beuvoit toújours chaud ; & *Athénée* [a] rapporte, fur la foi de ce philofophe, qu'on fe fervoit d'une eau chaude, où on avoit fait bouillir des aromats, pour fe préferver de l'ivreffe. Voilà donc une eau chaude analogue, ou reffemblante au thé, d'autant plus qué les Perfans ajoûtent au thé, de l'anis & du girofle. Or, ces ufages de boire chaud êtant plus anciens que celui du thé, il n'eft pas impoffible qu'ils ayent paffé à la *Chine*, où on aura découvert cette boiffon ; dans la *Floride*, où l'on boit une femblable liqueur [b] ; dans la *Laponie*, où l'on ufe d'une infufion de bayes de genievre [c] ; en *Arabie* & en *Turquie*, où l'on prend tant de café ; dans le *Mexique* enfin, où l'on prodigue le *chocolate*. Quoi qu'il en foit, l'ufage du thé n'eft venu en Europe, que dans le treiziéme fiecle [d]. Il y fut mal reçû d'abord, car un médecin [e] Danois, de réputation, s'échauffa fort contre cette boiffon ; & craignant pour

[a] Lib. 11. | b *Mundius*, p. 353. | e *Ibid*. p. 354. | d *Mappus*, de potus calidi generibus *Dusen*, p. 245. e *Simon Pauli*.

la vie des hommes, qu'il prévoyoit être menacée, si on s'y accoûtumoit; il déploya toute l'amertume de son zele contre le thé, dont il demanda par un écrit [a] fait exprès, la destruction & la ruine, aux puissances, aux magistrats & aux princes.

Les Chinois en ont eu bien meilleure opinion; ils y ont cru quelque chose de divin [b]. Ils en ont fait le plus précieux de leurs présens, & leurs rois se faisoient honneur de le servir aux hôtes, après l'avoir préparé de leurs propres mains [c]. Le prix du thé à la Chine est une autre preuve du cas qu'on en fait; car depuis un *louis*, qui est le prix du médiocre, il y en a qu'on paye jusqu'à 100. 150. & 500. livres la livre [d]. Aussi l'auteur Danois a-t-il été mal écouté, l'usage a prévalu; & un médecin célebre de Hollande [e] s'est autant répandu en éloges en faveur du thé, que le Danois s'étoit épuisé en injures contre lui. D'autres sont entrez dans cette querelle, & ont solidement justifié le thé.

Une chose cependant qui a tenu

a De abuſu thee. | b *VVorm. Muſ.* p. 165. | c *Tulp.* obſ. p. 381. | d *Id.* p. 353. *Dufour*, p. 229. *Tavernier.* anonym. aut. Sinæ & Europ. | e *Bontekoe*, elem. de medec.

quelques favans en défiance contre lui, a été l'incertitude où l'on étoit fur fa nature ; fa condition étant mal établie, on ne favoit *a* fous quel genre le ranger, d'arbriffeau ou de plante. En tout cas on prétendit, que ce n'étoit pas la peine de courir au loin, à la Chine, ni aux Indes, chercher de quoi faire nos boiffons, *pocula... quibus admifcetur quidquid nutrit India, quidquid devehitur herbarum quibus Creta generofa eft* *b* ; que la *bétoine* *c* renfermoit en Europe autant, & plus de vertu, que le thé des Chinois, puifqu'elle feule étoit un fpecifique à 47. maladies *d* différentes. On ajoûta que le thé n'étoit qu'une même plante avec le *piment royal* *e*, dont les Chinois s'étoient avifez de compofer leur eau de thé ; eau auffi peu digne de fervir de boiffon, que le feroit une eau d'étuves & de bains, *aqua balnearia* *f*. Qu'enfin la vertu du thé lui étoit moins propre, qu'à une forte d'eau de la Chine qu'on fervoit à la table des princes, qui faifoit tout fon prix, & à l'odeur des taffes dans lefquelles on le fervoit dans

a Voyez *Sim. Paul.* paff. | b *Macrob.* faturn. l. 7. | c *Sim. Paul.* p. 36. | d Vid. *Ant. Muf.* libell. de Beton. e *Sim. Paul.* | f *Id.* p. 37.

ce pays [a]. C'étoit infinuer que les taffes des Chinois faifoient fur l'eau, ce que la myrrhe faifoit à Rome fur le vin ; elle l'embaumoit, & en faifoit un vin aromatique & délicieux :

Si calidum potas, ardenti myrrha falerno
Convenit, & melior fit fapor inde
mero [b].

Qu'il étoit donc du thé, comme des bierres de certains endroits, qu'il faut aller boire fur les lieux, pour les trouver excellentes ; qu'il faudroit, par conféquent, aller à la Chine, pour éprouver toutes les vertus merveilleufes du thé [c]. Mais on eft revenu de ces défiances, on s'eft affuré que le thé eft un arbriffeau [d], de la taille de nos grofeilliers, ou de nos rofiers, lequel croît à la Chine, au Japon, &c. On en cueille les premieres feuilles, qu'on trie l'une après l'autre, & qu'on choifit les plus tendres & les plus mollettes. C'eft une autre adreffe que celle de les fécher à propos ; & c'eft à quoi fert aux Chinois un vaiffeau particulier qui y eft deftiné [e]. On a encore découvert

a *Id.* p. 47. 50. | b *Martial,* | c *Sim. Paul.* p. 52. | d *Maptus,* p. 4. *Dufour.* p. 225. *Mundius,* p. 352. e *Nieuhoff.* c. 30. 32.

la calomnie qui attribuoit aux tasses les vertus du thé, parce qu'on a sû que ces sortes de tasses odoriférantes, ne sont pas entre les mains de tous les Chinois, & qu'ils en ont aussi de bois [a], dans lesquelles le thé est aussi bon, & autant efficace. On a encore vérifié, qu'il êtoit aussi peu possible de croire, que chacun des Chinois pût avoir de cette eau merveilleuse, qu'on apporte de loin à *Pequin;* qu'ainsi les vertus du thé se communiquoient à quelque eau que ce fût, puisque tous les Chinois s'en louent également. Mais ce qui détruit parfaitement la calomnie, c'est qu'ils font souvent leur thé dans le vin, dans le lait, & dans l'eau de ris [b].

La seule chose qui rend le thé plus efficace, c'est quand il est d'un bon crû, & nouveau; car il perd beaucoup de son mérite dans l'esprit des Chinois, lorsqu'il a plus d'un an [c], au lieu qu'ils le croyent admirable, lorsqu'ayant été cueilli au printemps, l'on s'en sert peu de mois après. Il est aussi des provinces d'où on tire le meilleur, tel qu'est celui du *Japon* [d]; & dans ce-

a *Mapp.* de pot. thé, p. 26. apud *Mapp.* | b *Martin.* p. 135. | c *Mappus*, p. 41. | d *Tulp.* obs. p. 385.

lui - ci , il faut encore préférer celui qu'on nomme *impérial* [a], qui est proprement la fleur [b] du thé , qu'on conserve pour la bouche de l'empereur, & dont on voit peu en Europe , où il est aussi destiné pour la table des rois, tant pour son excellence, qu'à cause de son prix excessif ; car il est [c] de 500. liv. la livre à la Chine, & plus du double à Paris.

D'autres distinguent le *thé noir* d'avec le *thé verd*. Le premier est moins précieux, plus commun, plus astringent, & flatte moins le goût. L'autre est plus délicat, plus leger, & plus agréable [d]. Mais un célebre voyageur [e] donne un moyen aussi sûr que facile, pour ne se point méprendre au thé. Il dit que le commun teint rouge , que le médiocre teint jaune, & que l'excellent teint verd. En tout cas, il n'est pas de thé absolument mauvais, s'il en faut croire l'auteur [f] qui en a le plus employé ; car s'il est moins bon , il est toûjours sans danger [g] , profitable même , pourvû qu'on en mette infuser une dose un peu plus forte , pour en

a *Mappus*, p. 17. | b *Dufour.* | c *Tavernier* dans *Mappus* | d *VVorm. Muf.* p. 165. *Mund.* p. 352. *Tulp.* p. 380. | e *Tavernier.* | f *Bontekoe*, elem. de medecin. p. 203. | g *Mappus*, p. 51.

tirer une teinture plus chargée. Mais quand bien même cette teinture seroit foible, ce seroit au moins une boisson chaude, dont la santé s'accommoderoit, à l'exemple des décoctions de *gayac*, du vin & de la bierre, qu'on ordonne aussi de boire chauds en certains cas [a]. On fait craindre [b] encore que le thé ne soit frelaté par les Chinois, qui sont avares, intéressez & malins, ou qu'ils ne nous envoyent un marc de thé, dont ils auroient tiré une premiere infusion. Mais il faudra entrer dans la même défiance, sur tout ce qui nous vient des pays étrangers [c] & lointains : c'est donc pousser trop loin la défiance, & outrer le soupçon. On sait, d'ailleurs, assez à quoi s'en tenir sur les fourberies qui se pourroient faire dans les marchandises étrangeres ; on a des regles làdessus, il suffit de les suivre, pour se garantir de la tromperie.

Mais quelle force, dit-on, est-il possible d'attendre raisonnablement d'une petite portion de thé dans beaucoup d'eau ? Peut-on s'en promettre plus de vertu, que d'un lavage d'eau

a *I.l.* de potu calido. | b *Sim. Paul.* p. 54. *VVorm. Mus.* p. 165. | c *Mappus*, p. 51.

chaude [a] ? L'observation suivante ruine absolument cette objection.

Un *gros* ou une *dragme* de thé communique au moins un tiers de son poids à l'eau [b] ; ce sont, par conséquent, 20. grains d'un *volatil huileux* par chaque *gros* de thé ; 160. grains , ou deux *gros* & 40. grains par onze ; quatre onces . enfin, par conséquent, de *volatil* par chacune livre de thé qu'on peut attendre. Mais l'*Opium* , ce remede si efficace , & l'un des plus riches mixtes en *volatil*, n'en fournit que six onces au plus par chacune livre [c], & cela paroît prodigieux. Le thé pourra donc aussi passer pour un remede d'une tres-grande vertu , d'autant plus que le *volatil* du thé , se séparant sans l'aide d'autre chaleur que de celle d'une sorte de *bain-marie* , se sublimant d'ailleurs si promtement au cerveau , passant si facilement dans les nerfs , se mêlant si naturellement, & avec si peu de trouble ou d'agitation avec les esprits [d], doit être des plus parfaitement *déphlegmez* , des plus fins, des plus legers , & des plus *étherez* ; comparable par con-

a *Hannnemann.* ephem. nat. cur. germ. dec. 11. ann. 5. obs. 103. schol. | b *Mappus*, de potu thé, p. 44. | c *V. Pitcarn.* dissert. p. 117. | d *Dufour*, p. 267.

féquent, en fa maniere, à la fineffe, & la ténuité des parties de l'opium. Or, fi un grain de l'opium eft équivalent en puiffance & en force, à 60. grains d'un autre volatil *a*, il en fera peu au deffus de celui du thé. C'eft auffi pourquoi le thé, comme le café, endort *b* quelques perfonnes, tandis qu'il en éveille tant d'autres, parce que tous les volatils affoupiffent *c*, êtant donnez en une forte dofe *d*. Or, le volatil du thé peut tenir lieu d'une forte dofe de volatil, fi le corps où il fera reçû eft replet, & abondant lui-même en volatil; car celui-ci fe fublimant, à l'occafion du thé, au cerveau, il affoupira par cette raifon, au lieu d'éveiller : en effet, ce font les perfonnes échauffées, & trop repletes, que le thé affoupit. Mais c'en eft affez pour montrer que le thé n'eft, ni méprifable, ni indifférent : auffi le loue-t-on pour mille bonnes qualitez qu'on lui attribue *e*. Il paffe pour un des meilleurs *céphaliques*; pour un *cordial* naturel, pour un *diurétique* admirable, parce qu'il eft également utile au cerveau, à la poitrine, à l'eftomac, & à tous

a *Pitcarn.* 116.] b *Dufour*, p. 268. | c *Pitcarn. ibid.* | d *Ibid.* | e *Mappus*, p. 30.

les principaux visceres [a]. Toutes ces bonnes qualitez lui viennent, de ce qu'il est comme l'exterminateur des acides, qui font, ou entretiennent les maladies, *acidorum destructor* [b]. En effet, l'infusion de thé émousse & adoucit la *crème de tartre* [c], elle préserve le lait de *coagulation*, ou l'en délivre, lui conservant, ou lui rendant sa fluidité [d]. Ajoûtez qu'il n'est partie dans le corps qu'il ne soulage ; il rafraîchit la bouche, il tempére les intestins, il délaye le sang, il nourrit la chaleur naturelle, il fortifie le cerveau, il préserve tous les sens, c'est pourquoi il est si peu de sourds & d'aveugles à la Chine [e]. C'est pour la même raison encore, que les Chinois le prennent sans mesure [f], & sans en rien craindre pour l'estomac, qui s'en trouve plus fort, & plus propre à la digestion [g], ni pour les reins, qui n'en font pas affoiblis, ni pour la vessie, qui n'en souffre aucun relâchement. Pourquoi, en effet, s'affoibliroit-elle par la présence ou le volume de l'eau de thé, elle qui est accoûtumée, & desti-

a *Mund.* p. 353. | b *Mappus*, 32. | c *Bontekoe*, p. 171. | d *Ibid.* p. 171. | e *Ibid.* 180. | f *Dufour*, p. 231. g *Ibid.* p. 279.

née à servir comme de reservoir à une eau chaude [a] ? Mais la preuve que les reins & la vessie n'en souffrent pas, c'est qu'on ne voit, ni pierre, ni gravelle à la Chine [b]. Il n'est pas moins recommandable pour la guérison d'autres maladies ; il diminue l'asthme [c], soulage les phthisiques [d], adoucit la goute [e], affermit les reins [f], fortifie la mémoire [g], modere l'épilepsie [h], guérit l'apopléxie [i], arrête la fiévre [k], appaise la soif, modére le chaud, & dissipe les frissons ; enfin, il prévient l'hydropisie [l]. C'est qu'il est peu de choses qui flattent aussi agréablement les nerfs que le thé, ou qui conservent mieux aux parties solides, leur ressort & leur force ; & il n'est guere de délayans qui détrempent plus utilement les liqueurs, ou qui leur fournissent un véhicule plus sûr [m].

On l'accuse d'échauffer ; mais que craindre d'une chaleur douce & vaporeuse [n] ? D'autres disent qu'il desséche [o] ; mais quoi de plus sûr pour humecter, que l'eau ? On ajoûte qu'il

a Bontekoe, 158. | b Vuorm. p. 165. | c Ib. | d Dufour, p. 143. | e Id. 287. | f Bontekoe, 190. | g Vualdsmith opera 130. | h Id. 134. | i Id. 136. | k Bontekoe, 199. | l Ibid. | m Mappus, p. 32. | n Dufour, p. 266. | o Ibid. 267.

cauſe des flux d'urine ; mais on l'a vû auſſi les modérer, en affermiſſant les reins, & en arrêtant le ſang *a*, qui s'échapoit par ces voyes. On trouve donc dans le *thé* l'agréable & l'utile, puiſqu'il plaît autant qu'il ſoulage. Doit-on après cela s'étonner, s'il a tant d'attraits pour ceux qui l'ont une fois goûté *b*, & s'il forme en eux des panchans invincibles pour lui ? Une auſſi douce habitude engage à des retours, & l'on aime un joug qui charme les cœurs, & qui gagne les volontez ; c'eſt dominer ſans violence ; c'eſt aſſujettir ſans contrainte.

a *Bontekoe*, p. 190. | b *Kircher*, Chin. illuſt p. 180.

CHAPITRE X.

De l'uſage du Café.

NOus tenons le *Café* des *Arabes*, & ils en ſeroient en poſſeſſion depuis ſept à huit ſiécles, ſi le *bunk* d'*Avicenne* & de *Rhaſes* (tous deux médecins arabes) étoit véritablement le *café*, comme on l'avoit crû d'abord *a*. Mais deux autres médecins, voyageurs

a Vid. *Nairoui*, de potu *café*, p. 26.

célébres, *Alpinus* [a], & *Veslingius* [b], conviennent que le *café* ne s'appelle pas en orient *bunk*, mais *bon* ou *ban*; & ce n'est qu'à une mauvaise traduction d'*Avicenne*, qu'il faut se prendre de cette méprise [c]; comme de beaucoup d'autres, que la mal-habileté des traducteurs a répandu dans les écrits de ce savant homme [d]. Quoiqu'il en soit, le *café* comte deux siécles au plus d'antiquité en *Turquie* [e] : du moins y étoit-il encore inconnu au milieu du treizième siécle [f]. Les *Egyptiens* le connoissoient en 1518 [g]. & il vint en *Europe* au commencement du dix-septiême, comme on le voit par la lettre d'un voyageur [h] célébre, qui mandoit à Rome en 1615. qu'à son retour de Constantinople, où il étoit, il enseigneroit à prendre du café [i]. · Il fut long-temps à passer en France; car il n'y avoit point encore de cabarets à café dans Paris en 1662. de sorte que ceux qu'on y voit aujourd'hui, n'y sont que depuis 25. ans, quoiqu'ils soient plus anciens à Londres, où il

a De medic. Ægypt. l. 4. c. 3. | b Not. ad Prosp. Alp. c. 16. | c Mahpus, p. 1. & 2. Nairon. p. 18. 19. | Vid. Coving. Introduct in artem med. | e Dufour. p. 19. | f Mappus, p. 13. | g Dufour, p. 20. | h Petr. de S. Vall. | i Mappus, p. 12.

y en avoit il y a 50. ans [a]. On le connoît à préfent en Dannemark, & en
Suéde [b] ; mais il n'eft encore guére
en ufage en Allemagne, qu'à la cour
des princes [c]. *Profper Alpin*, & *Veflin-
gius*, font les premiers qui l'ont introduit en *Europe* : mais on ne fait qui
en a fait la premiere découverte en
Arabie. Le hazard qui a valu tant de
bons remédes à la médecine, aura
peut-être donné occafion à celui-ci.
C'eft du moins une tradition [d] établie
en Turquie, qu'un cas fortuit décou-
vrit la vertu du *café*. Ils racontent,
qu'un berger dans l'*Arabie* heureufe,
fut furpris de ce que fes chévres bon-
diffoient plus qu'à l'ordinaire, & de-
meuroient éveillées toutes les nuits,
qui fuivoient les jours pendant lefquels elles avoient pâturé en certains
endroits. Il communiqua fa furprife
à des moines chrêtiens de fon voifinage, lefquels excitez par la rareté
de l'événement, éxaminérent les fortes d'herbes que ces chévres brou-
toient ; & ils remarquerent, que c'ê-
toient des arbriffeaux, dont le fruit
produifoit cet effet. L'envie prit au

a *Ibid.* p. 13. | b *Mollenbroc*, de Arthritid. vag. c. 13.
| c *N. a. pus*, p. 13. | d *Naironi*, de pot. *café*, p. 15.

fupérieur [a] du couvent d'en eſſayer ;
& ayant reconnu que ce fruit tenoit
ſes religieux éveillez, pendant l'office
de la nuit, il en êtablit l'uſage, dont
le ſuccès paſſant du voiſinage dans
toute l'*Arabie*, donna cours au *café*,
& le fit eſtimer de tout le monde. Les
Turcs reconnoiſſans de ce bon office,
font tous les jours de leur vie des prieres pour ces moines [b], & ils n'en parlent qu'avec reſpect.

Quelques-uns voudroient tirer de
plus loin l'uſage du *café*, prétendant [c]
que le *jus nigrum*, ou le bouillon noir
des *Lacédémoniens*, êtoit du café. Ils ſe
fondent ſur la réputation de ce breu-
vage, qui alloit ſi loin, qu'un roy de
Sicile prit à ſes gages, & mit dans ſa
maiſon un cuiſinier Lacédémonien,
pour lui préparer ce ragoût [d]. Mais le
mauvais accueil que ce prince fit à ce
mets, prouve qu'il n'êtoit rien moins
que du café ; car il le recracha ſur le
champ, & maudit le ragoût, que le
cuiſinier ne juſtifia, qu'en diſant qu'il
n'êtoit ſi méchant en *Sicile*, que parce
que les principaux aſſaiſonnemens de
ce mets, ne ſe trouvoient qu'à *Lacédé-*

a *Id*. ibid. | b *Id* ibid. | c *Mund*. p. 351. | d *Plu-*
tarch. p. 237. *Bruyerin.* p. 98.

mone ; c'étoit le palais d'un *Sparte*, fa vie laborieufe, & fa frugalité [a]. Mais il devoit être d'ailleurs un horrible ragoût, fuppofé qu'il ait été l'ἀιμάτια [b] des Grecs, qui étoit un compofé liquide de fang, avec d'autres ingrédiens bizarres, femblable à celui de nos boudins [c], *edulium fanguiculum*; & cet horrible bouillon étoit connu d'*Athénée* [d] :

Lacedæmone fi fueris, ejus civitatis legibus Obtempera....
Nigro jufculo fruere.

Il a dû être auffi horrible, s'il étoit leur *hypofphagma* [e] cité encore dans *Athénée*, & le plus affreux des mets, puifque ce n'étoit qu'un dégoútant mêlange de chair, de fromage, &c. détrempé avec le fang de bouc [f], ou plûtôt de féche [g] ; car les interprétes l'appellent, *encre de féche : Sepiæ atramentum* [h].

On ne peut donc raifonnablement confondre le *café*, avec ces affreux bouillons noirs des *Lacédémoniens*, ou des *Grecs* ; d'autant moins, que le *café*

a *Ibid.* | b *Jul. Pollux*, 1. 6. onom. | c Farciminis genus. *Tufan.* Lexic. | d Lib. 2. | e *Mund* p. 351. | f *Ibid.* | g *Lijter.* in Apic. p. 128. | h *Id.* ibid.

eſt encore aujourd'hui aſſez peu d'u-
ſage parmi les *Grecs* [a], qui s'accommodent mieux du vin.

On s'eſt partagé ſur le genre, ſous
lequel on devoit ranger le *café*. Quelques-uns trompez par ſa reſſemblance, l'ont crû une ſorte de fêve : d'autres mieux inſtruits, croyent que ce
n'eſt pas la graine d'un légume, mais
le fruit d'un arbriſſeau. Ce dernier ſentiment a prévalu [b].

Le *café* eſt commun en Egypte, &
ſi familier en Turquie, qu'il tient lieu
de vin [c], qu'il fait les délices des riches, & la principale ſubſiſtance des
artiſans, des pauvres, & des ſoldats
qui ſe nourriſſent [d] de quelques taſſes
de café. Il y paroît même ſi néceſſaire
à la vie, qu'un mari s'engage par ſon
contrat de mariage, d'en fournir à ſa
future épouſe [e]. C'eſt qu'outre qu'il
rend la vie plus ſupportable par la joye
qu'il inſpire, & la ſérénité qu'il donne à l'eſprit [f], il nourrit beaucoup,
donne du courage, & de l'embonpoint [g]. C'eſt pourquoi, les Turcs ſont
gras en prenant force café, & les Grecs

a *Dufour*, p. 189. | b *Naironi*, *Dufour*, *Mappus*.
c *Dufour*, p. 106. | d *Mappus*, p. 26. *Dufour*, p. 28.
e *Dufour*, p. 100. | f *Id. paſſim.* | g *Ibid.*

font maigres en bûvant du vin [a] pur ; & par une femblable raifon , il engraiffe les fcorbutiques [b]. Il doit ces bons effets , à la vertu qu'il a d'adoucir les liqueurs, de les deffaler, & d'en abforber les *acides* [c] ; pàrce qu'il eft naturellement farineux , *alkalin* , par conféquent propre à empâter , & à concentrer ; mais il eft encore amer , & le feu en fait un *alkali* [d] véritable , propre à brifer les *acides*. Ceci le fait un peu craindre aux bilieux [e], aux atrabilaires, & aux perfonnes maigres [f] , parce qu'il eft en effet defféchant : mais pour prévenir les inconvéniens qui pourroient en venir, on tient en orient, qu'il ne faut pas prendre le café à jeun [g] ; de forte, qu'il faudroit, fuivant la maxime du pays , *avaller fon bouton* [h] , fi on n'avoit rien autre chofe à manger avant le café. Les orientaux apportent encore deux précautions, pour le rendre moins defféchant : en quelques endroits, ils boivent le *forbet* [i] devant , ou après le café , pour en tempérer l'ardeur ; & dans les cafez publics, où on pourroit

a *Id.* p. 189. | b *Mollenbroc.* c. 13. de arthrit. vag. c *Dufour*, p. 120. | d *Id* p. 114. | e *Mund.* p. 352. f *VVillis*, de potu café, p. 329. | g *Mappus*, p. 41. h *Dufour*, p. 26. | i *Id.* p. 101.

se laisser aller à l'excès de cette liqueur, il y a des valets qui ont soin
de distribuer aux bûveurs, des graines
de melon *a*. Il paroîtroit d'ailleurs,
que la chaleur desséchante n'est pas si
étrange dans le café, puisqu'il devient un reméde à quantité de maux,
ou d'accidens de maladies, qu'on impute communément à l'excès du feu.
Il rafraichit, par exemple, en été *b*,
il appaise la soif *c*, il guérit les fiévres *d*, il prévient l'hydropisie ; car
il n'en fut jamais moins en Angleterre *e*, que depuis qu'on y prend du
café. Il est d'ailleurs le correctif du
vin, (si sujet à dessécher le foye, le
poûmon, & les nerfs) car il des-
enivre *f*, il dissipe l'assoupissement,
guérit les maux de tête, & donne autant de liberté à l'esprit, que le vin
lui apporte de trouble & d'agitation.
Quelques-uns trouvent, qu'il a quelque chose de dur & d'âpre, capable
de froncer les nerfs, ou de les bles-
ser ; mais on l'adoucit *g*, en y mêlant du lait, & ce mêlange le rend
même propre à la poitrine. Les orien-

---

a Mappus, p. 30. | b *Id.* p. 33. | c *Dufour*, p. 154.
| d *Ibid.* p. 112. 156. | e *Mappus*, p. 59. | f *Naironi*,
p. 48. *Dufour*, p. 114. | g *Mappus*, p. 55.

taux ne connoiffent pas cet artifice innocent ; mais les médecins François [a], qui en font les auteurs ; l'employent utilement, & ont trouvé le moyen d'empêcher le lait de fe coaguler en le *cafetant*, & d'en faire ainfi continuer l'ufage à des perfonnes, aufquelles jufques-là le lait avoit été infupportable [b]. Mais indépendamment de ce correctif, il foulage encore plus d'une forte de maux ; il prévient la goutte [c] : c'eft pourquoi il y en a fi peu en Turquie [d], où l'on en fait un ufage journalier. Il tarit les fluxions [e]; & par cette raifon, on ne mouche & ne crache [f] dans les pays, où le café eft familier : apparemment, parce qu'étant excellent pour l'eftomac [g], il épargne beaucoup de cruditez, qui font les fources ordinaires de ce qu'on appelle *pituite*. Il eft encore un puiffant diurétique [h], propre par conféquent à délivrer le fang des férofitez, qui entretiennent les fluxions. Enfin, c'eft un fondant lent, mais efficace, qui conferve le fang dans fa fluidité, & l'empêche de féjourner, de croupir,

a *Mappus*, p. 53. | b *Dufour*, p. 143. &c. | c *Mappus*, p. 59. | d *Naironi*, p. 49. | e *Id.* p. 44. | f *Sim. Paul.* de abuf. thée, p. 46. | g *Mappus*, p. 56. | h *Id.* p. 60.

de s'aigrir, & de faire des obstructions [a]. Par une même raison, il conserve les dames en santé, & les préserve de pâles couleurs [b], & de pareils accidens. Son amertume, enfin,
le rend autant ami du foye, que le
vin lui est contraire ; car il défend la
bile contre l'aigreur qui la corromt : &
par la même raison, prévient, ou guérit les cours de ventre [c].

Cependant, parmi tant de rares
qualitez, & dans un siécle si prévenu
en faveur du *café*, on l'a soupçonné
d'une malignité secrete [d]. Mais *Veslingius*, qui fait mention de cette prétendue malignité, assure que les Egyptiens ne s'en sont jamais apperçû : *De
latente in coava malignitate nec mihi, nec
aliis qui in Ægypto degerunt, suspicio nata unquam fuit.* Nonobstant cette dé-
claration, M. *Duncan*, tres-célébre &
tres-savant médecin [e] d'Allemagne,
a entrepris dans un ouvrage [f] fait exprès, de découvrir au public cette
maligne vertu, que le *café* cache, &
qu'il est toûjours prêt d'éxercer sur
toutes les nations, si on continue de

a *Id* p. 57. | b *Alpin*. de med. Ægypt. 1. 4. c. 3.
| c *Dufour*, p. 136. | d *Vesling*. epist ad P. Kircher. *Sim.
Paul* p. 33. | e M. *Duncan*. | f *Avis salut. contre l'abus,
&c. du café, &c.*

s'y livrer, au point qu'on a fait jusqu'ici. C'est un ouvrage aussi passionné contre le *café*, que l'est celui [a] de *Sim. Pauli* contre le thé. Mais, n'en déplaise à ces illustres auteurs, ces deux ouvrages paroissent également injustes, & outrez. Ils accusent le *café* & le thé de crimes, qu'ils ne prouvent pas ; & ce qu'ils disent en général contre l'usage de l'un & de l'autre, ne pourroit s'avancer au plus, que contre une licence la plus effrénée, & contre l'abus le plus outré de tous les deux. M. *Duncan* a senti cet excès en finissant [b] son ouvrage : c'est pourquoi, il rassure son lecteur contre tout ce qu'il a dit de desobligeant, ou de méprisant contre le *café*, &c. Il avertit donc, qu'il ne faut pas pourtant croire que le *café*, &c. soit un poison, (c'est que son livre paroîtroit en effet avoir été fait pour l'en rendre suspect) ; parce qu'il n'attaque que l'abus des liqueurs chaudes, lesquelles ont d'ailleurs leurs utilitez. Il falloit établir ces utilitez, & les faire valoir, pour ne rien laisser perdre à la médecine, des avantages dont la providence la favorise, & ménager, au

a De abusu tabaci & thée. | *b* Pag. 277.

profit de la santé, tous les secours qui se présentent. On aura occasion de suivre cette pensée contre M. Duncan, quand on aura parlé du chocolate; car comme son livre est aussi contre lui, ce sera la place naturelle des réfléxions qu'on se propose de faire, sur les accusations impitoyables de ce savant & agréable auteur, contre toutes ces liqueurs.

Mais il y a une accusation qui regarde uniquement le café, & que M. Duncan n'a point inventée; car elle vient de plus loin, puisque c'est la plus ancienne, la plus universelle & la plus fâcheuse qu'on ait formée contre lui. C'est la tache originelle du café; car il est venu en Europe avec cette mauvaise réputation : c'est celle de rendre les hommes impuissans, & les femmes infécondes. Le soupçon est atroce & intéressant; car que deviendroient les familles, les états & tout le monde? Cette accusation toute seule devroit attirer au café un anathême universel, si elle étoit bien prouvée. M. Duncan l'entreprend foiblement, & M. Sim. Pauli, ne rapporte qu'une mauvaise histoire là-dessus, plus propre à réjouir, qu'à instruire.

P iij

Il tient, dit-il, cette prétendue histoi-re d'*Olearius*, fécrétaire d'ambaffade en Perfe ; mais elle tient plus du comte que de l'hiftoire [a].

En effet, aucun autre voyageur [b] ne l'a rapportée, quoi qu'elle foit affez finguliere, pour mériter place dans une rélation. Nous lui ferons donc la même juftice que tous les hiftoriens [c], qui gardent là-deffus un parfait filen-ce. On trouve même dans leurs écrits quelque chofe de contraire à cette hiftoire ; car ils nous apprennent, que les *Perfes* ne font point débauche de café, dont ils ufent rarement [d], mais qu'ils s'abandonnent à l'eau de vie [e]. Il fera donc plus vrai-femblable, que l'indifférence des hommes viendroit plûtôt en Perfe, de l'excès de l'eau de vie, que du café, fi l'on fe reffouvient, que la paffion pour l'eau de vie éteint l'inclination pour le mariage. Les peu-ples enfin, qui ufent le plus du café, comme ceux du *Caire* [f] en *Egypte*, font autant riches en enfans, qu'aucune autre nation. S'il eft vrai d'ailleurs, comme l'ont dit les premiers auteurs [g],

a *Sim. Paul.* p. 46. | b *Mappus*, p. 64. | c *Dufour*, p. 199. | d *Id.* 204. | e *Id.* 205. | f *Id.* 199. *Map-pus*, p. 64. | g *Alpinus*, *Veflingius*.

qui ont mis le café en réputation,
qu'un des meilleurs effets de ce breu-
vage, foit de préferver les femmes de
pâles de couleurs, & de pareils inconvéniens du fexe ; rien certainement ne
fera fi propre que lui, à préparer des
femmes & des meres. Or les femmes
Egyptiennes, & les femmes *Arabes* ufent
de café, fur tout, dans les temps
des couches, où ces inconvéniens fe-
róient plus à craindre ; & c'eft peut-
être pour une raifon pareille, qu'une
femme en *Turquie* oblige fon mari,
en l'époufant, à lui fournir [b] fuffifamment du café : on ne croit donc pas
en orient, que le café rende les femmes infécondes. Eh ! comment leur
rendroit-il un fi mauvais office, lui
qui paroît fait en leur faveur, puifqu'il les garantit de la plûpart des
maux, aufquels leur fexe les expofe ;
lui, fur tout, qui affure leurs fantez [c]
pendant leurs couches contre les tran-
chées, & contre tant d'autres accidens,
qui les menacent dans ces dangereufes conjonctures ?

Il faut pourtant convenir, que le café

a *Alpinus*, med. Ægypt. l. 4. c. 3. *Dufour*, p. 126.
&c. | b *Dufour*, p. 100. | c *M. de la Clofure. Dufour*,
p. 127.

P iiij

paſſe pour un remede contre l'incontinence [a]. La lettre écrite de Malthe [b]
au cardinal *Brancaccio*, à la louange
du café, portoit, qu'il rabattoit le feu
des paſſions, & qu'il aidoit à la continence. Des perſonnes obligées de la
garder par leur êtat, prétendent en
avoir reçû de grands ſecours. On a
même crû, qu'il ſe voyoit moins de
maladies honteuſes à Paris, depuis que
le café y êtoit en vogue, comme ſi
depuis ce temps, la débauche y êtoit
devenue moins fréquente. Faſſe le ciel,
que cette obſervation ſe confirme!
Mais cela ſuppoſé, le café en ſeroit-il
tant à blâmer? Car alors il modére-
roit cette paſſion, il la régleroit ſans
la détruire, & la ſoûmettroit ſans l'é-
teindre. Il reſteroit donc ſuffiſamment dans les ſexes dequoi ne ſe pas
haïr, ils auroient ſeulement moins dequoi ſe paſſionner. La paſſion donc
les uniroit moins que la raiſon, parce
que le corps ſeroit aſſujetti. Ainſi, ce
ne ſeroit plus une inclination honteu-
ſe, qui engageroit les cœurs; l'amitié
ſeule, & l'eſtime en feroient les plus
doux liens. Les mariages, par conſé-

_a_ Antivenereum eſt, *Ettmuler*, comment. in Ludo-
vic. | b *Naironi*, p. 42. 43.

quent, deviendroient plus raisonnables, les sociétez mieux assorties, &
les états plus heureux.

A Dieu ne plaise, cependant, qu'on
voulût excuser dans le café une vertu
meurtriere ! Car que seroit-ce autre
chose, qu'anticiper le crime, & avancer le meurtre, que de s'opposer à la
naissance des hommes, puisqu'il n'est
pas plus criminel de procurer la
mort, que d'empêcher de prendre vie ?
Car si c'est être déja homme, que d'ê-
tre prêt de naître ; c'est le tuer, que
d'en éteindre le principe, puisque c'est
détruire un fruit, que d'en ruiner le
germe : *Homicidii festinatio est, prohibere*
non nasci, nec refert natam quis eripiat
animam, an nascentem disturbet. Homo est
qui est futurus, etiam fructus omnis jam
in semine est [a].

a *Tertul.* c. 9. apolog.

****

CHAPITRE XI.
Du chocolate.

ON refuseroit presque au chocolate le titre, ou la qualité de
boisson ; car il trouveroit mieux sa
place parmi les bouillons [a], ou les

a *Mund.* p. 350. *Mappus*, p. 3.

conſommez, tant il eſt nourriſſant &
plein de ſuc, capable de ſoûtenir les
perſonnes les plus robuſtes :

—————— *Illatâ, falſi ſub nomine potûs,*
Per fraudem pulte, athletas quæ robore
firmet [a].

On le fait, cependant, paſſer aujour-
d'hui pour la reine des boiſſons, pour
la boiſſon des dieux :

Hic fons, hic veſtros divæ ſervatur in
uſus [b].

Que ſi elle ſe prête aux mortels, c'eſt
moins pour ſervir au corps qu'à l'eſprit, *potus mentis* [c] : parce qu'elle en
eſt le ſoûtien ou le remede : *Dejeĉtæ...*
pharmaca mentis [d].

Ces vins que l'antiquité vantoit le
plus, & ceux qui paſſent aujourd'hui
pour les plus flateurs, & les plus
exquis, doivent, nous dit-on, le ceder
au chocolate.

—————— *Nec maſſica poſthac*
Aut creſſo invideant ſtillantia vinâ
racemo [e].

L'ambroſie enfin, ce divin neĉtar, ne

a *P. Thomas Strozza*, ſ. 1. de cocolatis opificio,
p. 73. | b *Ibid.* p. 27. | c *Id.* p. 1. | d *Id.* p. 31.
| e *Id.* p. 42.

lui fut jamais comparable : *Blandior ambrosiâ est* [a].

Voilà le préfent, dont on eft redevable à l'*Amérique* ; car d'où la volupté n'a-t-elle point emprunté de nouveaux charmes ? C'eft qu'elle a fes dégoûts, & elle lafferoit fi elle fe montroit toûjours la même. Il faut donc qu'elle varie pour plaire, quoi qu'elle promette toûjours plus qu'elle ne tient : *Est in defiderio, non in fatietate* [b]. Peut - être donc ce préfent, d'une terre étrangere, a - t - il auffi peu de vraie utilité, que tout ce qui a fervi jufqu'ici au plaifir ; peut-être faudroit-il s'en défier, comme d'un vrai mal, ou d'un bien apparent, d'autant plus féduifant, qu'il flatte davantage : *Moneo te, ne oblectamenta ista terræ pro magnis aut veris bonis habere te credas, quæ funt non tantùm fallacia, quia dubia ; verùm etiam infidiofa, quia dulcia* [c]. Il eft donc à craindre, que l'Amérique, avec tout ce qu'elle offre de plus voluptueux, réuffiffe auffi peu que les autres parties du monde, à fatisfaire le cœur de l'homme, que le monde entier ne remplira jamais, parce qu'il faut autre chofe que des

a *Id.* p. 52. | b *Cicero,* Tufcul. l. v. c. 34. | c *Lactant.* de opific. Dei, c. 1.

créatures , pour un cœur qui n'eſt
point fait pour elles : *Irrequietum eſt
cor noſtrum* [a] , &c. Cependant, puiſqu'on exagere tant cette boiſſon prétendue , puiſque l'on en vante tant
les bonnes qualitez pour la ſanté , &
qu'on nous la donne pour un *elixir*,
& pour une *panacée*, c'eſt-à-dire, pour
un remede à tous maux :

*Ammericum elixir, vel mexiacam pana-
ceam* [b].

Il eſt bon d'en parcourir l'hiſtoire,
d'en ſuivre les changemens, & d'en
étudier les vertus.

On en concevroit aſſez mauvaiſe
opinion à en juger, par ce que les
Eſpagnols nous rapportent du chocolate, tel qu'ils le trouverent à leur
entrée en Amérique ; car c'étoit alors
une boiſſon plus propre à engraiſſer
des porcs, qu'à régaler des hommes :
*Porcorum magis colluvies, quàm hominum
potio* [c]. Ce fut en 1520. que les Eſpagnols firent la découverte de cette
boiſſon brute & ruſtique , dont ils s'ap-
pliquerent à faire une liqueur , autant
agréable, qu'ils l'avoient trouvée dé-

a *D. Aug.* confeſſ. | b *Strozza*, de cocolatis opiſic.
p. 59. | c *Cluſius*, l. 11. de exot. c. 28.

plaifante. Ils en retrancherent dans
la fuite une partie des aromats, ou
drogues acres & piquantes, dont les
Mexiquains rehauffoient le goût de
leur chocolate, & n'employerent principalement à fa compofition, que les
cacaos & la *vanille* [a] : de forte que le
chocolate fe trouva en 1600. [b] entre
les mains des Efpagnols, tout autre
que celui des Amériquains. Il paffa
ainfi réformé en Efpagne, en Italie,
en Angleterre & en France [c]. Pour
mieux y réuffir encore, les Efpagnols
ne l'apporterent plus en maffe, ou
préparé d'Amérique ; car comme il ne
fe conferve au plus que deux ans [d],
quand il eft en *conferve*, ils apporterent en Europe le *cacao* & les *vanilles*
non employées [e], dont ils firent chez
eux le chocolate. Cet expédient leur
réuffit d'autant mieux, que les *cacaos*
fe confervent fains tres-long-temps [f],
fans s'engraiffer, ou fans devenir huileux [g]. Ils les amaffent même dans le
pays, & ils s'en fervent comme d'une
monoye [h], qu'ils donnent par aumône aux pauvres, qui les mettent en

a *Mappus*, p. 41. | b *Id.* p. 37. | c *Dufour*, p. 306.
| d *Mappus*, p. 37. | e *Ibid.* | f *Mappus*. p. 13. Vid.
Pomet. | g *Ibid.* | h *Mappus*, *Dufour*, *Cald.ra.*

réserve, jusqu'à ce qu'ils en ayent assez pour les trafiquer, ou pour s'en faire de l'argent. Depuis ce temps, chaque pays a préparé le chocolate à sa mode ; mais il ne se trouve nulle part, ni meilleur, ni plus sain qu'à Paris [a], parce qu'il y est plus simple [b], dépouillé de ce fratras d'ingrédiens, plus convenables à la rusticité des barbares, qu'au goût délicat des Européens. Il en vient un cependant aujourd'hui de l'Amérique, plus simple encore, puisqu'il n'est composé que de *cacao* sans *vanille*. Le *cacao* fait la base de celui des Européens, la *vanille* l'assortissement & le goût, & le *sucre* adoucit & perfectionne l'un & l'autre. Le *cacao* est une sorte de noix ou d'amende, renfermée dans une gousse, qui en contient jusqu'à quarante ; & c'est une sorte d'oranger, par sa ressemblance extérieure, qui porte cette gousse [c]. Ce fruit est d'une substance douce, grasse, onctueuse :

> —————— *Tota ingenito cacavatis bacca*
> *redundat*
> *Unguine* [d].

a *Pomet.* l. 7. c. 15. | b *Mappus*, p. 41. | c *Dufour*,
p. 312. *Mappus*, p. 6. | d *Strozza*, p. 68.

Le suc, dont il est plein, paroît laiteux ; car il mousse *a* êtant battu, & on trouve, qu'il tient quelque chose du beurre *b* ; il s'aigrit enfin sur le feu comme le lait *c*. Il est d'un goût un peu amer *d*, lequel, joint à sa qualité grasse & huileuse, l'a fait ranger parmi les alimens chauds & humides, mais dans un degré fort tempéré. Ce qu'il a de plus actif & de plus savoureux, il le tient du feu ; car le cacao doit être légerement torréfié, pour entrer plus utilement & plus agréablement dans le chocolate.

Est sapor, ast tosto major, mihi crede, cacao
Gratia ; nec cyathos dabit exhaurire salubres ;
Ni scabrum succi ingenium priùs igne retundas *e*.

La *vanille* est une autre sorte de gousse longue & étroite, d'une odeur charmante, & d'un goût délicieux, sur tout, en Amérique *f* ; & c'est d'elle, ou de son mêlange avec le cacao, que vient la saveur si flateuse du choco-

a Caldera, de hered. tribun. medic. mag. p. 449.
| b *Ibid.* | c *Id.* p. 473. Vid. *Mappum*, p. 19. | d *Dufour*, p. 317. | e *Strozza*, p. 44. | f *Mappus*, p. 29.

late, dont elle fait un *nectar* [a] & un baume :

   —— *Labentis* ——— *opobalsama vitæ* [b].

Sa vertu merveilleuse & sa conformité avec notre nature paroît, en ce qu'on raconte de lui, que toutes les nations, tous les âges, les sexes & les tempéramens s'en accommodent [c], & qu'il convient en toute saison [d], dans l'été, dans l'hiver, &c. *Crudis necessarium, temperatis utile, innoxium omnibus* [e]. Mais rien ne prouveroit si parfaitement cette conformité, avec les causes qui nous font vivre, que l'observation qu'on a faite, que le poux [f] de ceux qui viennent de prendre du chocolate, ne s'éleve aucunement ; car ce seroit une marque non équivoque, qu'il ne fermente pas le sang, mais qu'il se lie, *s'amalgame*, pour ainsi dire, & s'incorpore avec lui, sans agitation & sans trouble. Ce bon effet lui vient, dit-on, de ce que c'est moins une liqueur succulente [g] qu'une substance grasse, mais fine, déliée & vaporeuse,

a Indicum nectar ex *Stubbeo* apud cardinal. *Brancat.* p. 165. | b *Strozza*, p. 17. | c *Mappus*, p. 57. *Caldera*, p. 474. *Dufour*, p. 387. | d *Ibid.* | e *Caldera*, p. 475. | f *Dufour*, p. 388. | g Ex Ludovic. *Ramirez* & *Gaspar. Branc.* apud *R. P. Strozza*, p. 87. n. a.

qui entre dans le sang insensiblement,
&, pour ainsi dire, sans qu'il s'en ap-
perçoive :

Haud equidem lapsos pleno quod nutriat
   artus
Fomite ; sed multo quod pinguis ab un-
   guine, magnam
Spirituum vim progignat *.

Or ce mêlange d'esprits ne se fait si
tranquillement dans les vaisseaux, que
parce que le chocolate est une substance déja domtée, parfaitement bri-
sée, & que la trituration qui l'a préparée, a rendue douce, molle & sou-
ple, analogue enfin au sang, qui n'a
point de combat à livrer à son arrivée, parce qu'il le trouve conforme
à sa nature. Par la même raison, les
parois des vaisseaux n'en sont point
ébranlez, les *oscillations* demeurent les
mêmes, & conservent leur mollesse,
leur ordre & leur cadence ; parce qu'un
suc laiteux, gras, & aussi parfaitement
broyé, se mêle dans le sang sans effer-
vescence, & y est admis sans travail.
Différent de ces *volatils* vineux & ardens, qui portent d'abord à la tête &
brûlent l'estomac, peu ressemblant

a *Strozza*, p. 87.

encore à ceux que le feu prépare, qui font turbulens & impétueux, qui mettent tout le corps en trouble, & en allarme, par les ébranlemens qu'ils font, par les effervefcences qu'ils caufent, & les foulevemens qu'ils excitent. Le chocolate, dis-je, différent de ces efprits & de tous ces *foufres* emportez & fougueux, il entre dans l'eftomac fans douleur, dans les vaiffeaux fans tumulte, dans les nerfs fans violence. Avec de fi heureufes difpofitions, il a dû être un foûtien pour la fanté, & un préfervatif contre les maladies. C'eft auffi la réputation qu'on lui donne, & qu'il mérite, dit-on, par tous les fecours qu'il apporte ; c'eft, fur tout, à caufe de la vertu qu'il a de fortifier l'eftomac, de le préferver d'aigreurs & de corruption, d'embaumer le chyle & le fang ; car, par ces moyens, il prévient ou épargne autant de maux, que les vices de la premiere digeftion font capables d'en faire.

Principio ftomachum moderato confovet
   hauftu,
Excitat & lapfas infufo robore vires
Ventriculi, ingenitumque fibris vitalibus
   ignem,

Exacuens pigrum ad sua munera fortiùs
urget :
Hinc uno plures arcet medicamine morbos.

Obterit omnigenas obtrito in semine pestes [a].

Après cela, il faut lui accorder une vertu merveilleuse pour fournir beaucoup de sang & d'esprits [b] : cela est en effet vrai, & on en donnera les preuves, en parlant du chocolate, par rapport au jeûne.

Un aliment si excellent demande cependant quelque précaution ; car plus il est délicat, plus on doit le préserver des vices, qu'il pourroit prendre dans l'estomac ou dans le sang. Il lui faut, sur tout, une sauve-garde, pour le munir contre des piéges, que l'intempérance peut lui tendre. Il est donc à propos de prendre le chocolate à jeun ; & parce qu'il est aisé à enflammer, étant gras & aromatique, un verre d'eau [c] qu'on avalle avant que de le prendre, le défend contre les amorces de feu, qu'il pourroit trou-

a *Strozza*, p. 60. | b *Dufour*, p. 405. *Mappus*, p. 21. 58. *Mund.* p. 350. | c *Caldera*, p. 475. *Dufour*, p. 372.

ver en chemin. Car s'il est des cas où il convienne d'affoiblir la force de l'estomac, & de retarder la digestion, c'est, sur tout, quand on a à craindre, qu'une nourriture fine & délicate, comme celle du chocolate, ne s'exalte & ne s'enflamme d'abord. Par une raison semblable, que les *Méxiquains* ignorent, mais qu'ils ont sentie, ils prennent le chocolate avec l'*atolle* [a], qui est une bouillie faite avec une sorte de farine ; à la place de cette bouillie, en Italie & en France, on accompagne le chocolate, de petites tranches de pain rôti, qu'on trempe dedans.

Infudisse juvat spumanti in nectare
   ofellas
Panis, & intinctu mollitas frangere
   morsu [b].

D'autres mangent un biscuit, ou des pâtes de semence froide, en prenant le chocolate ; quelques-uns prennent auparavant un lait d'amande, ou un couli d'orge [c]. Ces préludes sont permis, comme pour se préparer au chocolate, & le rendre moins prompt à s'*exalter*,

a *Dufour*, p. 362. | b *Strozza*, p. 52. | c *Marradon*, dialog. p. 436.

ou à se développer. Mais il est dangereux de le prendre après le repas [a] ; car
c'est surcharger l'estomac, & exposer
les vaisseaux à s'engorger, que de mêler une substance si succulente, avec
un chyle abondant & demi-fait. C'est
encore pour ménager l'estomac, qu'il
faut se garder du chocolate fraîche-
ment fait ; car alors il est turbulent
& *fermentatif* : il doit avoir, du moins,
trois ou quatre mois [b]. Mais l'excès [c]
en est toûjours pernicieux, tant il est
vrai, qu'il faut toûjours être en garde
contre tout ce qui est plaisir. Deux
tasses donc, au plus, d'une once de chocolate, sur six onces d'eau chacune,
suffiront par jour [d] ; & c'est à cause
de l'excès qu'on en fait, qu'on l'a
soupçonné à Rome de faire des apopléxies [e], & de causer des morts subi-
tes : soupçon, qui est aussi passé en France, & dont d'habiles médecins croyent
avoir de bonnes preuves. On prétend,
qu'il est incapable de ces inconvéniens, parce qu'il est d'un suc abondant, & tres-bien conditionné [f]. Mais
la force, & la grande quantité de

a *Caldera*, p. 475. | b *Dufour*, p. 393. | c *Id.* p. 400.
| d *Caldera*. p. 477. *Mappus*, p. 52. | e *Lancisius*,
de mortib. subitaneis, p. 113. | f *Ibid.* p. 119.

nourriture, pourront devenir en lui des caufes d'apopléxies, puifqu'elles font le plus fouvent *phelgmoneufes & inflammatoires*, occafionnées par l'interception d'un fang abondant, qui fe fermente, fe dilate, & qui prend un volume plus gros, que les vaiffeaux ne font larges ; car alors il s'embarraffe & oppofe à fon cours une digue infurmontable, qui arrête promtement le fang, & éteint tout d'un coup la vie. Ce n'eft pas que le chocolate ne favorife & n'accéleré même la circulation du fang :

——— Is purum potiori è fanguine florem
Affiduo circum præcordia turbine verfat [a].

Mais c'eft lorfqu'il eft pris frugalement, & reçû dans un corps, en qui les liqueurs ont toute leur aifance, & les parties folides leur battement & leur jeu ; qui ne fera plein, par conféquent, d'un fang, ni trop bilieux, ni trop volatile ; car le chocolate eft dangereux aux corps échauffez [b], & il ne foulage furement, que quand il ne trouve point de réplétion [c].

Les Indiens ont trouvé le moyen de

a *Strozza*, p. 68. | b *Marradon*, p. 436. | c *Dufour*, p. 402.

fe faire un chocolate froid, dont ils
font débauche par le plaifir qu'ils y
trouvent [a]. A leur imitation, les Européens ont inventé le chocolate à la
glace [b]. Le plaifir de boire froid, a
introduit cette abominable [c] coûtume,
qui eft tres-dangereufe à tout le monde, &, fur tout, aux perfonnes du
fexe [d], comme on l'a obfervé. Mais,
bons dieux, s'écrie un ancien philofo-
phe, une foif ordinaire & naturelle,
a-t-elle befoin de tant de façons, pour
être foulagée ? *Dii boni ! quàm facile eft
extinguere fitim fanam* [e]. Ce que vous
appellez foif, ajoûte-t-il, eft une maladie ; c'eft une fiévre d'autant plus
ardente, qu'elle brûle intérieurement,
& que fa chaleur fe fait moins fentir
au pous & fur la peau, qu'au cœur,
que la paffion de la volupté dévore.
Cet ancien mal, que le temps n'a pû
guérir, eft d'autant plus opiniâtre,
qu'il eft entretenu par la molleffe de
la vie, & par la lâcheté des hommes :
*Sitim iftam effe putas ? febris eft : & qui-
dem eò acrior, quòd non tactu venarum,
nec in cutim effufo calore deprehenditur; fed
cor ipfum excoquit luxuria, invictum ma-*

a *Ibid.* p. 366. | b *Caldera*, p. 474. | c *Ibid.* | d Du-
four, p. 366. | e *Senec.* l. 4. nat. q.

lum, & ex molli fluidoque durum atque patiens [a].

Un célebre médecin espagnol [b] a fait voir les inconvéniens de la boisson froide ; & *Galien* [c], long-temps avant lui, avoit averti, que rien n'est si capable de durcir le foye, & d'amener l'hydropisie, que de permettre aux malades de boire froid. Mais un autre médecin [d] d'un roy d'Espagne, se déchaînant contre les boissons à la glace, regrette l'ancienne frugalité des Espagnols : *Antiqua Hispanorum continentia sepulta* ; & il craignoit tout, pour une nation autrefois si sage, en la voyant de son temps plongée dans l'intempérance : *Damno*, dit-il, *doleo ævi calamitatem ; video enim luem Epicuream, nunc Hispaniam quoque in tyrannidem tenore.... hac nostrâ tempestate veluti quædam pestis suborta est, consuetudo diluendi vinum nive* [e]. Le chocolate à la glace, ne doit point être moins dangereux ; car autant qu'il est ami des visceres, & en état de se mêler surement avec le sang, quand il est chaud, autant devient-il pesant, indigeste, & capable de rallentir la circulation, êtant à la

a *Id.* ibid. | b *Nicol. Monardes.* | c L. 5. de loc. affect. c. 7. | d *Christoph. à Vega.* | e L. 2. de arte med. f. 3. c. 1.

glace.

glace. On le comprendra mieux, quand on rapportera ci-après les utilitez qui reviennent à la fantè, de l'ufage de boire chaud.

Les Amériquains donnent le chocolate aux malades [a] ; mais il faut diftinguer en Europe les maladies. Il foulage particulierement, comme on l'a déja dit, les foibleffes d'eftomac :

Non dedignantis ftomachi corporibus ulla Blandior ambrofia eft [b].

Il guérit les cours de ventre, il appaife les coliques, il redonne des forces [c], il charme les ennuis ; & tandis qu'on l'a vû diffiper l'affoupiffement, ou l'envie de dormir, en quelques-uns qui fe trouvoient dans la néceffité de veiller la nuit [d], il a rendu le fommeil à d'autres, que le travail, la méditation, ou l'infirmité avoient épuifez :

Advocat is potius fomnos ; nam pectore lenes
Excitat ipfe fuos, tenuato rore vapores :
Et blando admulcens confopit lumina victu [e].

Le chocolate ayant tant d'avantages, on

a *M. pp.* p. 58. | b *Strozza*, p. 51. | c *Dufour.* | d *Dufour*, p. 395. | e *Strozza*, p. 67.

Tome II.   Q

ne doit plus s'étonner, si l'on se met aux Indes en de si gros frais, pour n'en pas manquer : c'est dequoi l'on jugera par l'effroyable quantité de sucre qu'on dépense en ce pays ; car elle va à près de treize millions de livres de sucre, qu'on employe par an en chocolate [a]. Il a cependant un inconvénient, dont il est bon d'avertir ; le chocolate a quelque chose d'enchanteur, pour ceux qui s'y sont accoûtumez ; on les a vû aux Indes ne pouvoir attendre la fin de l'office [b] divin, & humer goulument leur chocolate dans les églises. On a encore vû pis, des prêtres à l'autel se faire servir scandaleusement du chocolate, aussitôt après la communion [c]. Ces exemples ne laissent-ils rien à craindre ? Doit-on se livrer à une boisson, qui iroit à affoiblir la foy, ou à éteindre la piété ? L'excès du vin a-t-il de plus fâcheuses suites ? On donne cependant la préférence au chocolate, avec lequel on nous dit, qu'on peut se passer de tous les vins du monde, parce qu'ils n'ont, ni les mêmes douceurs, ni les mêmes charmes que lui :

a *Marradon*, p. 443. | b *Id.* p. 437. | c *Id.* p. 438.

Vina vorent alii, ——————————
Haud equidem invideo, capiti oculifque
    nocentem
Devoveo, hefperiâ lætus promulcide,
    Bacchum [a].

—————— —————— *Hifpani ô dicite, Galli*
Credite, non animos quæ vellicet ulla fu-
    pinos
Acrior, & crebro jubeat fibi plaudere
    faltu [b].

[a] *Strozza,* p. 52. | [b] *Ibid.*

***

CHAPITRE XII.

*S'il est utile de boire chaud ?
Raifons d'adopter le Thé, le
Café, & le Chocolate. Motifs
de s'en paffer dans les jours de
jeûne.*

DE tous les animaux, il n'y a
que l'homme, dit *Pline* [a], qui
boive chaud : mais cet habile hiftorien n'avoit point obfervé, que les
chevaux, & d'autres animaux domeftiques, préférent l'eau chaude à la
froide, quand on a été obligé de les

[a] Lib. 28. c. 4.

y accoûtumer pour quelques maux.

Il y a d'ailleurs des raisons de boire chaud ; & les anciens en comtoient quatre : 1°, pour fondre ou dissoudre les vins : 2°, pour rendre l'eau plus promte à se rafraîchir ; parcé qu'ils avoient remarqué, qu'elle devenoit telle, quand elle avoit été chauffée : 3°, pour la corriger, & en ôter la crudité : 4°, pour la mettre à la portée des infirmes. Quand bien même donc le *thé*, le *café*, & le *chocolate*, seroient parfaitement indifférens par eux-mêmes à la santé, du moins auroient-ils l'avantage d'être des eaux chaudes, qui ne sont pas inutiles aux besoins de la vie ; puisque l'eau simple étant échauffée, remplissoit autrefois plus d'une vûe, & satisfaisoit à plusieurs intentions utiles à la santé.

La raison principale, pour laquelle on vendoit autrefois publiquement de l'eau chaude dans les *thermopoles*, étoit pour dissoudre les vins : c'étoit autrefois la coûtume de laisser vieillir les vins ; de sorte, que les plus vieux étoient les plus recherchez : *Quo generosius vinum est, hoc magis vetustate crassescit* [a] ; & l'on comtoit leur âge

a *Plin.* l. 233. c. 1.

par les noms & les temps des con-
fuls : *Ut fi quis falerno vino delectetur,
fed eo nec ita novo, ut proximis confulibus
natum velit, nec rurfus ita veteri, ut opi-
mium & anitium conf. quærat* [a].

Pour les conferver pendant de fi
longues années, ils les faifoient fécher
de maniere, qu'ils prenoient une con-
fiftance de miel, & quelquefois la du-
reté du fel : tel étoit le vin d'Arcadie,
dont parle *Ariftote* [b], que l'on cou-
poit au couteau. Ceci arrivoit, ou à
force de laiffer vieillir les vins, comme on a vû [c] encore d'excellens vins
d'Efpagne, fe durcir feulement par la
longueur des années, ou en les defféchant au feu, au foleil, & le plus
fouvent à la fumée :

Cocta fumis mufta Maffilianis [d].

Par ces moyens, on parvenoit à conferver des vins jufqu'à deux cens ans [e];
& ceux - ci étoient les plus exquis,
parce qu'ils étoient les plus vieux :

Vini vetuftiffimi maxima eft gratia [f].

Pour ne s'y point méprendre, on

a *Cicero* in Bruto. | b Lib. 4. *Méteor.* | c *Scacchus*,
de falubr. potu, p. 41. | d *Martial*. l. 1. epigr. 80.
| e *Plin* l. 23. c. 1. | f *Athen*. l. 2.

Q iij

mettoit des étiquettes fur les bouteil-
les, pour marquer le cru d'où ils venoient ; & c'étoit la marque d'un bon
vin, quand ces étiquettes paroiſſoient
uſées, ou pourries de vieilleſſe :

——————— *Vinum*
—— *Cujus patriam, titulumque ſeneſtus*
Delevit multâ veteris fuligine teſta [a].

Ces mêmes étiquettes marquoient les
noms des conſuls [b], ſous leſquels le
vin avoit été fait :

Nunc mihi famoſos veteris proferte falernos
Conſulis [c], *&c.*

De là vient cette ſorte de proverbe,
que le plus ancien citoyen romain
étoit plus jeune, que le vin qu'il bûvoit : *Apud Romanos, nemo tam ſenex,*
qui ante ſe genita vina non biberet [d]. C'ê-
toit donc pour diſſoudre ces vins, &
les rendre coulans & potables, que
les anciens étoient obligez de les détremper avec de l'eau chaude. Ils le
faiſoient encore pour une autre raiſon ;
car ces vins étant devenus extrême-
ment ·forts en vieilliſſant, on · les dé-
layoit avec de l'eau chaude, puis on

a *Juven.* ſatyr. 5. | b *Plin.* l. 14. c. 13. | c *Tibul.* l. 2.
v. 34. eleg. 1. | d *Plin.* l. 19. c. 4.

les couloit pour les énerver , *ad caf-tranda vina* ; fans quoi cette force al-loit quelquefois au point , qu'il êtoit des vins [a] qu'on ne bûvoit, qu'après y avoir mêlé vingt parts d'eau fur une de vin [b] : cette quantité d'eau n'y au-roit pas même fuffi , fi elle n'avoit été chaude [c].

Au refte, la coûtume d'alors n'étoit pas de mêler l'eau avec le vin, à me-fure qu'on le fervoit ; il y falloit plus de cérémonie ; & le temps qu'on don-noit à détremper ces vins épais & dur-cis , demandoit qu'on les tint détrem-pez. Cela fe faifoit dans de grans vaif-feaux , faits exprès , de métal ou de bois , d'où l'on verfoit le vin trempé dans des taffes. Ces taffes êtoient de corne, ou des cornes mêmes [d] ; coû-tume qui s'eft long-temps confervée parmi les peuples du nord , *Cornibus barbari feptentrionales potant* [e] ; & qui fubfifte encore aujourd'hui parmi les Tartares [f]. C'êtoit donc dans ces cor-nes , qu'on fervoit à boire aux con-viez. Il y avoit enfin des valets pré-pofez , pour tenir le vin trempé, une

à *Marinea.* | b *Plin.* l. 14. c. 4. | c *S·acch.* p. 44. | d Crateres quafi κερατίζω, *Athen.* l. 11. | e *Plin.* l. 11. c. 37. | f *Del. Vall.* itiner. tom. 3.

Q iiij

heure avant le feſtin ; & ils étoient rudement punis, s'ils y manquoient *a*.

Les anciens faiſoient encore chauffer l'eau, pour avoir le plaiſir de
la boire plus fraîche : ce qui ſe faiſoit ſur tout pour la table des princes *b* ; car la fraîcheur que contraɛtoit
l'eau, après avoir été chauffée, leur
paroiſſoit délicieuſe :

> *Decoɛta nobile frigus aquæ* *c*.

Cette invention vint de *Néron*, qui
faiſoit refroidir dans la neige des bou-
teilles d'eau chaude ; & l'eau ainſi ra-
fraîchie, paſſoit pour être plus ſaine,
& mieux faiſante :

> *Si ſtomachus domini fervet vinoque*
> *ciboque,*
> *Frigidior Geticis petitur decoɛta pruinis* *d*.

C'eſt ce qu'on appelloit hiverner les
eaux, *aquas hyemare* : mais cette
délicateſſe étoit miſe au nombre des
choſes, que le luxe & la débauche
avoient introduites *e*.

La troiſiéme raiſon qu'avoient les
anciens de faire chauffer l'eau, étoit

---

a Scacch. p. 51. Ammian. l. 28. | *b* Id. p. 25. Putius,
de pot. antiq. c. 9. | *c* Martial. l. 13. | *d* Juven. ſatyr. 5.
v. 49. | *e* Vid. Plin. l. 19. c. 4. l. 31. c. 3.

de la corriger, perſuadez qu'ils étoien t, que l'eau perdoit ſur le feu, tout ce qu'elle avoit de mauvais *a*. En effet, les empereurs, comme on l'a dit de *Néron*, ne bûvoient l'eau, que quand elle avoit paſſé ſur le feu ; & *Athénée* *b* rapporte une pareille coûtume des rois de Perſe. A l'imitation des rois, les grands d'abord, & les peuples enſuite, en auront fait de même : ce qui aura ſervi à établir la coûtume de boire chaud, dont on voit tant d'éxemples dans le même *Athénée*. En effet, il eſt étonnant combien les ſujets aiment à imiter leurs princes ; & ne dûſſent-ils jamais atteindre à leurs manieres, ils s'en approchent du moins le plus qu'ils peuvent, & ſe font honneur de les étudier : *Eſt admiratione dignum quantopere divites principum mores, vel imitentur, vel ſi non imitentur, videri ſaltem velint* *c*.

La quatriéme raiſon, pour laquelle on bûvoit l'eau chaude autrefois, étoit pour la rendre plus utile aux perſonnes, dont les entrailles délicates demandoient cette précaution :

---

a *Galen.* lib. de bonit. aqu. c. 1. *Avicenna*, l. 11. p. 1. doctr. 2. c. 16. | *b* Lib. 1. | c *Galen.* l. 1. de antidot. c. 4.

Ahenum calefacere nobis aliquem, &
aquam
Jube decoquere, visceribus ut auxiliemur.

Ce sont les paroles d'un des conviez
d'*Athénée* [a].

Les anciens médecins [b] étoient aussi
dans l'usage d'ordonner l'eau chaude
à leurs malades, sur tout dans les maladies inflammatoires. Mais ceux qui
se portoient bien, s'en accordoient de
froide, pour se donner plus de plaisir :

Aquam in olla mihi, qui coquat neminem
Aspicere sustinebo,
Non enim malè valeo [c].

L'eau chaude étoit donc principalement ordonnée dans les maladies :
Hippocrate la conseille dans les fiévres ;
Avicenne, l'ordonnoit en pareil cas ;
Trallien, dans les phrénésies ; *Platon*,
dans les dégoûts ; *Celse*, dans les maux
d'estomac ; *Trallien*, dans les maux de
reins ; *Aëtius*, dans ceux de vessie :
d'autres enfin, dans les maux incurables [d].

Un des plus savans hommes qui ait

a Lib. 3. | b *Hipp. Galen.* passim. *Avicenna*, l. 1.
sem. 2. c. 16. Vid. *Butium*, de potu antiquorum, c. 6.
& 7. | c *Athen.* l. 3. | d Vid. *But.* de potu antiq. c. 6.

été en médecine [a], a douté que les anciens ayent bû l'eau chaude dans leurs festins, parce qu'elle lui paroît plus propre à faire vomir, qu'à mettre en appétit. D'où il conclut, qu'ils ne prenoient apparemment de l'eau chaude, que pour se vuider l'estomac, avant que de se mettre à table, pour se préparer à mieux manger. Mais tout ce qu'on vient de rapporter, prouve combien ce savant homme s'est abusé. Il n'avoit pas assez distingué l'eau bouillante, *aquam decoctam, aquam fervidam*, d'avec l'eau tiéde : celle _ ci fait vomir, l'autre en préserve ; & l'une & l'autre êtoient connues des anciens, qui se servoient de toutes les deux, suivant leur besoin, ou leur plaisir :

Ancillæ effundebant,
Altera quidem calidam aquam, altera
        μετάκερας.
Amphitis in balneo
Alta voce jussit
Aquam sibi calidam afferri, alius
        μετάκερας [b].

On voit aussi par cet endroit d'*A-thénée*, que les anciens bûvoient l'eau

a *Mercurial.* var. lect. l. 1. c. 8. | b *Athen.* l. 3.

de la main des filles, qui la servoient ; & il y a des exemples de nouvelles épousées, qu'on chargeoit de cette fonction,

—————— *Calidam nympha ministrat aquam* [a].

Peut-être fut-ce un effet de la molesse du paganisme. On sait pourtant que les anciens se faisoient servir [b] assez indifféremment, en beaucoup de choses, par des hommes, ou par des femmes. Un habile médecin de Naples [c] décide la question, touchant la préference qu'on doit donner à l'eau chaude, ou à l'eau froide, & il se déclare pour l'eau bouillante, mais qui n'aura point bouilli [d]. L'on a observé en effet, que celle-ci est plus pesante, & qu'elle passe moins bien, parce qu'elle a bouilli ; de sorte qu'il n'est sûr de la faire bouillir, que quand on y ajoûte quelques herbes, ou quelques fleurs, &c. parce que l'eau bouillant avec elles, se charge plus intimement de leur teinture.

Au reste, qui n'apperçoit en ceci, comme en tant d'autres choses, l'extrême sagesse des anciens ? Dépourvûs des dé-

———

a *V. Eut.* c. 9. | b. *V. Pignor.* comment. de servis. | c *Lucas Portius*, de sanit. milit. tuend. | d *Id* de aqu. fervent. præstantia, p. 2.

couvertes de ces derniers siecles, ils en ont cependant senti les conséquences ; & quoiqu'ils fussent mal instruits de la mécanique de nos corps, cependant leur attention & leur prudence leur ont tenu lieu de lumiere, & ils ont sçû démesler les voyes, qui conduisoient le plus sûrement à la conservation de la santé, ou à son rétablissement. En effet l'usage des boissons chaudes, si fort recommandé dans leurs livres, & dont ils faisoient si grand cas, s'accorde parfaitement avec les principes de la physique moderne. Tout ce que nous connoissons aujourd'hui de l'économie du corps, ne tend qu'à nous persuader, que comme la liberté des fonctions entretient la santé, le cours libre du sang, ou sa facilité à circuler, entretient la liberté des fonctions. C'est donc principalement dans la fluidité des liqueurs que consiste la vie ; car en cela, sont contenues les sources de la santé, comme l'a si solidement prouvé l'un des plus sensez, & des plus habiles médecins de la faculté de Patis [a]. Ainsi tout ce qu'on conçoit de force dans les puissances, qui font rouler ces liqueurs, ne va qu'à en mesurer

[a] M *Finct le Pere*, *dans son excellente the'e.* Ergo quò auxilior sanguis, eò sanitas firmior. 16. Novemb. 1701.

les mouvemens, à en regler le cours, à
en prévenir les saillies, & à en modérer l'impétuofité. Toutes chofes, qui
s'exécutent par une force de reffort,
établie dans toutes les parties, qui pouf-
fent ces liqueurs ; force, au refte, toujours conftante, mais toujours retenue
& modérée, laquelle va moins à pouffer avec roideur, qu'à conduire avec
adreffe le volume, qu'elle fait agir. Deux
chofes donc toutes feules entretiennent
ce concert, & confervent cet équilibre : le fang d'une part avec les liqueurs
qu'il contient, d'autant plus coulant,
qu'il eft plus fluide & plus intimement
détrempé, mû & pouffé d'autant plus
efficacement, qu'il fe pouffe & fe meut
moins lui-même [a] ; d'une autre part, un
reffort, qui tient fa force de fon aifance,
& fa durée de fa foupleffe. Les liquides donc parfaitement délayez, les folides mollement tendus, les uns & les
autres conftamment mûs & agitez,
font la vie, & entretiennent la fanté :
ainfi tout ce qui délaye, ce qui détrempe, & ce qui amollit, doit être d'un
grand fecours pour notre confervation.
Mais quoi de plus propre & de plus efficace pour produire tant de bons effets,

a *Cockburn*. œconom. p. 39.

qu'une boiſſon ſimple & douce , ſur-
tout ſi elle eſt chaude ? Voici pourquoi.
La fluidité du ſang , & la fléxibilité des
reſſorts dans le corps humain , dépendent d'une chaleur , qui eſt beaucoup
au-deſſus du médiocre ; car il fait auſſi
chaud en tout temps dans le petit monde, c'eſt-à-dire , au centre du corps humain , qu'en plein été dans le grand
monde. On le ſait , parce que le ther-
mometre monte auſſi haut , étant poſé
ſur le ſang , au ſortir des veines , qu'il
fait dans les jours caniculaires [a]; mais le
ſang doit être encore beaucoup plus
chaud dans les vaiſſeaux [b], à l'abri des at-
teintes & des impreſſions d'un air froid
& crud. L'intérieur du corps eſt donc une
ſorte d'étuve. Or un feu ſec & immédiat
étoit peu propre , pour entretenir une
ſemblable chaleur ; un bain de vapeur y
étoit néceſſaire, mais d'une vapeur douce, molle, inſenſible , & entretenue par
des liqueurs chaudes , mûes ſans trouble , pouſſées ſans violence, qui roulent
ſans courir , & qui rampent ſans croupir, leſquelles formeroient comme un
bain-marie, au centre du corps. Car d'i-
maginer dans les viſceres des *feux de*

---

a *Boyle* , hiſt. hum. ſanguinis , part. 1. p. 9. | b *Borell.*
bibliot. anat. p. 59.

roue & de reverbere, ce feroit mal entendre les caufes de la vie, & les manieres
de la nature ; quoi qu'ait avancé là-deffus le favant & ingénieux auteur [a], qui
entreprend de faire appercevoir dans
nos corps *les fourneaux & tous les inftru-
mens* des chymiftes.

Mais fut-il rien de plus propre, pour
entretenir cette forte de chaleur, ou
pour la rétablir, que l'ufage des liqueurs
chaudes, quand elles font douces, mol-
les & vàpoureufes ? Elles lui conviennent d'autant plus, que tout êtant auffi
chaud au centre du corps, qu'on vient
de le faire voir, il doit être dangereux
d'y rien introduire de froid. La raifon
pourquoi on fe morfond plûtôt, quand
on a bien chaud, fait en effet comprendre, que le froid doit agir plus dange-
reufement fur les vifceres, & que le
fang & les liqueurs êtant coagulées, ou
rallenties, doivent caufer, ou des maladies aigues, ou des infirmitez opiniâtres. Ceci eft fondé fur ce principe conftant dans la nouvelle médecine, que
le fang'pareffeux, ou rallenti , [b] fait la
plûpart de nos maux. Quelques-uns
emportez par l'analogifme tiré de la

a *Duncan*, chymiæ naturalis fpecimen. | b Voyez la
même thèfe de M. *Finot*. Quò fluxilior, &c.

chymie, imaginent des *concrétions falines & tartareufes*; d'autres fe figurent des
coagulations, pour expliquer la lenteur
du mouvement du fang. Mais, en ces
cas mêmes, la boiffon chaude paroîtroit
convenable, parce que rien ne fond fi
bien, & ne *décoagule* fi parfaitement, que
la chaleur. Ce feroit une *leffive* qu'on
feroit, pour diffoudre & enlever les
fels, dont le fang feroit imbibé; mais
cette idée tient de l'imagination, &
peut-être enfin que la doctrine des *fels*,
comme caufe des maladies, pofée fur
un fondement auffi ruineux, que celle
des *levains*, aura le même fort. Ce n'eft
pas que les liqueurs ne fe falent, & ne
s'aigriffent dans nos corps, il y en a
trop de preuves; mais ces *acides* font
ordinairement les fuites du rallentiffe-
ment du fang, rarement en font-ils les
caufes. Un fang croupiffant s'aigrit;
mais il ne croupit guére, parce qu'il eft
aigre. En un mot, les *fels & les acides*
finiffent toujours les maladies, fouvent
ils les fomentent, ou les accompagnent,
rarement ils les commencent. C'eft
donc par d'autres caufes, que le fang fe
rallentit. Les voici. C'eft dans les artéres capillaires [a], que le fang commen-

[a] Voyez *Pitcarn*, differt.

ce à perdre de son mouvement, jamais
dans les veines ; car celles-ci ayant plus
de *diamétre*, ou de capacité, que l'extré-
mité des artéres, transméttent toujours
le sang au cœur, parce que les veines
forment en se recourbant vers ce viscere, un cône renversé. Elles tirent le sang
d'un lieu plus étroit, pour le faire-pas-
ser dans un plus large : ainsi le sang vé-
nal fait aisément sa route, & ne séjour-
ne nulle part. Par une raison contraire,
les artéres sont plus sujettes à retarder
le cours du sang, parce qu'elles ont
moins de *diamétre*, que les veines. Leurs
membranes *denses* & épaisses, les rendent
encore moins propres à ceder à l'im-
pulsion des liqueurs ; car comme elles
prêtent plus mal-aisément, elles se laissent moins dilater par les liqueurs, qui
les traversent. Cependant la principale
raison, & la plus ordinaire, est que les
artéres sont musculeuses & pleines de
ressort, plus sensibles, par conséquent,
à tout ce qui peut les heurter, les agacer, & les mettre en contrainte. Qu'une
passion donc, comme la joye, excite le
sang ; qu'une autre, comme le chagrin,
(& celle-ci est journaliere) contriste
les esprits ; qu'un excès grossisse le volume des humeurs, qu'une liqueur vive,

acre & vineuſe les fermente : alors les
eſprits dérangeront les battemens des
artéres ; le paſſage du ſang ſera inter-
rompu ; ſon cours deviendra moins uni-
forme ; & les membranes irritées prenant plus de roideur, lui oppoſeront
trop de réſiſtance. Celui-ci de ſon côté,
ayant trop de maſſe par ſon abondance,
ou trop de volume par ſon feu, qui l'enfle & le gonfle, il s'engoüera, & s'em-
barraſſera au paſſage ; il y croupira ; il
s'épaiſſira enfin. Mais êtant rétardé dans
les capillaires, il porte le trouble dans
toute l'œconomie du corps : car les gros
vaiſſeaux ne ſe vuident qu'imparfaitement alors, parce qu'ils trouvent moins
de décharge : le ſang reflue donc, & revient ſur lui-même ; & reculant d'autant plus, qu'il va moins en avant, il eſt
retardé, & par là aſſujetti aux battemens
redoublez des artéres, qui le frappent,
le ſaſſent, & l'épaiſſiſſent davantage,
parce qu'ils le trouvent plus long-
temps ſous leurs coups. Or, la boiſſon chaude remediera à ces inconvéniens ; car elle amollira les artéres, &
leur donnera de la ſoupleſſe ; d'autant
plus, que venant en même temps à délayer le ſang, à le fondre, & à le pénétrer ; elle le rendra plus coulant, plus

gliffant, pour ainfi dire, & plus propre
à s'échaper de deffous les coups des artéres. Il fuira donc, il circulera mieux,
& fe rallentira moins. C'en feroit affez
pour confirmer la réputation du *thé*, du
café, & du *chocolate*, & pour affûrer leur
poffeffion : mais il y a encore d'autres
raifons de faire valoir leurs droits, &
de les défendre. Les voici.

* *

CHAPITRE XIII.

Suite du précédent.

Raifons d'adopter le thé, *le* café, *&*
le chocolate. *Motifs de s'en paf-*
fer dans les jours de jeûne.

ON oppofe à l'ufage du *thé*, du
café, & du *chocolate*, que ce font
des boiffons êtrangeres, peu propres,
ou dangereufes à nos climats, pour lefquels elles ne paroiffent pas faites,
comme ils ne font pas faits pour elles ;
Nón placent tam longè nafcentia, non no-
bis gignuntur [a] ; & que peut-être il vau-
droit mieux fe paffer de toutes les drogues, qui nous viennent des *Indes*, de

a *Plin.* l. 12. c. 24.

l'*Arabie*, ou du nouveau monde : *Nos Indicarum Arabicarumque mercium aut externi orbis non attingimus medicinas* [a]. On le prouve : 1°, parce qu'il n'eſt pas ſûr d'adopter pour l'uſage de la vie, des choſes qui ſont douteuſes & inconnues, puiſqu'elles viennent de ſi loin : *Non placent remediis tam longè naſcentia* [b]. 2°, parce que les drogues des Indes ne ſont que des appas d'avarice, & des amorces de cupidité : *Officinarum hæc, imò avaritiæ commenta.* 3°, Que c'eſt, par conſéquent, ſe prêter à la fourberie, & ſe rendre dupes, que de prendre confiance à ceux qui nous les vendent, parce qu'ils ſont moins occupez de prolonger notre vie, que de la mettre à prix : *Fraudes hominum & ingeniorum capturæ, officinas invenere iſtas, in quibus ſua cuique homini venalis promittitur vita.* Voici encore un autre inconvénient, On trouve que cette inclination, ou cette préférence, qui s'établit pour tout ce qui vient de loin, a quelque choſe de bas, & de ſervile ; car n'eſt-ce point aimer à ſe ſoûmettre aux étrangers, que d'emprunter leurs goûts ? N'eſt-ce pas moins prendre ſur eux que ſur nous, que de nous conformer à leurs manieres ? Il y

a *Plin.* ibid. | b *Ibid.*

a en cela pour nous moins à gagner, qu'à perdre : *Paremus externis . . . . ita profecto vincendo victi sumus* [a].

Pourquoi, ajoûte-t-on, courir si loin chercher des secours, que la nature a répandus, & semez à pleines mains en tout pays, où on les trouve sous les pieds de tout le monde : *Sola naturæ placuit esse remedia, parata vulgò, inventu facilia, & sine impendio, ex quibus vivimus* [b] ?

C'est par de semblables soupçons, qu'un auteur [c] de réputation a voulu donner de la défiance du *thé* ; car ce sont les mêmes qu'il avance, pour fonder l'anathême qu'il prononce contre cette boisson ; après quoi il conclut, que le *thé* doit être abandonné uniquement aux *Indinens,* pour lesquels la providence l'a créé.

Mais le vin si universellement reçû aujourd'hui dans toute l'*Europe,* & en *Dannemarc* même, la patrie de cet illustre médecin ; le vin, dis-je, est-il moins êtranger que le *thé ?* Et l'*Arménie,* où il a pris naissance [d], approche-t-elle de plus près de nos tempéramens,

a *Plin* l. 24. c. 1. | b *Plin.* ibid. | c *Sim. Paul.* de abus. thé, p. 41. | d. *Calderæ Tribun.* p. 444. 446. *Le Pere Calmet,* sur la Genese.

& de nos climats, que la *Chine* ? C'est
donc outrer manifestement les reproches, & cette raison d'accusation prouve tant , qu'elle ne prouve plus rien.
Elle iroit en effet à donner l'exclusion
à toute autre boisson qu'à l'eau, parce
qu'elle seule est de tout pays, & qu'elle
seule constamment a plus de convenance & de rapport à quelque constitution,
& à quelque climat que ce soit. On rapporte de *Fioraventi* fameux empirique
Italien, qu'il étoit si indigné contre
tous les remedes qui viennent de loin ,
qu'il a plus d'une fois souhaitté d'être
pape, ou empereur, pour se voir en
droit de défendre, & de proscrire toutes les drogues étrangeres. Pourroit-on
porter plus loin son ressentiment contre elles ? Bien leur en a pris donc , de
ce qu'il n'a point été exaucé ! *Mais le
quinquina nous vient du Perou ;* l'ipeca-
cuanha, *du Bresil ;* l'opium, *de Turquie ;*
la casse, *d'Egypte ;* les tamarins, *d'Ara-*
bie; le bezoard, *de Perse :* le girofle, *la* canelle, *& la* muscade, *des Indes; le vrai* baume,
de Judée ; le benjoin, *de Samarie ; le* musc,
de Tunquin; le tabac, *le* sucre, *les* perles, *&*
la civete, *des Indes.* Ces ennemis déclarez des drogues étrangeres, auroient-
ils consenti qu'on retranchât toutes

celles-ci de la médecine [a] ? *Platon* n'auroit point été de leur sentiment, lui qui vouloit qu'on voyageât, pour s'enrichir des découvertes, qu'on feroit parmi les nations éloignées. *Salomon*, plus sage encore certainement que *Platon*, plus éclairé [b], que tous les orientaux, que les Egyptiens, & que tous les savans du monde, conseilloit aussi de voyager, pour s'instruire parmi les étrangers : *Sapiens… in terram alienigenarum gentium, pertransiet : bona enim & mala in hominibus tentabit* [c]. L'on sait en effet, que ce fut par le commerce des nations, & par les voyages, que les grands hommes de l'antiquité s'instruisirent de ce qu'ils nous ont laissé de plus curieux dans les sciences. *Alexandre le grand* étoit encore dans ce sentiment. Je trouve, disoit-il, parmi les étrangers des choses, que nous devons nous faire honneur d'imiter ; & je ne vois point qu'un si vaste empire que le mien, puisse bien se maintenir, qu'en communiquant nos manieres aux peuples étrangers, & en adoptant les leurs : *In multis gentibus esse video quæ non erubes-*

---

[a] Voyez à ce sujet *Pitcarnii*, dissert, de legibus historiæ naturalis, p. 63. | b *Reg.* 3, c. 4. v. 30. | c Ecclesiastic. 39. v.

camus

camus imitari : nec aliter tantum imperium aptè regi potest, quàm & quædam & tradamus illis, & ab iisdem discamus [a].

César donna un semblable conseil au sénat. Les premiers maîtres de Rome, leur dit-il, qui ne le cédoient ni en sagesse, ni en courage à aucune nation, ne se crurent pas deshonorez en adoptant des usages êtrangers, quand ils les trouvoient utiles & convenables. C'est pourquoi ils emprunterent des *Samnites*, la maniere de s'armer ; des peuples de *Toscane*, les habits & les marques d'honneur de leurs magistras ; & se firent une êtude de ne rien négliger, de ce qui pouvoit faire fleurir leur empire, ou augmenter leur gloire, à quoi ils faisoient servir tout ce qu'ils trouvoient de bon chez leurs alliez, ou parmi leurs ennemis : *Majores nostri, P. C. neque consilii, neque audaciæ unquam eguêre : neque superbia obstabat quominus instituta aliena, si modò proba erant, imitarentur : arma atque tela militaria à Samnitibus, insignia magistratuum ab Tuscis pleraque sumpserunt : postremò quod ubique, apud socios aut hostes idoneum videbatur, cum summo studio domi exsequebantur* [b]. Il n'y a que l'impieté & le crime des na-

a *Quint. Curt* | b *Sallust.*

tions êtrangeres, contre lesquels il faut se tenir en garde ; & ce fut de quoi Dieu ordonna à son peuple *a*, de se préserver au milieu des nations payennes. Il lui permit au contraire, de partager avec elle la graisse de la terre, en se nourrissant librement du lait & du miel, c'est-à-dire ; de tout ce que ces pays produisoient de plus excellent, ou de plus utile à la vie. Il y a même des exemples qui montrent, qu'on se trouve mieux de ce qu'on tient des êtrangers, fussent-ils nos ennemis : les armes *b* de Saül ne se trouverent point à la portée de David, elles lui parurent insupportables ; mais il s'accommoda de celles de son ennemi *c*, pour l'en égorger d'abord, & pour s'en défendre lui-même dans la suite. Les dépouilles des êtrangers ne sont donc pas toujours inutiles : tout ce qui vient de leur part, n'est pas absolument condamnable. Pourquoi d'ailleurs s'opposer aux secours mutuels, que les nations peuvent tirer les unes des autres ? Un ancien sophiste *d*, célebre par les soins qu'il a donnez à l'éducation de deux peres de l'Eglise, disoit, que c'étoit

---

a *Levitic.* c. 19. v. 4. | b *L. 1. Reg.* c. 17. v. 39. | c *Ibid.* v. 51. | d *Libanius* précepteur de S. *Basile*, & de S. *Jean Chrysostome.*

par un ordre secret de la providence,
que tous les avantages de la vie ne se
trouvoient pas ramassez dans un même
pays ; que c'êtoient des biens, que Dieu
avoit partagez entre des nations différentes, afin qu'elles s'en fissent réciproquement part, & qu'elles entretinssent
ensemble une societé : *Deus non omnia
omnibus terræ partibus concessit, sed per re-
giones sua dona distribuit, quo homines alii
aliorum indigentes ope, societatem colerent* a.
Il ajoûte, que c'est par une permission
de cette même providence, qu'il s'est
établi des marchands, pour faciliter aux
nations les moyens de s'entrecommuniquer leurs biens : *Itaque mercaturam
excitavit, ut quæ usquam nata sunt, iis
commodè frui omnes possint* b. Saint Chrysostome pensoit sur ce point, comme son
précepteur. La merveilleuse facilité,
dit ce pere, que celle que la providence a donnée aux hommes, pour se faire
mutuellement part de leurs biens ! Le
monde êtoit trop vaste, & la vie des
hommes trop courte, les nations, par
conséquent, n'auroient pas eu le temps
de s'aller visiter, ni de se porter des secours mutuels. Dieu y a pourvû en fai-

a *Id.* apud *Huggrot.* l. de jur. bel. & pacis, l 11. c. 2.
art. 13. n. 5. b *Ibid.*

R ij

fant tourner la mer autour du monde, comme autour d'une maifon unique, qui renfermeroit tous les hommes. Par ce moyen, un homme dans le plus petit coin du monde, participe aux biens des regions les plus êloignées, avec la même facilité, que s'il les habitoit toutes. Il eft donc permis, après cela, de fe repréfenter toute la terre, comme une grande table, autour de laquelle feroient arrangez tous ceux qui l'habitent. Tous participeront également aux mets qui la couvrent ; car, ou ils s'en ferviront eux-mêmes de leurs propres mains, s'ils en font proches, ou ils s'en feront fervir par les autres, s'ils en font trop êloignez: *Quomodo fatis dignè quis explicet facilitatem ad mutua commercia nobis datam? Ne enim itineris longitudo impedimentum aliorum ad alios commeatibus afferret, breviorem viam, mare fcilicet ubique terrarum difpofuit Deus, ut mundum, tanquam unam domum communiter habitantes, crebrò nos viferemus, & apud fe nata quifque alteri communicans, viciffim commodè acciperet res apud illum abundantes, ac fi exiguam tenens terræ partem, ita tanquam fi teneret univerfam, frueretur ejus quæ ubivis funt bonis. Licèt itaque nunc tanquam in communi menfa convivarum, unicuique ea quæ fibi ap-*

posita , dare alteri longiùs accumbenti , ac contra quæ apud ipsum sunt , accipere manu tantùm extentâ [a].

.On se retranche à dire, que l’Europe trouve chez elle des plantes aussi efficaces , & plus faciles à trouver, que le *thé ,* & le *café.* Notre *sauge* [b], par exemple , est aussi agréablement reçûe des Chinois , que leur *thé* parmi nous [c] : la *véronique* [d] & le *chamédris* , passent encore pour d’excellens *sub-stituts* du *thé* en Europe. Le *segle* [e] & l’*orge* bien brûlez avoient commencé de prendre la place du *café.* De si heureuses tentatives, ne seroient-elles pas pour nous de favorables augures ? Ne seroit-ce pas des surs garans de la découverte de quelque excellent *sub-stitut* du *chocolate* , qu’elles nous annonceroient ? Mais cette espérance seroit assez peu flateuse ; car quoi qu’il faille convenir de l’utilité de la *sauge* , qui ne promet pas moins, que de préserver de la mort :

An morietur homo cui salvia crescit in horto ?

a *Ibid.* |. b *Bontekoe* , elem. de medec. | e *Mappus*, p. 50. | d Voyez *Francus* , veronica theisans. | e *Mappus.*

& quoique la *véronique* ait tant de réputation, elles n'atteindront de long-temps celle du *thé*, & jamais elles ne la surpasseront. La préparation du *segle* n'a déja plus de protecteurs ; celle de l'*orge* les perd tous les jours ; que si la découverte d'un *chocolate* d'Europe venoit à réussir aussi mal, ce seroit plûtôt fait de s'en tenir à celui du Méxique.

Les coups que M. *Duncan* porte [a] contre le *thé*, le *café* & le *chocolate*, sont plus terribles. Son stile, pour être poli, n'en est pas moins véhément ; ses termes sont forts, ses expressions vives, ses reproches piquans, & ses accusations accablantes. Ce sont, à l'entendre, les démons du petit monde, que le *thé*, le *café* & le *chocolate* ; car il n'est maux qu'ils n'y fassent, il n'est trouble qu'ils n'y causent, il n'est danger qu'ils n'y apportent. Ils y menacent tout, ils s'attaquent à tous les visceres, ils intéressent toutes les fonctions, ils blessent toutes les parties. Le cerveau n'est plus en sûreté avec eux, la poitrine a tout à craindre, le foye, la rate, tous les visceres sont prêts de s'altérer & de se corrompre.

a *Avis salutaire* . . . . *contre le café*, &c.

Mais ce n'est pas seulement à la santé, qu'ils tendent des piéges, ce n'est pas à un chacun des hommes en particulier, qu'ils en veulent seulement, ils en menacent l'espece, & vont à en éteindre la souche ; car ce sont des torrens de feux, des tourbillons de soufres, que ces liqueurs chaudes, dont on use trop volontiers, & sans ménagement, qui desséchent les organes, & tarissent les liqueurs.

Deux circonstances, cependant, affoiblissent ces formidables accusations; car M. *Duncan* les fonde toutes sur l'abus de ces boissons, & sur celui des liqueurs ardentes, du vin, de l'eau de vie, & pareilles liqueurs chaudes & fortes [a], qu'on boit en même temps. C'est donc à l'usage immodéré de ces boissons, & aux liqueurs, dont on les accompagne, qu'il impute les desordres, dont il les accuse. Mais deux autres raisons du danger de ces liqueurs, ont échappé à la censure de cet habile auteur ; ce sont celles de l'intempérance & de la bonne chere, deux vices qui sont plus communs en Europe, qu'en orient. Car enfin, tous ces maux, dont on soupçonne ces bois-

a *Ibid.* c. 5.

R iiij

fons chaudes, êtant inconnus dans les pays où elles font anciennes & habituelles, on ne peut, fans injuftice, les mettre abfolument fur le comte du café, &c. Si donc M. *Duncan* a obfervé ces maux, foit en Allemagne, foit en France, il doit s'en prendre à l'abus *a* qu'on fait de ces liqueurs, à l'intempérance de nos peuples, à leur bonne chere, autant qu'à l'ufage journalier du vin, dont on l'accompagne.

Le *café*, le *thé* & le *chocolate*, tiennent lieu de vin *b* à la Chine, au Méxique & en Turquie. Les Chinois, les Méxiquains & les Turcs, vivent de ris, de fruits, de légumes *c*, &c. Ils ne boivent point de vin *d*, & mangent peu *e*. Au contraire, on mange beaucoup en Allemagne & en France ; on y ufe abondamment de viandes, qui font d'ailleurs toûjours affaifonnées & de haut goût. Les fruits y font comtez pour rien. Ce font des defferts, qu'on s'accorde comme par furcroît, encore font-ils ordinairement fucrez ou confits. Les légumes y font, ou

a *Mappus*, p. 63. | b *Id.* p. 36. 39. | c *Id.* p. 44. *Dufour*, p. 117. | d *Dufour*, p. 214. | e *Mappus*, p. 39. *Dufour*, p. 118.

méprifez, ou fi étrangement déguifez
par les fauffes qu'on y fait, qu'ils font
méconnoiffables. Le vin, le cidre, ou
la bierre, arrofent largement ces repas ; & le café, le chocolate, ou le
thé, fur le tout, les terminent. Imaginons donc d'une part, un *Turc*, un
Indien, un *Méxiquain*, qui mange un
peu de ris, de fruits ou de légumes,
fimplement affaifonnez, & qui finit
ou accompagne fon repas de quel-
ques taffes de *thé*, de *café*, &c. De l'autre, examinons un François à table,
à dîner, par exemple, commençant
par une fouppe fucculente, mangeant
d'une entrée délicate, fe rempliffant
d'un bouilli excellent, le tout, avec
du pain blanc, paffant à un deffert de
compotes fucrées, ou de confitures
choifies ; un vin délicat, peu ou point
trempé, accompagne ce repas, & le
café le fuit. Fut-il rien qui reffemblât
mieux à une fête ? C'eft du moins
plûtôt l'image d'un feftin de joye,
que d'un repas ordinaire. L'étrange
différence donc, qu'il doit y avoir entre le fang d'un Turc, & celui d'un
François ! Le dangereux inconvénient
de la part du café, &c. pour celui-ci !
Car dans le Turc, le fang fe trouvera

R v

moins subtil, moins abondant, plus *phlegmatique*; dans le François, il sera *spiritueux*, bouillant & bilieux; autant donc que les boissons chaudes perfectionnent le sang d'un Turc, autant corrompront-elles celui d'un François. Le mal sera plus grand, s'il use immodérément du café, &c. Or tout usage du café, &c. devient un abus pour lui, s'il vit à l'ordinaire des François. Alors, une tasse de cette liqueur l'incommodera plus, que trois n'incommoderont un Turc, qui ne boit pas de vin, qui mange des légumes, & du pain sans levain [a]; parce qu'enfin, c'est un double vin, pour ainsi dire, qu'un François boit dans un même repas, puisque le vin d'une part, & le café de l'autre, développeront son sang à l'excès. De là, cependant, viendront ces feux, ces desséchemens, ces bouillonnemens d'humeurs, dont on nous fait peur [b]: mais ces feux seront sans flamme, ces desséchemens sans effet, ces bouillonnemens sans force, si un François est sobre, s'il est frugal [c], s'il se prive de vin, s'il use modérément du café, du chocolate,

a Dufour, p. 118. | b Duncan, passim. | c Caldera p. 475.

&c. Il faut donc conclure, que le café doit exclure le vin [a], qu'il oblige à la tempérance, qu'il engage à la frugalité. A ces conditions, on ne trouvera en lui d'inconvéniens, que ceux qui viendront de l'excès qu'on en feroit ; encore ces inconvéniens seront-ils moindres, que ceux qui suivent l'abus des liqueurs ardentes & vineuses. Car si les boissons chaudes refroidissent les nerfs [b], si elles énervent les hommes, deux inconvéniens peu ou point connus chez les orientaux, du moins, elles n'attirent, ni la goutte, ni la gravelle [c] ; elles ne font point de brutaux, de stupides, ni d'hébétez, comme le vin ; elles font même les correctifs des liqueurs vineuses, & elles préservent de l'hydropisie [d], que celui-ci produit trop souvent.

Les boissons chaudes de café, &c. paroissent donc avoir quelque chose de moins mal-faisant que le vin, & peut-être lui seroient-elles préférables [c], si on se réduisoit à se nourrir de légumes & de fruits, de ris & d'eau.

a *Dufour*, p. 106. *Naironi*, p. 42. 43. | *Mappus*, p. 46. | c *Bontekoe*, p. 190. | d *Naironi*, p. 48. | e *Dufour*, p. 111.

Mais ce régime est précisément celui d'un Carême exact, pendant lequel on se privoit autrefois du vin, comme on l'a dit ailleurs ; & par là, se décide la question, si le thé, le café & le chocolate conviennent en Carême.

On trouvera, peut-être, ces liqueurs trop délicieuses, dans un temps destiné à la mortification ; aussi ne les conseille-t-on pas, en les pardonnant : *Hoc autem dico secundùm indulgentiam, non secundùm imperium; .... præceptum non habeo, consilium autem do* [a]: ç'auroit été d'ailleurs autrefois, qu'on auroit crû ces liqueurs trop delicieuses, dans ces temps, où l'on s'interdisoit le vin dans les jours de jeûne : mais dans la misérable nécessité, qu'on s'est faite, d'user de quelques liqueurs chaudes pour la digestion, on trouvera dans le thé, le café, &c. moins d'inconvénient que dans le vin, sur tout, en faisant maigre. On en a la preuve dans les missionnaires de la *Cochinchine*, qui ont trouvé, que le thé leur étoit sur tout utile, en mangeant du poisson [b]. On a fait la même observation en Europe, & les Italiens l'assurent aussi du chocolate,

[a] 1. ad Cor. c. 7. v. 6. 25. | [b] *Mappus*, p. 278.

suivant la maxime qu'ils tiennent des
Espagnols, que le chocolate change le
poisson en chair :

Hinc vulgò Hispanis protrita paræmia,
   potum
Quæ fert in carnes cocolatem vertere
   pisces [a].

C'est qu'ils ont trouvé, que le poisson ne donnoit pas d'indigestion, ou
qu'on la guérissoit d'abord, en prenant
du chocolate :

——————— *Quòd si*
Prandenti dederint tibi fortè obsoniæ
   pisces,
Queis caro limosa frigescens naiade, in
   imum
Vix accepta sinum, fœdum tabescit in
   unguem :
Tunc mixtus calidâ cocolates proderit
   undâ.
Corriget is fœdos imo sub pectore succos,
Sedabitque atros, queis alant viscera,
   fumos [b].

Ce n'est pourtant point, qu'on veuille
insinuer la nécessité de ces boissons
chaudes en Carême ; on est persuadé

a *Strozza*, de cocolat. p. 61. | b *Strozza*, de co-
colat. p. 61.

au contraire, que l'eau seule peut satisfaire à la soif & à la digestion, les seules raisons pour lesquelles on devroit boire. Mais dans la tolérance, où l'on est de l'usage du vin, on croit devoir avertir, que le thé, le café, &c. paroissent plus surs à la santé, & moins contraires à l'intention du jeûne, que le vin, & tout ce qui est vineux.

CHAPITRE XIV.

Si la boisson romt le jeûne.

LA soif, comme on l'a fait voir, ne fait pas moins partie du jeûne, que la faim. C'est pourquoi les saints ont tous cru, qu'on étoit autant obligé de se passer de boire (ne fût-ce que de l'eau [a]) que de s'abstenir de manger [b]. Il étoit donc défendu de boire entre les repas [c], à moins, qu'on eût une dispense pour se permettre ce soulagement [d], & on trouve de ces dispenses vers le neuviéme siécle de

a *Thomass.* p. 83. *Lancelot*, p. 83. *Baillet*, p. 152. | b *Thomass.* p. 290. *Baillet*, p. 51. 178. *Pasmans. thes.* p. 10. | c *Ibid.* p. 52. | d *Thomass.* p. 290. 291.

l'Eglise [a]. Mais les conditïons aufquelles on les accordoit, font voir quel avoit été jufqu'alors l'efprit de l'Eglife là-deffus : car on ne permettoit de boire , 1°, que pour la néceffité , 2°, après un pénible travail , 3°, après avoir jeûné jufqu'au foir , 4°, les jours où l'office avoit été plus long qu'à l'ordinaire [b]. Ces difpenfes commencerent dans les monafteres vers le feptiéme fiécle ; de forte , quon les trouve êtablies dans le huitiéme , dans les maifons de faint *Benoît* [c]. Celui qui a donné fon nom à la *régle du maître* [d], eft foupçonné de leur avoir donné cours , parce que cette régle permet [e] aux moines de boire un coup à nones fans manger , & trois au foir , les jours qu'ils avoient fait leur repas à l'heure de fextes ; elle leur permet de boire avant complies , quand ils ont mangé à celle de nones, & tout ceci, fans préjudice de la liberté qu'ils avoient de boire encore en travaillant ; car il ne s'êtoit jamais vû tant boire parmi des moines , ce qui attira à l'auteur de la régle du maître, le nom de *maître beuveur*.

a *Lancelot* , p. 71. **Thomaff**. p. 292. | b *Pafmanf*. thef. p. 10. *Baillet*, p. 146. *Thomaff* p. 196. | c *Baillet*, p. 146. | d Regula magiftri. | e *Lancelot*. p. 69. *Baillet*, p. 146.

Cependant, il faut remarquer, que ces permiſſions de boire ne s'accorderent d'abord, que dans les jours de *petits jeûnes*, jamais dans le Carême ; d'ailleurs, elles ſuppoſerent toûjours un ſeul repas [a] : car depuis même, qu'on eut avancé ce repas vers le midi, on s'en tint à l'unité, & il n'y avoit pas encore de colation [b]. Mais l'eſpace de ce repas juſqu'au ſoir, venant à paroître trop long, on ſe permit de boire un coup avant complies ; & pour excuſer cette indulgence, on commença à ſe perſuader, que la boiſſon ne rompoit pas le jeûne [c] ; maxime qui avoit été inouie juſqu'alors [d]. Ce ne fut donc, qu'après avoir rompu le jeûne, c'eſt-à-dire, après l'unique [e] repas d'alors, qu'on ſe permit de boire, & jamais avant ce repas : de ſorte, que la boiſſon tenoit, ce ſemble, la place de nôtre colation. En effet, il fut défendu de boire après complies, quoi qu'on pût le faire après nones & après vêpres [f] ; & ce fut vers cette heure de complies, qu'on plaça enfin celle de la colation. Au reſte, cette *mitigation*

a *Thom ſſ.* p. 311. | b *Lancelot*, hemine, p. 109. | c *Ibid.* | d *Paſmanſ.* theſ. p. 10. *Lancelot*, p. 109. e *Baillet*, p. 153. | f *Lancelot*, hemine, p. 78.

du jeûne, par laquelle il fut permis de boire hors des repas, n'eſt fondée ſur aucune pratique ancienne ; car il ne s'en trouve aucune mention dans l'hiſtoire *a*: les ſcolaſtiques l'ont autoriſée dans la ſuite, encore les plus habiles d'entr'eux, tel que fut ſaint *Thomas*, ont commencé à permettre de boire entre les repas, dans un temps où l'on ne faiſoit encore en Carême qu'un ſeul repas vers le ſoir *b* : ce qui rendoit l'indulgence beaucoup plus ſupportable, que de nos jours, où après avoir mangé pleinement à midi, l'on colationne le ſoir. Il eſt donc injuſte de ſe parer aujourd'hui du nom de ce célebre & ſavant théologien, pour établir une permiſſion de boire entre les repas, puiſque les temps ſont changez *c*, & qu'on ſe permet un repas véritable à midi, & une colation le ſoir, ce qui étoit inconnu du temps de ce ſaint docteur. Auſſi s'eſt-il trouvé un ſavant théologien *d* de ce ſiécle, qui a entrepris ſa défenſe, pour le juſtifier de l'abus qu'on fait de la permiſſion de boire, qu'il paroît accorder les jours de jeûne ; après quoi, ce

a *Paſmanſ.* theſ. x. | b *Thomaſſin*, p. 311. *Baillet*, p. 153. | c *Ibid.* | d *Paſmanſ.* de jejun. theſ. xi.

théologien ne craint point de conclure, que l'on publiera inutilement, que
la boisson, hors les repas, ne romt
pas le jeûne, puisqu'en ce cas, elle
en ôte le mérite, & mene en enfer :
Dictum illud ..... Liquidum non frangit jejunium, *autoritate S. Thoma desti-*
tuitur, ratione item & antiquitate sic est
spoliatum, ut multi illud exsibilent, dicen-
do : Liquidum non frangit quidem
jejunium, *sed tollit meritum, & ducit ad*
infernum [a].

Cette maxime est donc toute sur le
comte des casuistes, & de quelques
nouveaux thélogiens, appuyez sur ce
principe faux, & abusif, de quelques
médecins [b], qui ont laissé croire, que
la boisson ne nourrit pas. Supposons-
le pour un moment, mais elle desal-
tere [c]. Or ce n'est pas à la faim seulement, que le jeûne est opposé, il
doit aussi combattre la soif ; car le
jeûne est une sorte de privation, dont
l'étendue doit être définie par la pratique de ceux, qui l'ont d'abord mis
en usage, & par la tradition constante
& suivie, qui s'en est conservée dans l'E-
glise. Ces sources sont principalement

a *Ibid.* sub fin. | b *Zacchias*, p. 285. 286. 287.
| c *Baillet*, p. 153.

celles, dont il faut tirer les véritables
notions du jeûne ecclésiastique. S'il
est donc vrai, que le jeûne du Carême,
a renfermé la privation du boire &
du manger en général, dans tous les siécles de l'Eglise, jusqu'à ceux qui nous
touchent de plus près [a], suivant cette
maxime de Tertullien : *Qualis esus,
talis & potus ; verisimile non est, ut quis
dimidiam gulam Deo immolet* [b] : la distinction d'une boisson nourrissante, d'avec
celle qui ne nourrit pas, est moderne, sans fondement, & contraire à la
pratique de l'Eglise & à la tradition.
Or il est évident, que tout ce que
nous avons rapporté de la nature du
jeûne du Carême, confirme ceci ; mais
il prouve encore, que ce sont, non-
seulement les choses en elles-mêmes,
que le jeûne interdit, mais encore le
plaisir de les prendre. C'est, par conséquent, le plaisir de boire, ou de se
satisfaire en bûvant, que l'Eglise a
interdit par le jeûne. Ainsi, qu'une
boisson soit plus ou moins nourrissante, elle rompra toûjours le jeûne, par
cela seul, qu'elle satisfait les sens, ou
qu'elle procure un plaisir [c], que le

a *Thomass.* p. 290. &c. | b *Tertull.* l. contra phy-
sicos. | c *Pasmans.* thes. x.

jeûne défend. Pour renfermer donc le jeûne fous une idée jufte & précife, il faut le comprendre fous celle d'une privation de tout ce qui nourrit, & de tout ce qui defaltere. En effet, c'est toûjours de la foif, qu'il faut fouffrir en jeûnant, que parlent les peres, quand ils défendent la boiffon [a]. C'eft pourquoi faint *Ambroife* [b], répondant à ceux qui demandoient la permiffion de boire, à caufe des chaleurs de l'été, ne leur dit autre chofe, finon, qu'il faut en jeûnant endurer la foif. Il eft donc faux de dire, qu'une boiffon eft permife, parce qu'elle ne nourrit pas ; elle defaltere, & dès là, elle romt le jeûne, qui oblige également à la foif [c] & à la faim. D'ailleurs, feroit-il vrai de dire, qu'une chofe, dont on mangeroit, ne romproit pas le jeûne, par cette raifon, qu'elle ne nourriroit pas ? Car, eft-ce à l'embonpoint uniquement, que le jeûne en veut ? N'eft-ce pas autant au plaifir de fatisfaire fa faim ? Auffi, l'Evangile [d] recommande-t-il, de fe laver le vifage, & de s'oindre d'huile, quand on jeûne, parce que l'intention du

a *Thomaff.* c. 13. | b Serm. 39. | c *Baillet*, p. 178. | d *S. Matth.*

jeûne est moins d'amaigrir les corps,
que de mortifier les sens. Comme donc
ce seroit rompre le jeûne, que de s'accorder la moindre chose pour satisfaire
la faim, quand bien même ce seroit
quelque chose qui ne nourriroit pas ;
ce sera pareillement le rompre, que de
se permettre quelque chose qui appaise
la soif, quoiqu'elle n'engraisse pas le
corps.

Mais cette idée d'une boisson, qui ne
nourrit pas, est une fiction ; c'est un artifice de la cupidité, une adresse de l'intempérance ; car il n'est pas de boisson,
qui ne nourrisse. On engraisse davantage, suivant la remarque d'Hippocrate,
en bûvant, qu'en mangeant : *Facilius est
impleri potu, quàm cibo* [a] : & ceux qui ont
besoin de réparer promtement leurs
forces, y réussissent moins par l'usage
des alimens solides, que par celui des
boissons : *Qui citâ indigent adjectione, iis
humidum ad reparandas vires optimum est* [b] :
& c'est une des raisons, pourquoi le lait
est si nourrissant. En effet, outre que
les alimens liquides se distribuent plus
parfaitement, parce qu'ils sont coulans, & plus propres à s'insinuer à travers des plus petits vaisseaux qui com-

a *Hippocr.* l. 2. aphor. p. 11. | b *Id.* de alim. sub fin.

posent nos corps , ils ont moins de volume, ou moins de masse, puisque leur tissure moins serrée, oppose moins de résistance à l'estomac. Etant donc déja à demi brisez & dissous, ils occupent moins de la force qui les broye, & qui est presque toute employée à pousser les sucs, qui résultent des alimens liquides, jusqu'aux extrémitez les plus reculées , & à les engager jusque dans les replis,& les réduits des vaisseaux les plus éloignez , & les plus profonds.

Il est inutile d'en appeller à l'usage de l'eau, comme si ce n'êtoit que de l'eau, qu'on demanderoit entre les repas des jours de jeûne. On ne sait que trop, jusqu'où l'on pousse la licence de boire en ces cas, & on essayera de la reprimer. Mais quand on se contenteroit d'eau, ce seroit à tout le moins se desaltérer, & par conséquent, rompre le jeûne, qui oblige à souffrir la soif. L'eau enfin êtant capable de nourrir [a], puisqu'elle nourrit non seulement les plantes , mais encore les animaux ,

——— *Fluvios dum piscis amabit,*
Dumque thymo pascentur apes , dum rare cicadæ [b].

a *Athen.* p 46. | b *Virgil.* eglog.

qualité que la *diſtillation* même ne lui
ſauroit ôter ; ce ſeroit doublement le
rompre. C'eſt donc à tout le moins à
quoi meneroit la ſeule liberté de boire
de l'eau , & la raiſon le prouve. 1°,
L'eau eſt compoſée ; elle eſt donc im-
prégnée de parties différentes, & en effet, elle ſe corromt. 2°, Elle eſt à l'u-
ſage de l'homme, capable, par conſéquent, de paſſer en ſa ſubſtance, & de
le nourrir. Car elle tiendra lieu, ou de
poiſon, ou de médicament, ou d'aliment. Elle n'a point la malignité d'un
poiſon, ni la force d'un médicament ;
elle tient donc de la nourriture. On ſait
en effet, que des hommes ont vécu uniquement d'eau , des jours entiers. La
fadeur, ou l'inſipidité de l'eau , donneroit à penſer le contraire. Mais que de
prodiges ne voit-on pas en des eaux,
qui n'ont ni goût, ni odeur, ni ſaveur,
ni force ! Les eaux ᵃ minérales les plus
efficaces, ne tiennent leurs vertus que
de quelques atomes de *ſoufre* , de *ſel*,
ou d'une ſubſtance *indéfinie*. C'eſt qu'il
n'eſt pas de diſſolvant plus fin , plus
exact, ni plus puiſſant que l'eau ; elle
diviſe & diſſout preſqu'à l'infini ; & ſi
elle ne laiſſe ni ſentir, ni voir les parti-

a *Lyſter. de* aquis.

cules qu'elle cache dans son sein, c'est parce qu'elle les a si parfaitement divisées, qu'elles ont perdu leur tissure & leurs masses, qu'elles échappent à tous les sens, & éludent toutes les *analyses*. Mais si l'eau peut cacher des vertus si extraordinaires, sous une forme simple, & sous un goût fade, pourra-t-elle ne point renfermer sous d'aussi simples apparences, des particules d'autant plus capables de nourrir, qu'elles sont plus parfaitement divisées ? Non seulement donc l'eau desaltére, mais elle satisfait encore en partie à la faim ; du moins en calme-t-elle les ardeurs, & en diminue-t-elle les besoins. En faut-il davantage, pour contenter les sens ? Mais alors le jeûne est-il en sûreté ?

Que faire donc d'une soif, qui importune pendant tout un Carême ? Un sacrifice semblable à celui du roi prophete, qui se refusa un peu d'eau dans l'ardeur d'une soif excessive, parce que trois de ses officiers avoient exposé leur vie, pour la lui procurer. Seroit-il moins digne d'un catholique, de refuser de se satisfaire, aux dépens de sa vertu ? Ce seroit même un sacrifice d'*expiation*, si cette soif, comme il n'arrive que trop souvent, étoit la suite de l'intempérance

tempérance, ou l'effet de la sensualité. Car c'est de là qu'elle vient ordinairement, c'est-à-dire, ou de la trop grande multiplicité de mets, ou de leur assaisonement. Mais cela étant, il seroit juste de faire de l'objet de son plaisir, l'instrument de sa pénitence : *Per quæ peccat quis, per hæc & torquetur* [a]. Comme donc on se seroit abandonné au plaisir de la bouche, il faudroit se soumettre à la peine qui le suit.

Le mal seroit cependant supportable, si ce n'étoit que de l'eau qu'on demandât, c'est-à-dire, de quoi soulager uniquement sa soif ; & si à cela près, on avoit banni d'entre les intervalles des repas de Carême, ces liqueurs voluptueuses & exquises, moins nécessaires aux besoins de la vie, que dangereuses à la vertu : *Si saltem missam faciant sybariticam illam curam, procurandi diebus quadragesimalibus exquisitum vinum* [b], *&c.* Mais contre l'ancien usage de l'Eglise, qui ne souffroit le vin presqu'à [c] personne dans les jours de Carême : *Qui legum præcepta custodiunt, ignorant vinum in jejuniis* [d], on ne craint pas de mettre en maxime, que le vin ne romt pas le

[a] Sap. c. xi. v. 17. | [b] Pasmans. th. v. | [c] Ibid. Theophil. Alexand. ibid.

jeûne ; & contre l'avis du sage, qui n'adopte le vin que pour un remede, on s'en fait une boisson d'habitude ou de plaisir : *Vinum in jucunditatem creatum est, & non in ebrietatem ab initio* [a]. Les premiers chrêtiens furent dans une pratique bien opposée [b] à celle d'aujourd'hui, jusques vers le septiéme siecle ; c'est pourquoi d'anciens moines se le refusoient même dans leurs maladies [c], & les Grecs déliberoient si on l'accorderoit à des accouchées [d]. Ces précautions venoient de la persuasion dans laquelle êtoit l'antiquité, suivant la pensée de Platon, que le vin êtoit le tyran de l'ame, *animæ tyrannus* [e], parce qu'il domine les sages, & qu'il les porte à la lubricité, *armigerum veneris* [f]. Salomon trouvoit en lui des attraits vers le même vice, *in vino luxuria* [g] ; & l'apôtre [h] le fait craindre par de semblables raisons : *Nolite inebriari vino, in quo est luxuria.* Il y a en effet, des exemples qui prouvent, qu'il y a plus à craindre de la part du vin, pour les personnes qui ont à vivre dans la continence [i], que de la part de la viande. *Saladin* sultan

a Ecclesiast. c. 31. v. 35. | b *Thomass.* c. XI. | c *Lanelot*, p. 151. | d *Thomass.* p. 344. | e *Scacchus*, p. 182. | f *Apul.* l. 2. à fin. | g Proverb. 20. | h Ad Ephes. 5. | i M. *Thomassin*, p. 2. c. 6.

d'Egypte, voulant infulter à la religion chrêtienne, & faire valoir la coûtume des Turcs, qui s'accordent la viande, & fe refufent le vin, mit la vertu de deux moines à deux fortes d'épreuves, pour la corrompre *a*. Il les fit d'abord nourrir de viande & d'eau, & les fit folliciter par des courtifanes. Cet infame artifice ayant été fans effet, il les fit nourrir de poiffon & de vin, & les expofa à la même tentation, qui fit éprouver à ces malheureux, que le vin eft plus puiffant que la viande, pour attendrir & corrompre les cœurs ; c'eft qu'il ne flate, que pour furprendre ; & fous des apparences féduifantes, il eft auffi dangereux que les ferpens, & auffi pernicieux que le bafilic : *Ingreditur blandè, fed in noviffimo mordebit, ut coluber, & ficut regulus venena diffundet* *b*. Par ces artifices, il renverfe les forts, & confond les fages, *apoftatare facit fapientes* *c*. C'eft auffi pourquoi un célebre théologien *d* décide, que l'abftinence du vin eft d'un plus grand mérite, que celle de la viande. Il eft donc prouvé, que le vin eft contraire à l'efprit du jeûne. Mais rien encore ne le romt fi parfaitement ; car,

a V. Lancelot, p. 129. | b Proverb. 23. 31. | c Ecclefiaft. 19. c. 2. | d Alexand. de Hales. Tom ff. p. 274.

1º : Il appaife la foif, & c'eft pour-ce-
la, qu'on le demande entre les repas du
Carême, 2 : Il nourrit , comme tous
les médecins avec Galien *a*, en conviennent. C'eft pourquoi le favant *Mercu-
rial,* ayant voulu prouver que le vin ne
nourriffoit pas, s'eft fait fifler .... *Mer-
curialis vir doctiffimus peculiari libello contendit vinum non nutrire ; at frivola funt
ejus rationes, & tanto autore indigna* *b*. 3º :
Il appaife la faim , fuivant la remarque
d Hippocrate , *famem folvit vini potio* *c*.
Il faut donc conclure , que le vin excite les paffions ; qu'il donne des forces ;
qu'il appaife la faim & la foif : on laiffe à juger, s'il romt le jeûne.

Le cidre & la bierre enivrent , ce qui
auroit fuffi autrefois, pour en faire interdire l'ufage en Carême , pendant lequel il êtoit défendu de fe rien accorder, de tout ce qui enivre *d* : *In vini enim
ufu , non à vino tantùn , fed ab omnibus
quæ accipientes inebriant .... abftinebit* *e*. Il
ne fe trouve auffi nul veftige, qu'on ait
jamais permis dans les fiecles paffez l'u-
fage de la bierre *f*, hors les repas des

a *Galen.* comment. in aphor. l. 3. de temper. *v. Car-
dinal. Bracantium,* p. 168. | b *Plempius* de fanit. tuend.
p. 241. | c *Hipp.* aph. f. 2. p. 21. | d *Lancelot,* p. 150.
Thom'ff. p. 781. 285. | e *Dans Thomaff.* p. 62. | f *Paf-
manf.* th. x.

jours de jeûne. Car c'étoient des fortes de bierre, que ces boiſſons condamnées par ſaint Jérôme aux jours de jeûne, que l'on compoſoit avec des jus de légumes, ou des ſucs de grains: *Audio quoſdam contra rerum hominumque naturam aquam non bibere, nec veſci pane... ſed contrita olera, betarumque ſuccum ſorbere* [a]. Du moins, la bierre en particulier eſt autant capable, que ces boiſſons que ſaint Jérôme défend, de rompre le jeûne, à en juger ſeulement par toutes les bonnes qualitez qu'on reconnoît en elle. Car outre qu'on a fait voir qu'elle nourrit puiſſamment, & plus que le vin [b], elle appaiſe encore la faim comme lui [c]; elle a même quelque choſe de plus dangereux pour la vertu [d], puiſqu'elle attire de plus honteux accidens [e]. Enfin, on a attribué dans l'antiquité, l'invention de la bierre au dieu de l'ivrognerie [f]. Toutes raiſons qui prouvent qu'elle échauffe, qu'elle nourrit, qu'elle engraiſſe, qu'elle raſſaſie, qu'elle trouble l'imagination; qu'elle a enfin tout ce qu'il faut, pour la rendre capable de faire plaiſir, de guérir

a Saint *Jérôme*, epiſt. ad Nepot. | b. *Mund.* p. 342. | c *Nonn.* p. 187. *Sebiſ.* p. 1148. | d *Scoockius*, p. 182. *Hemin*, 251. | e Gonorrh. parit. *Palmar.* p. 75. | f *Scoockius* de cerviſia, p. 142.

de la faim & de la soif, en un mot de rompre le jeûne.

Le *cidre*, ou ce qui lui ressemble, n'est pas moins condamné par les peres; *Sunt qui vinum ita non bibunt, ut aliorum expressionem pomorum, aliosque sibi liquores . . . exquirant* [a] *&c.* Le cidre a même quelque chose de plus vineux, de moins grossier [b], & qui flate [c] plus agréablement le goût & les sens, que la bierre, quoiqu'il n'apporte pas les mêmes inconvéniens; mais il est fort ami du sang [d], dont il imite la nature, & dont il grossit le volume, sans le corrompre. Il donne de l'embonpoint; il soûtient les forces, & suffit aux travaux les plus pénibles avec un peu de pain [e]. Il se laisse même boire avec plus de sûreté, que le vin; car différent de celui-ci, il nuit, à ce qu'on prétend [f], d'autant moins, qu'étant plus fort & mieux *déphlegmé*, il ne menace ni de brûler le sang, ni de dessécher le foye [g]. Tant de bons effets viennent des excellentes qualitez, qu'on attribue aux pommes; car on fait mention [h] de certains peuples, lesquels vivent communément

a *S. August.* serm. | b *P. Palmar.* p. 55. | c *Id.* p. 41. 39. | d *Id.* p. 42. | e *Id.* ibid. | f *Ibid* p. 67. | g *Id.* p. 66. h *Turneb.* de vino, p. 21. 22.

cent ans, quoi qu'ils n'ayent pas de
vignes, mais feulement des pommes
en abondance. On le loûe encore mer-
veilleufement contre la foif ; on ajoûte, qu'il flatte les nerfs, qu'il humecte, qu'il adoucit ; & s'il porte à
la tête, c'eft moins pour accabler de
fommeil, que pour en faire fentir les
douceurs *a* ; car il endort fans appe-
fantir, & enivre fans porter de trouble. C'eft donc quelque chofe de plus
féduifant, qu'on ne penfe ; & par là,
il en eft davantage contraire à l'efprit
du jeûne.

a *Palmar.* p. 44.

CHAPITRE XV.

Suite du précédent.

Si le Café, *le* Thé, *& le* Cho-colate, *rompent le jeûne.*

ON met au rang des boiffons le
café, le *thé*, & le *chocolate*. Deux
raifons cependant, outre celles qu'on
a déja rapportées, leur difputeroient *a*
ce titre. 1°, On ne boit point le *cho-*

a *Mappus*, p. 3.

colate, on le hume, *sorbetur, non bibitur* [a] : Il en est de même du *café*, & du *thé*. 2°, Ce n'est point ordinairement par rapport à la soif, qu'on les prend, mais pour se procurer le plaisir d'avaler d'agréables liqueurs, *non ad sitim, sed ad voluptatem* [b]. Saint *Jérôme* fait mention de semblables liqueurs, qu'on bûvoit voluptueusement, quoi qu'elles ne parûssent point, par la description qu'il en fait, approcher de la délicatesse de nos chocolàtes, *&c.* il en détestoit cependant l'usage, parce qu'elles êtoient contraires à la frugalité du jeûne : *Audio* [c] *quosdam delicatas sorbitiunculas, non calice sorbere, sed conchâ ; proh dolor ! non erubescimus, &c.* Ces liqueurs ne laisserent pas que de se multiplier ; car on s'en plaignoit [d] dans le cinquième siécle, comme de choses que la gourmandise & la sensualité auroient inventées, & dont on ne prenoit pas assez de soin de s'abstenir : *Sic ab omnibus animalibus temperandum judicant, ut peregrinis pomis, cæterisque sorbitiunculis immanem sui corporis impleant appetitum* [e]. Mais

a *Caldera. Tribun.* &c. p. 485. | b *Ibid.* p. 486. | c *S. Hieron.* ad Nepot. | d *Jul. Pomer.* | e Dans *Thomass.* p. 63.

puifque toutes ces liqueurs paſſoient dès-lors, pour être contraires au jeûne ; nos *thez*, nos *chocolates*, & nos *cafez* [a], quand on les prend, ſur tout hors les repas, doivent le rompre : *Illi quoque qui negata ſibi vini perceptione, diverſorum poculorum potionibus mundantur, nequaquam mihi abſtinentiam videntur implere* [b].

Ces liqueurs ont d'ailleurs par elles-mêmes tout ce qu'il faut pour rompre le jeûne : car ſi on en excepte le *thé*, (qu'on peut boire, à l'imitation des Chinois, au repas [c],) les deux autres, ſavoir le *café*, & le *chocolate*, veulent être priſes à jeun [d] ; du moins font-elles plus mal-faiſantes après de vrais repas : mais elles ſont toutes trois fort ſéduiſantes, & ſi propres à débaucher le goût, qu'il les ſouhaite toûjours, dès qu'il les a une fois ſenties [e]. Tant s'en faut donc, qu'elles ôtent l'envie de boire, elles la prolongent au contraire, l'occaſionnent, ou la rappellent. Elles ont enfin une raiſon commune, pour laquelle elles doivent rompre le jeûne ; car ſi elles

a *Ibid* p. 82. | b *ibid*. p. 62. | c *VVorm. muſ.* p. 165. d *Alpin.* l. 4. c. 1. *Medic. Ægypt. Caldera*. p. 475. e *VVorm. muſ.* p. 191. | f *Mund.* g. 352. *Mappus, Kircher*, &c.

ne font ni vineufes, ni enivrantes ; elles font voluptueufes, & par confé- quent contraires à la pénitence : *Ab aliis abftinebit quæ .... etfi non ebrietatem, fuavitatem conciliant* [a].

CAFÉ.

Mais le *café*, en particulier, a d'au- tres raifons d'exclufion les jours de jeûne ; raifons, que les *Turcs* eux-mê- mes ont fenties, puifqu'ils s'en pri- vent, & qu'ils ne le préfentent à per- fonne pendant leur *Rhamandan* [b], qui eft comme leur Carême. Les orien- taux font d'ailleurs fi fort perfuadez de la vertu que le *café* a de nourrir, que les pauvres [c] en ufent par efprit de ménage, & pour s'épargner d'au- tres alimens : de forte que les arti- fans y trouvent dequoi foûtenir leurs travaux, & les foldats & les voya- geurs dequoi réfifter à leurs fatigues [d]. C'eft qu'ils le prennent comme nous faifons le vin [e], dont il tient la pla- ce chez eux : c'eft pourquoi, quel- ques auteurs le lui préférent [f], quoi- que d'autres le mettent au-deffous, prétendant que les *Turcs* renonceroient volontiers au *café*, s'ils avoient la li-

<hr>

a Vid. *Thomaff.* p. 62. | b *Dufour*, p. 32. | c *Ibid.* p. 28. | d *Mappus*, p. 26. | e *Naironi*, p. 42. | f *Du- four*, p. 111.

berté [a] de boire du vin. Mais sans décider cette question, le *café* ayant toutes les excellentes qualitez qu'on lui connoît, il deviendra une liqueur trop spiritueuse, & trop appétissante, pour ne tenir lieu de rien en Carême, ou pour ne pas intéresser le jeûne.

Le *thé* paroîtroit peut-être tenir davantage de la boisson, & il est moins nourrissant ; mais il fait les délices des princes [b] à la Chine ; il charme ceux qui le boivent, il les fortifie, les désaltére, les réjouit, & satisfait leur goût. N'en est-ce pas trop, pour en faire une boisson indifférente dans les jours de jeûne ?

THE'.

Mais la grande question tombe sur le *chocolate*. Il ne fut pas plûtôt connu en Europe, que les canonistes modernes, *canonistæ moderni* [c], s'intéresserent en sa faveur ; ils essayerent de le mettre au rang des boissons, & sous ce prétexte, de l'accorder aux jours de jeûne, prétendant qu'il ne le rompoit pas. Mais ce privilege qu'on lui a attribué d'abord, ne tiendroit-il pas de ce furieux amour, ou de ce prodigieux panchant pour lui, qu'il allume en

CHOCO-
LATE.

a *Mappus*, p. 34. | b *Tulp.* p. 381. | c *Zacch.* qu. med. leg. 756.

ceux qui s'y font accoûtumez ? On vit alors, à la gloire de la médecine, deux illuftres favans dans cet art [a], fe foûlever avec force contre cette opinion naiffante, qui leur parut également contraire aux principes de la phyfique, & aux maximes de la reli-gion. L'un [b] dans *Rome*, & l'autre [c] à *Seville* en Efpagne. Ils foûtinrent, que le *chocolate* n'êtoit pas une boiffon, mais une vraye nourriture, fuffifante pour un repas : que c'êtoit donc en faire un de furérogation, inutile par conféquent, & contraire à l'efprit du jeûne, qui n'en permet qu'un feul, *bina comeftio frangit jejunium* [d], que de prendre du *chocolate* hors les temps de cet unique repas. Ils ajoûtent, que tout ce qu'on avançoit pour attribuer au *chocolate* le titre de boiffon, alloit à furprendre & à tromper les hommes, *mihi videtur hoc effe homines decipere* [e], & à donner de fauffes couleurs à un abus réel : *Velle cocolatem tanquam po-tum canonifare.... eft palliare abufum ejus affumptionis* [f] : qu'enfin, toutes les mauvaifes interprétations qu'on don-

a *VVorn.* muf. p. 191. | b *Paulus Zacchius.* | c *Caldera, de heredia.* | d Apud *Calder.* ex Paludano Medina, &c. p. 487. | e *Zacch.* p. 757. | f *Ibid.*

noit à ce fujet fur la boiſſon , n'êtoient
que de purs artifices , qui alloient à
frauder la loi du jeûne : qu'au reſte ,
on ne ſurprendroit pas Dieu , dont la
ſageſſe jugeroit de ces explications :
*Vereor quòd hæc in fraudem legis ſumimus :
fortè divina ſapientia poteſt falli ? quando
homines in ipſa ſumendi ratione decipiun-
tur. Hoc videant theologi* [a] , &c. Ils ſoû-
tinrent donc , que le *chocolate* eſt une
nourriture des plus ſucculentes [b] , &
beaucoup au-deſſus du *lait* , des *amandez* [c] , &c. leſquels rompent certainement le jeûne. Un autre médecin d'Angleterre [d] , a donné depuis une preuve ſenſible de la quantité preſqu'in-
croyable de ſucs nourriciers , que le
chocolate contient ; car il a découvert
par l'*analyſe* , qu'une *once de cacao* donne autant de *ſuc huileux* , qu'une *livre*
(de ſeize onces) *de chair de bœuf.*

Des obſervations ont confirmé cette
opinion ; car un enfant à la mamèlle
rebuté de lait , vêcut quatre mois de
chocolate [e]. On a ſû encore , que des
provinces entieres dans le *Méxique* ,

<hr>

a *Caldera*, p. 487. | b *Id.* p. 473. | c *Ibid.* p. 484.
| d *Stubbe*, diſſert. de cocola , p. 124. Apud cardinal.
Brancat. p. 195. &c. | e *Mappus*, p. 58. *Caldera* , p. 486.
Dufour, p. 417.

en faiſoient leur principale ſubſiſtance ; qu'il engraiſſe merveilleuſement, & qu'il eſt d'un grand ſecours dans les maladies de conſomtion [a].

L'hiſtoire ſuivante le prouve invinciblement. Un *phihiſique* preſque deſeſpéré ſe mit au *chocolate*, avec un ſi prodigieux ſuccès, qu'il redevint gros & gras. Le ſuccès ne fut pas pour lui ſeul ; ſa femme, qui lui faiſoit compagnie, & qui en prit avec lui, parut rajeunir, & lui donna un enfant dans un âge, où la nature en refuſe ordinairement [b]. D'autres expériences ont confirmé ce qu'on vient d'avancer, touchant la force & l'abondance de la nourriture qu'on tire du *chocolate*. Il ſuffit des mois entiers [c] à la ſubſiſtance d'un homme. Mais voici quelque choſe encore de plus précis là-deſſus : trois taſſes de *chocolate* d'une once ou environ, ſur ſix onces d'eau chacune, ſuffiſent par jour pour nourrir un homme pendant un voyage d'onze jours [d].

Les *canoniſtes* vouloient faire paſſer le *chocolate* pour un *médicament*, pour une *confeſtion*, pour un *ſtomachique*, ou

a *Mappus*, p. 62. | b *Mund.* p. 351. | c *Mapp.* p. 21.
| d *Dufour*, p. 406.

pour un *cordial*, qui ne tiroit pas à conféquence. Le médecin romain répondit, qu'un médicament combat ordinairement la nature ; que rarement il la flatte ; qu'il eft fait pour la redreffer, & en corriger les défauts, & qu'il la foûmet en quelque maniere ; au lieu qu'un aliment fe foûmet toûjours à la nature, & à fes loix : *Remedium vincit, vincitur alimentum* [a]. Ce fage médecin ajoûte, que le *chocolate* eft une potion voluptueufe, un cordial dangereux, qui éveille l'efprit, qui échauffe le corps, & qui attendrit les cœurs ; que rien par conféquent n'eft fi contraire que lui à l'efprit du jeûne. Il appelle enfin de l'abus qu'on veut introduire, à la décifion d'un célébre cafuifte [b].

Mais ce foupçon, que le *chocolate* excite les paffions, n'eft pas particulier à ce célébre auteur [c] ; l'hiftoire du *phthifique*, & de fa femme, en eft une preuve, car elle eft d'un médecin [d], qui lui fait ordinairement ce reproche. On trouve encore la même accufation ailleurs, puifqu'elle eft rapportée avec autant de beauté dans le

a Zacch. p. 757. | b *Ibid.* | c *Bravo*, confultat. XIV. | d *Mund.* p. 351. | e *Ibid.*

poéme du chocolate, qu'elle y est foiblement combattue :

> *Nec satis : hos animo latices, castisque*
> *nocentes*
> *Moribus evulgat ; magici ceu pocula phil-*
> *tri ;*
> *Namque ait & veneri potos fomenta pu-*
> *denda*
> *Addere, & obscœna nutrire cupidinis*
> *ignes,*
> *Ut totam credas cyatho fervente refusam*
> *Exhausisse stygem, mixtumque ad turpia virus* [a].

de si affreux reproches méritoïent une
réfutation ; mais le poéte se contente
de les méprifer.

Le savant médecin espagnol dispute
aussi vivement le titre de boisson au
chocolate, & ne prouve pas avec moins
de force, que de solidité, que prendre du *chocolate*, est moins boire, que
se nourrir [b]. Il met en poudre la raison prife de la coûtume, qui autorifoit l'ufage du *chocolate* les jours de
jeûne. Pour cela, il montre, qu'une
coûtume tient lieu de loi, lorfque *la*

a *Strozza*, de cocolatis opificio, p. 71. ex *Filino*, autore qui ait : Cocolatem transfundere in viscera *Asmo-*
deos, ac luxuriæ spiritus, *diabolica* liquore permixtus.
| b *Caldera*. p. 484.

nécessité l'a fait naître, & que *les prin-*
ces, les magistrats, & les sages, l'ont
confirmée : mais qu'elle devient abu-
sive, quand l'intempérance & la cupidité l'ont introduite : *O prava hominum*
interpretatio ! Nam confundunt ea quæ
temporum necessitas invexit, cum iis quæ
luxus & intemperantia sub morum corrup-
tione induxit. Qu'on produise, ajoûte-
t-il, des réglemens de supérieurs sages & éclairez, qui permettent le *cho-*
colate aux jours de jeûne : mais il ne
fut d'autres auteurs de cette coûtume,
que des gens, ou sensuels, ou cor-
rompus : *Non fuerunt certè deliciosi vi-*
ri, luxuriâ madentes, inhonestæ mulieres,
aut saltem intemperantes ? ... honesta con-
suetudo, ut vim legis obtineat, debuit à vi-
ris temperatis induci, & qui potiùs respi-
ciunt reipublicæ utile, quàm suum. Non à
voluptuosis qui vitam consumunt in deli-
ciis.... legem naturæ mutant in legem vo-
luptatis.... quomodo hi honestam inducent
legem a *?*

Après de si fortes preuves, des recherches si éxactes, & de si vives re-
montrances, on auroit crû le *chocolate*
proscrit des jours de jeûne ; du moins
ne se seroit-on plus attendu à lui trou-

a *Idem,* p. 486.

ver de fameux apologiftes. Un auteur [a] cependant, illuftre par la pour-
pre, & recommandable par fon érudition, en a pris depuis hautement la
défenfe. Les raifons de ces deux médecins n'ont point convaincu ce grand
cardinal, ni arrêté fa plume. Il a ho-
noré de fa protection le *chocolate* ; il
en a juftifié l'ufage aux jours de jeûne,
en effayant de confondre tous les raifonnemens que ces favans médecins
avoient faits. On jugera de la juftefle
de fes raifonnemens, & de la juftice
de fa caufe, par l'expofition que nous
allons faire de fes principes, & de fes
réponfes aux objections, qui combat-
tent fon fentiment.

Voici l'argument qui paroît faire le
fond de la doctrine de ce cardinal, &
la preuve de fon opinion. La boiffon
ne romt pas le jeûne : c'eft pourquoi,
tout nourriffant qu'eft le vin, il ne le
romt pas. Le *chocolate* nourrit, mais il
eft boiffon : donc le *chocolate* ne romt
pas le jeûne. La premiere propofition
paroît conftante à ce prélat. La feconde, eft claire aux yeux de cet illuftre auteur, parce que le *chocolate* fe

____

a *Francifci Maria*, epifc. Portuenf. cardin. Brancatii,
differt. de potu cocolatis.

prend liquide , & qu'il ôte la foif. Il
conclut donc hardiment , que le *chocolate* ne romt pas le jeûne. On lui oppofe , 1°, que le *chocolate* nourrit ; il
en convient , repliquant que le vin
nourrit *a* auffi , & qu'il ne romt pas
le jeûne , parce que ce n'eft que par
accident *b* , qu'il eft aliment , au lieu
qu'il eft boiffon par nature *c*. Il ne
s'éloigneroit pourtant pas de croire ,
qu'il feroit mieux de ne pas boire de
vin en jeûnant , pour fe conformer à
l'ancienne difcipline ; mais dans la
perfuafion où il eft, que les corps s'af-
foibliffent *d* tous les jours , il paffe
cette indulgence en leur faveur , &
croit par une fuite néceffaire, qu'il eft
raifonnable de permettre auffi le *chocolate*. 2°, L'on infifte , en difant ,
que les *ingrédiens e* qui entrent dans le
chocolate , tels que font les *cacaos* , ne
rompent pas moins le jeûne , que les
noix , les *amandes* , les *piftaches*. Il répond, que ce n'eft qu'en tant qu'ils ne
font pas boiffons *f*. Alors , (car à l'entendre , le titre de boiffon eft la pierre
de touche) il avertit, qu'il faut feulement prendre garde , que la boiffon

a Cardin. *Brancat.* p. 185. | b *Ibid.* paffim. | c *Id* p. 175.
| d *Ibid.* p. 178. | e *Ibid* p. 179. | f *Ibid.* p. 190.

de *chocolate* ne ſoit pas trop épaiſſe [a] ;
car l'artifice ſeroit groſſier , & feroit
que le *chocolate* tiendroit plus de l'aliment, que de la boiſſon. Or, ce n'eſt
qu'en tant que boiſſon, qu'il ne romt
pas le jeûne. Ainſi, c'eſt au poids d'u-
ne once de *chocolate* , bien diſſoute dans
cinq onces d'eau [b] , qu'il faut s'en tenir , pour mettre le jeûne en ſûreté.
3°, Le docteur [c] anglois objecte, qu'u-
ne *once de cacao* , eſt auſſi ſucculente ,
qu'une *livre de bœuf*. Ce prélat découvre d'abord le foible de cette objection : car après avoir inſinué, que cette *analyſe* ne s'eſt pas trouvée éxacte-
ment vraye [d] , quoi qu'en diſent quelques chymiſtes [e] ; il fait remarquer ,
qu'une once de *chocolate* ne contient
pas plus de demi - once [f] de *cacao* ;
c'eſt tout d'un coup rabattre la moitié
du calcul du médecin anglois : celui-
ci aura donc eu tort de tant exagérer
ſon *analyſe* , puiſqu'elle prouvera au
plus , qu'une once de *chocolate* n'eſt en
proportion de ſuc nourricier , qu'avec
une *demi-livre* , & non avec une *livre
de bœuf*. Cependant, le calcul du médecin iroit au moins juſques - là , &

a. *Ibid.* p. 203. | b *Ibid.* p. 197. | c *Stubb.* | d *Ibid.*
p. 187.| e *Ibid.* p. 200. | f *Ibid.* p. 199.

c'en feroit encore trop : auffi le cardinal ne reconnoît-il pas cette quantité de nourriture dans le *chocolate* ; il
n'y en admet qu'une tres - petite mefure *a*, autant, par exemple, qu'il en
faudroit pour arrofer le fond de l'eftomac. En tout cas, pourfuit-il, quand
même une once de *chocolate* renfermeroit deux onces de nourriture, cette
quantité ne préjudicieroit point au jeûne, fuivant une autre décifion de cafuiftes : *Qu'un petit déjeûner de deux b on-*
ces de nourriture, n'intéreffe pas le jeûne.
C'eft que, felon eux, deux onces *c* d'a-
liment ne rempliffent pas l'eftomac,
elles ne l'occupent pas même, elles
l'amufent feulement pendant une *d*
heure ; & c'eft une obfervation, que
l'on tient de favans philofophes. 4°,
Il auroit pû, dit-il, s'appuyer des *fuf-*
frages & des *bulles e* de quelques fou-
verains pontifes, lefquels, à ce qu'on
prétend, ont crû que le *chocolate* ne
rompoit pas le jeûne ; mais il avoue,
qu'il n'a pû s'affûrer de ces bulles :
c'eft pourquoi, il s'en tient à fes autres preuves, qui lui paroiffent plus
que fuffifantes. Il en ajoûte cependant

a *Ibid.* | b *Ibid.* p. 194. | c *Ibid.* 191. 199. | d *Ibid.*
p. 200. | e *Ibid.* p. 195.

une derniere, c'est que le *chocolate* est
un reméde, ou un *stomachique* [a]. Or,
ce qui est reméde ne romt pas le jeûne. Quelques-uns oppofoient à cette
maxime, qu'il ne feroit donc permis
de prendre du *chocolate*, que quand on
feroit malade. Il leve ce fcrupule, en
difant, qu'il ne doit pas être moins
permis de prévenir une incommodité,
en prenant du *chocolate*, qu'en faifant
un petit déjeûner [b]; & cette folution
lui paroît fans replique. Toutes ces
raifons furent envoyées par ordre de
cette éminence, au médecin efpagnol
en 1661. & huit mois après, le médecin s'y foûmit humblement, mandant
à fon éminence, qu'il ne lui étoit plus
poffible de tenir contre une théologie
fi profonde, une phyfique fi folide,
& une morale fi pure; qu'il fe rendoit
donc aux fages ménagemens qu'elle
ordonnoit en faveur de l'infirmité humaine, & de la décadence de la nature; perfuadé qu'il étoit, qu'un *concile général*, affemblé fur cette importante affaire, décideroit comme elle,
que le *chocolate* ne rompoit pas le jeûne : *Nec dubito, fi generale vocaretur
concilium, quin meis collatis cum veftra*

a *Ibid.* p. 193. | *Ibid.* p. 194.

eminentiæ rationibus, à veſtra eminentiâ præfinitum probaret, quòd ecclefiaſticum jejunium cocolate non frangat, folo clariſſimo veſtræ eminentiæ judicio, quâ phyficè, quâ theologicè, quâ moraliter, & tandem quâ incomparabili prudentiâ labentis humanæ naturæ ſtatum perpendit, &c [a].*

Voilà les raiſons de la converſion du médecin eſpagnol, dont la lettre eſt ajoûtée à la fin de la diſſertation du cardinal ſur le *chocolate.*

Il eſt êtonnant, que le médecin romain ait paru ſi péu fenſible à ces raiſons ; il eſt pourtant ſur les lieux, & plus à portée de ſavoir ce que faiſoit un cardinal de ce nom, ſur une matiere de médecine, & contre une coûtume qu'il avoit fortement combattue. Quoi qu'il en ſoit, le médecin romain n'a point eu la même complaiſance : on ne trouve nul defaveu de ſa part ; peut-être eſt-ce par reſpect pour cette éminence, qu'il s'eſt tû. On eſt auſſi dans cette diſpoſition ; & c'eſt pour n'en point ſortir, que ſans attaquer de front le ſentiment d'une perſonne ſi reſpectable, on va ſe contenter de faire voir les pernicieuſes con-

[a] *Caldera*, epiſt. ad cardinal. *Brancat.* de potu cocolat, p. 208.

féquences des maximes, qui font le fondement de cette opinion : *Que le chocolate ne rompt pas le jeûne.*

I. CON-
SEQU.

Ce qui fe boit [a], ne romt pas le jeûne : *Les amandez, les crêmes d'orge ou de ris, & les coulis de gruau,* fe boivent ; ils ne rompent donc pas le jeûne.

2. CON-
SEQU.

Des alimens ceffent de rompre le jeûne, dès qu'ils deviennent boiffon [b] : *Les noix, les avelines, les piftaches pilées,* deviennent boiffon ; dès là, ils ne rompent plus le jeûne.

3. CON-
SEQU.

Deux onces [c] d'aliment folide pris en maniere d'un déjeûner leger [d], ne rompent pas le jeûne : ils le feront moins encore, s'ils ne rempliffeut pas l'eftomac [e], s'ils font liquides, s'ils fe boivent, ou fi comme le chocolate, ils fe hument. Un *œuf* pefe moins de deux onces ; il ne remplit pas l'eftomac ; il eft liquide ; il fe hume : donc un *œuf,* en attendant le dîner, un jour des quatre-temps, par exemple, ne rompra pas le jeûne.

4. CON-
SEQU.

Ce qui reffemble au vin [f], & qui fe prend en petite quantité, de maniere que l'eftomac en foit feulement ar-

a *Brancat.* paff. | b *Ibid.* p. 202. | c *Id.* p. 191. | d *Id.* p. 194. | e *Id.* p. 199. | f *Id.* p. 185.

rofé,

rosé [a], ne romt pas le jeûne : *L'eau
de vie, le ratafia, la fenouillette*, ressemblent au vin ; ils se prennent en petite quantité ; ils ne font qu'arroser l'estomac. Donc *l'eau de vie, le ratafia, la fenouillette*, &c. ne rompent pas le jeûne.

Le cardinal a senti cette conséquence ; & il la prévient, en reconnoissant que *l'hypocras* [b], qui ressemble à ces liqueurs, romt le jeûne, à cause de la *canelle*, du *girofle*, &c. qui le rendent trop nourrissant : ce que la *vanille*, & ces sortes d'aromates, ne font pas dans le *chocolate* : il prétend, au contraire, qu'il s'en trouve fort affoibli [c], quand on la réduit en poudre, & qu'on la dissout dans l'eau. Quel paradoxe ? D'où vient donc au *chocolate* cette merveilleuse quantité de *volatils & d'esprits* [d], s'il n'en emprunte pas la plus grande partie de ces aromates ? D'ailleurs, cette pensée ne fut pas celle des Espagnols, quand ils entreprirent de corriger le *chocolate* des Chinois, en l'assaisonnant d'aromates ; parce qu'ils le trouverent, sans cela, mal-faisant, de mauvais goût, indi-

a *Id.* p. 199. | b *Id.* p. 186. | c *Ibid.* | d Vid. *Strozza*, p. 87.

geste , & pesant , semblable enfin , à une *boisson de porc* [a], plûtôt qu'à une boisson supportable.

5. CONSEQU. Deux onces d'aliment solide , parce qu'elles n'occupent l'estomac que pendant une heure [b], ne rompent pas le jeûne. Il est des *biscuits*, par exemple, de deux onces : donc semblables *biscuits* ne rompront pas le jeûne. Or un *biscuit* est d'autant plus délicat, qu'il est moins pesant, & sous un plus grand volume : donc le *biscuit le plus gros & le plus délicat*, sera celui qui rompra moins le jeûne. Donc un excellent *biscuit* de deux onces , mangé attendant la colation , ne rompra pas le jeûne.

6. CONSEQU. On peut prendre par forme de reméde , pour prévenir une infirmité future , ce qu'on peut prendre pour guérir une infirmité actuelle , sans rompre son jeûne : on peut s'accorder deux onces d'aliment solide , & boire du vin , pour soulager une infirmité présente : donc on pourra , sans rompre son jeûne , manger deux onces de solide , & boire du vin , pour prévenir une infirmité future. Or cette quantité de nourriture , & cette sor-

a *Cesius* , exotic. l. 11. c. 28. | b *Brancat.* p. 191. 102.

te de boisson, ne doit pas plûtôt rompre le jeûne, êtant prise le matin, que l'après midi ; *donc* on pourra se les permettre indifféremment dans la matinée, ou dans l'après midi, ou dans tous les deux temps, sans rompre son jeûne, lorsqu'on se croira menacé de quelque infirmité. *Donc* on pourra boire & manger *quatre fois* par jour, sans intéresser son jeûne, quand on craindra quelque maladie. Or tout le monde est en droit de craindre pour soi, de la part du jeûne, quelque maladie ; il sera donc *permis à un chacun de boire & de manger quatre fois* dans un jour de jeûne, sans le rompre. Le jeûne enfin, sera d'autant moins rompu, que ce qu'on se permettra *occupera moins l'estomac* ; ce qui l'occupe moins, est *plus délicat* & plus léger : il sera donc permis à un chacun *de boire & de manger des choses délicates quatre fois le jour, sans rompre le jeûne.*

Après cela, il ne faut plus s'étonner, si l'on chante à la gloire du cardinal :

FRANCISCE, *quantùm succus ausis*
Iste tuis, calamoque debet !
Rumor ferebat ladere morsibus

Jejuniorum jura : tyrannidis
Tu fræna laxas , &c. [a]

Car il n'eſt pas en effet de relâchement, en matiere de jeûne, où ne
menent les maximes, qui autoriſent
l'uſage des boiſſons nourriſſantes &
delicieuſes, hors les repas, dans les
jours de jeûne, il n'eſt pas de ſcrupule qu'elles ne levent. On a été même juſqu'à avancer, que c'eſt aujour-
d'hui une extravagance de penſer, que
le *chocolate* ne ſoit qu'une boiſſon en apparence, & un aliment en effet, & que
par cette raiſon, il romt le jeûne :

(Namque huc erupit cæca ſententiæ
mentis)
Tum præſcripta ſacris jejunia frangere
faſtis
Aſſerit : illatâ falſo ſub nomine potûs,
Per fraudem pulte , athletas quæ robore
firmet [b].

L'on prétend enfin, qu'il ne faut
plus rappeller de cette maxime, *que*
le chocolate ne romt pas le jeûne, parce que
l'uſage, ce maître ſouverain, qui régit
la médecine, l'a ſuffiſamment établie,
& qu'il faut ſe mocquer de tout ce
qu'on dira à l'encontre :

a Vid. *l'ode à la louange du card.* Brancace, diſſert. de
potu cocol. p. 211. | b Strozza , de cocol. opific. p. 72.

Parcius hæc, Feline [a] *, viris obtrude :*
  repugnat
Doctior & medicis, omnique Machaonis
  arte
Tutior, ignaros etiam qui condocet,
  usus :
Is dudum gemino non usquam noxius
  orbi,
Despuit effuso, quæ ructas, dogmata
  risu.

Mais un grand archevêque de *Seville* en Espagne, n'eut pas si bonne opinion de la coûtume, qui autorisoit l'usage du *chocolate* dans les jours de jeûne. Ce prélat, également instruit & zélé, se declara [b] contre cette coûtume, ce qui décrédita la nécessité prétendue du *chocolate* pour la santé, parce qu'on s'en passa, sans qu'on en remarquât d'inconvénient [c]. Au reste, ce n'est pas qu'on veuille ici élever autel contre autel, ni opposer un grand archevêque, & excellent théologien, à un savant cardinal ; mais la conduite de ce grand archevêque justifiera, du moins, tous ceux qui croiront que le *chocolate* romt le jeûne.

a *C'est un auteur qui a écrit contre le chocolate.* | b Vid. *Caldera*, p. 493. | c *Ibid.* p. 493.

CHAPITRE XVI.

Moyens de prévenir la soif, & de se passer de la permission de boire hors les repas en Carême.

L'ON diftingue deux fortes de foif, la vraie & la fauffe [a]. La premiere, eft ordinaire & infpirée par la nature, qui nous fait fentir la néceffité qu'il y a d'amollir les alimens, & de les détremper, pour les attendrir & les délayer. Cette forte de foif s'appaife aifément, & cede à la moindre humectation : *Facile eft extinguere fitim fanam* [b]. La feconde, eft moins un avertiffement, qu'une obligation de boire, foit pour détremper un trop gros [c] volume d'aliment, dont l'eftomac fe trouve furchargé, foit pour éteindre l'ardeur d'un feu fec & dévorant, que des alimens trop fucculens, trop acres & trop affaifonnez, auront allumé [d]. Il y auroit de l'inhumanité à refufer de la boiffon à une foif naturelle ; car ce feroit aller contre un

---

a *Scacchus*, de falubr. potu, p. 194. | b *Senec.* l. 4. quæft. natur. | c *Scacchus*, p. 196. | d *Id.* p. 197.

befoin indifpenfable. Il eft, au contraire, non - feulement à propos , mais
néceffaire, de recommander de boire
en mangeant : & cette néceffité eft
d'autant plus grande, que la boiffon ,
ainfi pratiquée , peut même devenir
un préfervatif , & une précaution,
contre la feconde forte de foif, qui
n'a guére d'autre caufe, que le trouble de la digeftion ; trouble qui ne
vient ordinairement , que quand les
alimens fe fermentent eux - mêmes ,
au lieu de fe laiffer broyer & diffoudre. Voici la raifon de ce renverfe-
ment.

C'eft l'eftomac qui cuit & qui digere, parce que c'eft lui qui brife & qui
broye les alimens. C'eft donc de fon
action & de fa force, qu'il faut attendre la digeftion, & les alimens de leur
part, n'ont qu'à fe laiffer diffoudre.
Ainfi, toute puiffance, qui s'oppofera
à celle de ce vifcere, la diminuera,
d'autant qu'elle s'augmentera elle-
même. Or une matiere, qui fe fermente, & qui fe gonfle dans l'eftomac, fait effort contre lui. C'eft une
vertu de reffort, c'eft une puiffance,
qui fe fouleve, & qui s'exerce contre
la fienne ; ainfi, l'action du vifcere eft

T iiij

retardée, & celle des alimens devient la maîtreſſe. Ce n'eſt donc plus une force muſculeuſe qui paîtrit, ni une main qui foule : ce ſont des ſucs qui ſe choquent & ſe mutinent ; l'eſtomac en ſouffre & languit, & la diſſolution des alimens, abandonnée à la fougue, & régie au hazard, fait ſentir des chaleurs, des gonflemens, des vents, de la ſéchereſſe enfin, & de la ſoif. Or le moyen de prévenir certainement ces deſordres, c'eſt de boire ſuffiſam-ment en mangeant, pour conſerver les alimens ſouples & détrempez, & les contenir ſoumis à l'action de l'eſto-mac. Mais quand bien même on ſe-roit ſûr, que les alimens ne ſe develop-peroient pas trop dans le temps de la digeſtion ; quand bien même il ſe-roit auſſi certain, qu'il eſt douteux, que les ſucs nourriciers ne s'exalte-roient pas alors ; enfin, quand on pour-roit ſe promettre de la bénignité d'un aliment, de ſa douceur & de ſa ſou-pleſſe, qu'il ſe laiſſeroit tranquille-ment diſſoudre, il ne ſeroit pas moins néceſſaire de boire en le prenant, par la raiſon ſuivante.

Le ſang eſt principalement fluide ; & ce qu'il a de ſubſtantiel, de ſolide

& d'épais, n'eſt en proportion, avec
ce qu'il a de fluide, que comme d'un
à trois [a]; il a donc trois fois plus de
beſoin de choſes, qui le délayent dans
les vaiſſeaux, que de ſucs qui l'épaiſſiſſent ; & ce ſera répondre mal à cette
proportion dans l'uſage des alimens,
ſi l'on préfere ceux, qui ſont plus
propres à donner du corps & du volume au ſang, que de la fluidité & de
l'aiſance. Quand bien même donc la
boiſſon ſeroit triple, ou à peu près,
du ſolide, ce ne ſeroit encore, que
les mettre à la portée du ſang, &
établir d'avance, dans les parties du
chyle, la proportion qui eſt entre
celles du ſang. Ce n'eſt pourtant pas,
qu'on voulût inſinuer ici à perſonne
l'obligation de boire trois fois autant
qu'il mangeroit ; car on ſait, que les
alimens ſolides ſe fondent facilement
eux-mêmes, quand ils ſont ſuffiſamment détrempez : mais on voudroit
faire comprendre, qu'on peut aller
loin en matiere de boiſſon, & que du
moins, faute d'une boiſſon ſuffiſante,
on expoſera la ſanté à des dangers con-
tinuels, parce qu'on riſquera d'altérer,

a *Guilelminus*, de ſanguin. conſtit. p. 53. *Boyle*, hiſt.
ſanguin.

T v

& d'interrompre, l'*équilibre* [a] des liqueurs, en quoi elle confiste ; *équilibre*, qui fubfifte principalement par la fluidité, c'eft-à-dire, par la jufte proportion des parties du fang : proportion enfin, qui confifte en trois fois plus de fluide, que de folide.

Mais la boiffon ne va pas moins encore à conferver l'équilibre, entre le fang & les parties qui le contiennent. Celles-ci n'ont de force & d'action, pour contenir les liqueurs, & les faire circuler, qu'autant qu'elles ont de jeu, de liberté & de foupleffe pour fe mouvoir : or cette foupleffe, vient de leur fléxibilité, laquelle ne s'entretient, que par l'humectation. La boiffon doit donc y contribuer, plus qu'aucune autre chofe, elle qui porte fon action par tout le corps.

L'eftomac eft un vifcere également membraneux & nerveux, &, par conféquent, il doit avoir des rapports néceffaires avec toutes les parties du corps, & être comme d'intelligence avec elles, puifque les membranes & les nerfs en font le tiffu. Tout le corps eft donc comme un grand rézeau, compofé de plufieurs autres petits,

a *Baglivi*, de fibrâ motric. p. 61. 71.

qui font les viſceres, &c. d'une tiſſure
en cela ſemblable, qu'elle eſt nerveu-
ſe & membraneuſe. Si l'on conçoit
d'ailleurs les fibres, qui les compoſent, comme autant de filets qui ſe
croiſent, pour placer des glandes, &
qui ſont mollement tendus & *élaſtiques*,
pour s'entrecommuniquer leurs mouvemens ; on découvrira les ſecours
mutuels, que les parties ſe prêtent, les
ſympathies & les intelligences qu'elles
entretiennent, le concert & la conſo-
nance dans leſquels elles ſubſiſtent ;
car ce ſeront comme autant de cordes, qui s'entretirent & s'avertiſſent
de tout. Dans cet état, ce ſera agir
ſur tout le corps, que d'agir ſur l'eſtomac : car ce qui l'*affectera*, remuera
tout ce qui le compoſe, c'eſt-à-dire,
les membranes & les nerfs. Calmer
donc, humecter l'eſtomac, & lui donner de la ſoupleſſe, ce ſera porter le
calme & la ſoupleſſe par tout. La boiſſon produit ces effets dans ce viſcère,
elle les communiquera donc dans toutes les autres parties, &c.

Ce raiſonnement eſt fondé ſur la mécanique, & ſur l'œconomie du corps ;
mais des faits le confirment. On connoît les rapports d'entre l'eſtomac &

T vj

le cerveau, par les *naufées*, qui fuivent les *coups de tête*, & par les étourdiffe-mens & les *vertiges*, qui caufent ces *naufées*. On fait encore, que l'eftomac tient tout le corps dans le trouble & dans l'*anxiété*, quand quelque chofe le bleffe ; qu'il y répand, au contraire, la vigueur & la force, quand quelque chofe le conforte ou le réjouit ; & de là viennent la promtitude & la célé-rité, avec lefquelles les liqueurs fpiri-tueufes & *volatils* fe portent dans tou-te l'habitude du corps. C'eft donc confterner tout le corps, que de laiffer l'eftomac en fouffrance ; c'eft le fou-lager, au contraire, que de conforter cette partie, & la tenir à l'aife ; c'eft le fervir tout entier, que de flatter ce vifcere.

Si l'on ajoûte à tant d'avantages de la part d'une boiffon large ou fuffi-fante, celui qui en reviendra, fi elle n'eft, ni vineufe, ni ardente, mais aqueufe, telle qu'on l'a déja infinué; fi d'ailleurs cette boiffon accompagne des mets peu apprêtez, on compren-dra, qu'elle toute feule préviendra mille befoins de boire. Quelle appa-rence en effet, qu'avec un pareil ré-gime on pût avoir foif entre les repas ?

On s'en trouvera, du moins, rarement
pressé, & presque jamais dans la nécessité de demander des permissions
de boire.

Une autre circonstance banniroit
même absolument du monde chrétien
ces dispenses, ce seroit de boire chaud
dans les repas ; & ceci regarde principalement ceux qui ne boivent que
de l'eau, quoique des nations entieres, comme les *Chinois*, boivent chaud
toutes les liqueurs, & le vin [a] même.
Peût-être trouvera-t-on l'expédient
peu agréable, parce que c'est mal faire
sa cour au monde d'aujourd'hui, que
de lui proposer de se mettre à l'eau,
pour prévenir la soif, & pour se passer
de dispense. Mais, si au plaisir près,
l'usage de l'eau en Carême devoit
assurer une partie du jeûne, seroit-il
permis de se satisfaire, au préjudice d'une si sainte observance ? C'est
aux théologiens à en décider. Il suffit d'avoir montré ailleurs, que l'eau
suffit, & au-delà, pour boisson ordinaire : reste à faire voir ici, qu'elle
sera plus saine encore, & moins à
craindre, si on la boit chaude ; qu'enfin, elle prévient ainsi plus effica-

[a] *Mappus*, p. 43.

cement la ſoif, que quand elle eſt froide.

Les *Indiens*, les *Amériquains* & les *Turcs*, conviennent unanimement, que le *thé*, le *café* & le *chocolate*, préſervent, non-ſeulement de la ſoif [a], mais qu'ils en font le remede en ſanté, comme en maladie. C'eſt pourquoi ils boivent le *chocolate*, plus utilement encore en été [b], qu'en tout autre temps, ils l'accordent même aux malades ; & un médecin eſpagnol, qui faiſoit la médecine au *Méxique*, fut conſeillé de préférer le *chocolate* [c] à toute autre liqueur, pour ſe deſaltérer au milieu de ſes fatigues ; ce qui lui réuſſit. On rapporte les mêmes effets du *thé* & du *café* [d] ; enfin, un célebre médecin [e] de Naples le rapporte de l'eau chaude.

Mais la coûtume de boire l'eau chaude, eſt de plus ancienne datte ; car elle eſt venue des *Grecs* : & ſuppoſé qu'elle ne fût point établie du temps d'*Homere* [f], on en trouve, du moins, des preuves dans *Athénée* [g], *Galien*, *Plutarque*, *Platon*, *Xénophon*, *Trallian*,

a *Butiur*, de pot. antiq. p. 26. *Dufour*, p. 388. Mappus, paſſim. | b *Caldera*, p. 474. | c *Mappus*, p. 16. | d Vid. *Mappum*, *Dufour*, paſſim. | e *Lucas Portius*, de aquæ ſerventis præſtantia, p. 2. | f *Jul. Pollux*, l. 9. c. 6. | g Lib. 2. c. 2.

Oribase, &c. Græci continuè bibunt cali-
diùs —— antiquitùs etiam universaliter ita
potabantur infirmi [a]. Il falloit aussi,
qu'elle fût bien commune parmi les
Romains, puisqu'on s'en dégoûtoit du
temps de *Martial*, qui s'en trouva si
rebutté dans une longue maladie, dans
laquelle les médecins l'avoient mis à
l'eau chaude, qu'il ne connoissoit rien
de plus pénible, ni de plus propre à
punir un ennemi, que de l'obliger à
boire de l'eau chaude :

Et potet calidam qui mihi livet aquam [b].

Un de ses principaux usages, comme
il paroît par l'exemple de *Martial*,
êtoit dans les maladies ; car c'êtoit
une marque d'infirmité, que de boire
chaud : on appelloit cela, boire en
malade : *Cænabit tanquam æger* [c]. Il
êtoit aussi pour les personnes âgées
& délicates : *Frigida cæteris, calida verò*
his qui inter seniores delicatiùs habentur [d].
Mais ce qui fait plus particulierement
au sujet, que l'on traitte ici, c'est que
l'eau chaude paroît avoir été la boisson
des premiers chrêtiens : *Neque verò*
quòd calidam potamus, piaculum esse pu-

a *Petr. Aponens.* apud *Eutium*, p. 26. | b *Martial.* p. 6.
epigr. 86. | c *Senec.* ep. 78. | d *Philo*, de vit. contemp.

tetis [a], &c. Elle leur tenoit lieu de vin dans leurs *agapes* ou repas de charité, comme le prouve la description, qui nous reste [b], de la maniere dont se passoient ces repas. Ils s'en privoient cependant en d'autres temps, parce qu'ils trouvoient encore, que c'étoit trop pour des chrêtiens, que de boire l'eau chaude : *Unusquisque nostrûm sabbatizat spiritualiter, meditatione legis gaudens, non corporis refocillatione . . . . non tepidam bibens*, &c. de sorte qu'ils étoient si éloignez de boire du vin, qu'ils ne s'accordoient l'eau chaude qu'avec mesure : *Potio vini sit prorsus incognita, nec sedandæ aliud admoveatur siti, quàm liquor purus caldore ignis* [c], &c.

Les anciens moines, qui conserverent un si grand nombre des coûtumes des premiers chrêtiens, retinrent aussi celle de substituer l'eau chaude au vin, du moins ils la pratiquoient, quand les vignes & le vin venoient à manquer. C'est pourquoi il y avoit dans les anciens monasteres (comme dans *Clervaux*) une grande chaudiere, pour y faire chauffer de l'eau pour l'usage des fre-

a *Justin.* dialog. cum Triphon. | b *Bosius*, in Rom. subterr. l. 3. c. 37. | c *Arnobius*, l. 2.

res : *Hic . . . . . . caldariam implet, & se igni coquendum committit, ut fratribus potum paret, si fortè sterilis vindemia cultoribus industriæ non bene responderit* [a], &c. On trouve, en effet, des exemples d'anciens moines [b], qui se permettoient par ragoût de tremper leur pain dans l'eau chaude : ——— *tepefaciebant aquam, & ita ei offerebant, & dicebat ; Credite mihi, filii, quia velut pro condito illud accipio, & adjudicavit se tepidâ aquâ esse contentum* [c] ; Et saint Bernard lui-même usoit de ce pain trempé : *Cibus ejus buccella panis in aqua calida emolliti* [d], &c. Enfin, la coûtume de chauffer l'eau étoit si universellement reçûe parmi les anciens, qu'ils trempoient le vin avec de l'eau chaude, pour l'échauffer lui-même, comme on l'a dit ailleurs, & comme on le voit par ce passage d'un habile médecin arabe [e] : *Quòd si frigus fortissimum fuerit . . . . . vinum cui tantum aquæ calidæ admixtum est, ut ex eo tepefieri possit.*

Mais parce que cette coûtume de mêler de l'eau chaude avec le vin, se pratiquoit dans les festins des anciens,

a *S. Bernard.* de monast. Clarævall. | b Vit. patr. l. 6. n. 35.ᵉ | c *Ibid.* | d Lib. 3. c. 8. ejus vitæ. | e *Rhasis,* l. 6. c. 2. ad *Almans. Avicenn.* sen. 2. c. 16.

qui se faisoient ordinairement les soirs,
& qui étoient des cênes, (*cœna*) les
Grecs [a] l'introduisirent dans leur cé-
lébration de l'*Eucharistie* , qui est la
cêne des chrêtiens. Ils faisoient donc
chauffer l'eau, qu'on mêloit dans le
calice, ce qu'ils appelloient ζεσίν ; &
l'on trouvoit encore un vestige de
cette coûtume, du temps du concile
de Florence ; car alors on mêloit encore quelques gouttes d'eau chaude
dans le calice.

Ce n'est donc pas une chose si étrange, que l'usage de l'eau chaude, le
corps & l'esprit s'en sont toûjours ac-
commodez. L'on a déja rapporté tous
les secours, que l'ancienne médecine
en tiroit dans les maladies ; mais le
soulagement qu'elle apporte à la soif,
en est un autre, qui n'est, ni moins
vrai, ni moins utile ; & ce soulagement est fondé en raison autant qu'aucun autre. Trois choses peuvent causer
la soif : 1°, l'épaississement d'un sang
devenu lent & trop pesant, par l'excès
des sucs qui en retardent le cours :
2°, son acreté ou sa salure : 3°, la sé-
cheresse, des parties mêmes, qui sont
roides ou froncées. La boisson d'eau

<hr>

[a] Vid. *Euchol og.* sive titual. græcor.

chaude remédie à ces trois inconvéniens ; elle pénetre aisément les sucs
épaiſſis, par une raiſon ſemblable à
celles, que nous avons rapportées des
anciens, qui mêloient de l'eau chaude
dans leurs vins, parce que c'étoit des
vins, que des ſiécles entiers avoient
comme deſſéchez ou endurcis. Elle
n'eſt pas moins efficace, pour adoucir
& deſſaler le ſang, elle amollit enfin,
& rend ſouples les parties deſſéchées,
beaucoup mieux que l'eau froide ; car
autant que celle-ci eſt contraire aux
nerfs, ſuivant l'obſervation d'*Hippo-*
crate [a], autant l'autre les flatte, parce
qu'ils s'accommodent de ce qui eſt
chaud. C'eſt pourquoi un autre médecin grec condamne l'eau froide, &
recommande au contraire la chaude,
quand on veut deſaltérer un malade,
dont la ſoif vient de ce qu'il a trop
mangé : *Quòd ſi ſitis à cibo accedat,*
aqua calida præbeatur, inſenſiſſima enim
ipſis frigida exiſtit [b].

Un autre moyen pour prévenir la
la ſoif d'après les repas, c'eſt de les
commencer & de les finir par boire.
Un eſtomac trop chaud, pour parler
avec le pleuple, ou dont les fibres ont

____

[a] Frigidum nervis inimicum. | [b] *Aetius*, ſerm. 9. c. 10.

trop de reſſort, ou d'*élaſticité*, pour parler plus juſte, demande cette précaution ; ſinon, la force muſculeuſe de ce viſcere, excitée par la préſence & par le développement trop promt des alimens, ſe précipite : ſes efforts trop ſouvent redoublez, ſont moins puiſ-ſans, parce que les fibres irritées s'accourciſſent trop, & s'allongent trop peu. Les alimens donc trop ſouvent battus ne ſe développent qu'imparfaitement : & comme un feu trop vif, brûle & deſſéche, ſans pénétrer & ſans cuire, tout de même, les alimens trop ſouvent frappez, mais foiblement atteints, ne ſe briſent qu'à demi. En effet, ce n'eſt, que quand l'action de l'eſtomac, ou ſa trituration ſe fait à loiſir, qu'il broye plus exactement, parce que ſa force n'eſt efficace, qu'autant qu'elle eſt ménagée. C'eſt comme un *porphyre* habilement agité, qui afine d'autant plus parfaitement la matiere, qu'il la broye doucement. Alors le ſuc qui en réſulte, ſemblable à un *alkool* délié, eſt mieux domté, plus uni & plus coulant : il paſſe donc ſans croupir, & ſe diſtribue ſans trouble ; rien d'acre, ni de ſalin ne s'en éleve, nulle exhalaiſon piquante n'irrite la gorge,

& n'occafionne la foif. Mais tous ces avantages deviennent certains dans les eftomacs même trop vifs, quand on fait en modérer l'action, & en retarder les faillies, ce qu'on obtient en lui préfentant de la boiffon à crud & avant les alimens folides. Saifi d'abord, & touché immédiatement par une liqueur qui le relâche & l'humecte, fes fibres amollies s'allongent davantage, & partant de plus loin, pour fe rapprocher du centre, les alimens en font plus exactement embraffez, & le broyement en eft plus parfait. Ce fuccès deviendra fûr, fi en pareil cas, on finit le repas par boire, pour achever d'affoupir, d'autant plus efficacement les fibres de l'eftomac, que les alimens qu'il contiendra feront mieux détrempez & plus amollis ; tous moyens fûrs & naturels pour obtenir une trituration & une coction parfaite.

L'on ne craint point d'ajoûter, qu'elle fera fur tout telle, fi c'eft une boiffon douce & aqueufe, qui précede & finit les repas, & fi l'on a foin de la prendre chaude. Il faut pourtant convenir, qu'il eft certaines difpofitions, qui s'accommodent de quelques gor-

gées d'eau froide à l'entrée de table.
Cette adreſſe à placer utilement la
boiſſon & à la varier, étoit connue aux
anciens. *Galien* avertit, qu'il eſt des
eſtomacs qui ont beſoin, que l'on
boive ſur la fin de la digeſtion, parce
qu'alors la boiſſon la perfectionne &
aide à la diſtribution du chyle . . . . *in
fine coctionis potus inutilis non erit, quo-
niam concocti cibi diſtributionem coadju-
vat* [a]. *Celſe*, l'Hippocrate latin, ſi habile en matiere de régime, recommande auſſi l'uſage de l'eau dans les
maux d'eſtomac [b], dans les indigeſ-
tions [c], dans les cours de ventre [d],
&c. C'eſt qu'on ſe perſuade trop volontiers, mais à tort, que rien n'accommode mieux l'eſtomac, que les
choſes chaudes ou ſucculentes ; elles
ne ſont cependant point les plus ſûres,
par rapport à la digeſtion : *Non quidquid boni ſucci eſt, protinus ſtomacho [e] convenit.* Tout ce qui lui convient, n'eſt
pas même toûjours de bón ſuc : *Neque quidquid ſtomacho convenit, boni ſucci
eſt* [f]. C'eſt pourquoi l'auteur, dont
nous empruntons ces obſervations, ne

a *Galenus* p. 4. aphoriſ. comment. 83. | b *Celſus,*
p. 217. 220. | c *Id.* p. 40. 41. 42. | d *Id.* p. 39.
| e *Id.* p. 111. | f *Id.* ibid.

blâme pas les chairs gluantes, & il préfere les viandes bouillies aux rôties, &
celle-ci aux fritures ; *Res eadem alit magis jurulenta quàm assa, magis assa quàm
frixa* [a]. C'est que la qualité seule d'un
aliment, en fait rarement le prix ; la
place & l'arrangement qu'on lui donne, en font plus souvent le mérite ; *Optimum medicamentum est cibus opportuné
datus* [b]; enfin un chétif aliment aux yeux
du peuple, peut renfermer de grandes
reſſources dans les maladies, *remedia
vera quotidie pauperrimus quiſque co-
nat* [c], &c.

a *Id.* ibid. p. 105. | b *Id.* p. 126. | c *Plin.* l. 24.
cap. 1.

CHAPITRE XVII.

Raisons d'accorder la permission de boire hors les repas en Carême. Avec quelle distinction, quelle regle & quelle précaution on doit le faire.

LA liberté [a] avec laquelle on se permet aujourd'hui de boire hors les repas du Carême, feroit peut-être croire, que ce feroit introduire un nouvel assujettissement, que d'obliger à demander la permission de le faire. Mais ce ne fut que par dispense, qu'on commença de boire hors les repas dans le neuviéme siécle ; cette dispense même eut besoin d'être autorisée par un chapitre general de religieux [b]; de sorte que depuis ce temps, on a crû [c] qu'il êtoit nécessaire de demander des permissions de boire. On a vû d'ailleurs avec quelle sévérité on s'êtoit obligé à la soif, aux jours de jeûne dans les premiers siecles de l'Eglise : or un consentement si universel, une regle constamment

a *Thomass.* p. 293. | b Vid. *Thomass* p. 192. | c *Ibid.* & p. 193. *Lancelot sur l'hemine,* p. 146.

pratiquée

pratiquée, touchant la boisson en général, peut tenir lieu de loi par rapport à la liberté de boire entre les repas. Il faut donc une permission pour
se l'accorder; d'autant plus, que la
soif faisant une patie essentielle du jeûne, on ne doit pas être moins tenu de
demander la permission de la satisfaire,
que celle de contenter sa faim. Mais
parce qu'une dispense doit avoir un
motif, il faut aussi quelque raison, pour
obtenir la permission de boire; & cette
raison, comme on l'a dit de l'abstinence & du jeûne, doit se tirer uniquement
des besoins, & de l'infirmité du corps.
Or les besoins ne sont pas les mêmes;
ils se trouvent au contraire, autant différens que les complexions; les mêmes
boissons ne conviendront donc pas à
tous, & on devra les accommoder à la
nature des infirmitez, qu'on aura re-
connues véritables, en ceux qui sollicitent des dispenses.

Il faut pourtant se souvenir, que comme il est une boisson, qui est plus universellement convenable; ce sera la
même, qui devra s'accorder plus volontiers & plus communément. C'est l'eau
dont on veut parler ici, sur laquelle on
doit faire moins de difficulté, parce

Tome II.

V

qu'elle nourrit peu, & qu'elle flate moins les sens. Cependant ; puisque les saints n'en usoient qu'avec mesure dans leurs repas, comme on l'a fait remarquer, on doit en apporter, à plus juste titre, quand il faut l'accorder hors de ce temps.

La soif, le prétexte ordinaire des permissions qu'on demande, ne doit pas absolument déterminer à accorder la permission de boire ; car puisqu'il est manifeste que souvent l'on n'a soif, que parce qu'on a trop mangé, ou parce qu'on s'est accordé des ragoûts ; en ces cas, la cause étant volontaire, & l'effet n'en étant pas dangereux, si on le prévient de bonne heure, comme on le peut aisément par la diéte & par la frugalité, ne pourroit-on pas obliger à une peine, qu'on auroit méritée ? Ce seroit de souffrir une soif, plus importune alors, que malfaisante. *Hippocrate* [a] lui-même ne conseille pas uniquement la boisson, pour éteindre la soif : trois choses, selon lui, la soulagent ; fermer la bouche, garder le silence, & respirer un air frais : *Os claudere , non loqui , frigidum spirare* [b]. Ce seroit ajoûter le silen-

<hr>

a *Hippocrat.* l. 6. de morb. popul. | b Apud *Scacch.* pag. 197.

çe au jeûne ; un moine ne donneroit pas un expédient plus catholique.

Mais si une soif, d'autant plus fâcheuse, qu'elle est ordinaire & habituelle, s'augmente à l'occasion du Carême ; si un estomach trop ardent excite ce tourment, si sa délicatesse s'oppose à une boisson suffisante dans le temps des repas ; ce seroit l'exposer à un mal manifeste, & exercer une rigueur dangereuse & injuste, que de refuser alors la boisson, pour mettre fin à une digestion laborieuse, pour prévenir les effets d'un chyle mal préparé, pour aller au-devant des cruditez qui s'ensuivent. Car comme la digestion se fait par le frottement de l'estomach, qui broye & réduit les alimens dans une crême, ou dans un suc laiteux, c'est une sorte d'*émulsion* que la nature travaille, & qui se fait d'autant plus sûrement, qu'elle se fait lentement & sans trouble. Il faut donc se conformer à ses manieres, s'accommoder à sa lenteur, & ne lui fournir de délayant, qu'à mesure qu'elle le mêle & l'employe, pour ne point inonder les sucs qu'elle prépare. Il faut donc laisser boire ces personnes à petits coups, & de loin à loin. Il en est d'autres, sobres & frugales d'ailleurs, qui peuvent boire suffisamment en mangeant, sans d'autre incommodité, que celle de souffrir des feux & des chaleurs après leur repas (car il est en certaines personnes une sorte de fiévre, qu'on pourroit appeller *fiévre de digestion :*) ces personnes, sans sentir trop de soif, sont fatiguées de battemens d'artéres, d'appesantissement, d'*anxieté*, *&c.* dans le temps de la digestion : la boisson alors devient encore un remede, & on doit l'accorder aussi bien qu'à tous ceux, qui ne pourroient jeûner dans l'exercice de leurs professions ; car ce fut pour soulager les moines dans leur travail, que le chapitre général leur permit de boire. Ces personnes doivent donc être aussi écoutées. Car enfin, quoique ce soit faire bréche au jeûne, que de boire loin des repas, il vaut mieux en sacrifier une partie, que de risquer le tout.

FEMMES GROSSES. Les *Femmes grosses* & les *nourrices*, qui jeûneront, seront encore recevables à demander la permission de boire hors les repas : les premieres, parce qu'ayant à se nourrir, & l'enfant qu'elles portent, elles ont besoin de plus de boisson par la raison suivante.

On ne comte ordinairement, que trois *coctions* dans le corps : La premiere, dans l'eſtomach : La ſeconde, dans les vaiſſeaux : La troiſiéme, dans l'ha-bitude du corps : mais il s'en fait une quatriéme dans le corps d'une femme groſſe, c'eſt celle qui ſe travaille pour l'enfant ; car les mêmes forces qui broyent, & qui diſtribuent les ſucs pour la mere, les préparent pour l'enfant. Le ſang a donc beſoin en elle de plus de véhicule ; car il doit être porté plus loin, & diſtribué en plus d'endroits. En effet, les parties ayant à contenir un enfant, ont dû prêter davantage, & prendre plus de capacité ; les vaiſſeaux, par conſéquent, auront acquis plus de longueur : ainſi ce ne ſera qu'à l'aide d'un véhicule, ou d'un délayant plus abondant, que le ſuc nourricier pourra prendre plus de ſurface, pour s'affiner & s'étendre autant qu'il faudra, pour pénétrer à travers tant de nouvelles routes, & s'appliquer à tant d'endroits. Une femme groſſe eſt donc autoriſée à boire hors les repas.

Les *Nourrices* le font auſſi. Leur lait eſt ſujet à s'altérer dans leurs mamelles, car il s'y gâte au bout de 24. heures, ſans autre raiſon. Ce malheur à-là-vé-rité, ne leur arrive pas, parce qu'elles renouvellent leur lait plus d'une fois

NOUR-RICES.

dans 24. [a] heures, en allaitant leur nour-
riſſon ; cependant cette menace pour
leur lait, doit les rendre attentives à
tout ce qui peut le préſerver : c'eſt la
boiſſon, car outre qu'elle en augmente
la quantité, elle le détrempe, le tient
frais, & le préſerve d'aigreur, parce
qu'elle l'empêche de s'échauffer.

VIEIL-
LARDS.
Les perſonnes âgées ont auſſi beſoin
de boire à diſcretion ; le deſſéchement
qui les menace, demande ce ſoulage-
ment : on en a rapporté les raiſons ailleurs.

Mais avant que d'avancer plus loin,
il faut répondre à une queſtion, qui ſe
préſente ici naturellement. On demande ſi une perſonne diſpenſée du jeûne,
ou de l'abſtinence, pour de bonnes raiſons, eſt en droit de boire à ſa ſoif hors
les repas, en vertu de la diſpenſe qui
l'exemte du jeûne & de l'abſtinence.
Mais cette perſonne abuſeroit de ſon
droit, puiſque ce qui oblige à faire
gras, & à déjeûner, par exemple, n'o-
blige pas également à boire hors les
repas, parce que ce ne fut que dans le
temps où on ne faiſoit qu'un repas,
qu'il fut permis de boire. Cette perſonne, par conſéquent, qui a la permiſ-

[a] Boerhave, inſtit.

sion de faire gras, ne sera autorisée
à boire hors de ses repas, qu'autant
qu'elle aura d'autres raisons, qui l'obligeront à boire à discretion.

L'on croit communément, qu'il faut
toûjours étendre une grace, *favores
sunt ampliandi*; mais on ne peut trop
resserrer les graces, quand elles sont
touchant des matieres qui intéressent
l'amour propre, autant que fait le jeûne. Il faut en pareils cas, s'en tenir au
pur nécessaire; la cupidité n'inspirera
que trop d'expédiens, pour aller audelà. D'ailleurs dans la conjoncture
malheureuse, où l'on se trouve aujourd'hui, de n'avoir que de foibles restes,
& de tristes débris du jeûne chrétien à
ramasser, il faut en recueillir jusqu'aux
moindres miettes. Car si Jesus-Christ
veut bien tenir comte d'un verre d'eau
froide, qu'on aura donné en son honneur, refusera-t-il de récompenser le
sacrifice qu'on lui fera, de quelques
verres de boisson?

La qualité de la liqueur qu'on peut
boire, quand on est autorisé à le faire,
forme une autre difficulté, depuis qu'on
s'est desaccoûtumé de faire sa boisson
ordinaire d'eau. Le *vin*, le *cidre*, & la
bierre, ont pris sa place, & l'on ne craint

plus d'interpreter la permiſſion de boire, en faveur de ces boiſſons.

La queſtion eſt pourtant aiſée à décider ; car ſi ce n'eſt que par faveur,
pour un beſoin réel, & pour un pur néceſſaire, qu'on accorde la boiſſon, ce
ne ſera que la liqueur la plus néceſſaire,
qui ſera accordée. S'il eſt donc vrai,
que l'eau eſt plus naturelle, & qu'elle
ſeule peut ſuffire à des beſoins ordinaires, ce ne ſera que l'eau, comme on
vient de l'inſinuer, qui ſera permiſe à
ceux qui auront beſoin de boire entre
les repas.

On oppoſe à l'uſage de l'eau, qu'elle
affoiblit, & gâte l'eſtomach. Tous le
diſent, mais rien ne le prouve, & peu
certainement l'ont ſenti. L'on a d'ailleurs apporté plus d'une preuve de ſa
convenance avec ce viſcere, & avec la
digeſtion ; mais l'uſage des nations ſur
ce point, devient une démonſtration.
Il y auroit plus de mille hommes contre
un, qui auroient des eſtomacs gâtez, ſi
l'eau produiſoit cet effet, puiſqu'il y auroit prés de mille endroits contre un,
dans la terre habitable, qui digére-
roient mal, ſi la maxime êtoit conſtante, s'il eſt vrai qu'il n'y a que *la mil-*
liéme partie du monde, où l'on boive du

vin[a]. Il y auroit donc mille hommes
pour un fur la terre, qui feroient infirmes; la conféquence va trop loin, elle eft donc infoûtenable, & les principes faux. Il eft êtonnant d'ailleurs, que
tandis qu'on accufe l'eau de gâter l'eftomac, il ne fe trouve pas plus d'eftomacs ruinez, que parmi les beuveurs
de vin; parce que rien ne mene fi-tôt
au dégoût & à l'*apofitie*, qui eft une hor-
reur pour le manger, que cette boiffon;
enfin il eft peu de caufe plus ordinaire
de l'hydropifie, que l'habitude de s'en
fervir. Il fera donc du vin, comme de
la colere (fuivant la penfée de *Seneque*),
on ne s'en trouvera bien, qu'autant
qu'on en ufera peu. Pourquoi d'ailleurs
tant craindre pour l'eftomac de la part
de l'eau? Elle paroît plus propre à le
fortifier qu'à l'affoiblir, à en juger par
fa ftructure. C'eft un vifcere tiffu de
fibres mufculeufes, & de filets nerveux,
élaftiques, ou pleins de refforts, femblables, par conféquent, à ces filets de corde, qui fe gonflent & s'accourciffent à
la vapeur, ou par le *contact* feul de l'eau.
Car c'eft un fait connu, qu'une corde
humectée à la vapeur de l'eau, ou imbibée de cette liqueur, enlevera 100. li-

[a] *Turneb*. de vino.

V v

vres de maffe plus [a] qu'elle n'auroit fait auparavant ; de forte que fi elle pouvoit enlever étant féche, 1000. liv. pefant, elle en enlevera 1100. étant mouillée. Mais il arrive quelque chofe de femblable à l'eftomac, dont on releve quelquefois la force & le reffort, par le moyen des liqueurs froides, ou de l'eau feule. On en a des preuves en ceux, dont on guérit les coliques & les cours de ventre, par l'ufage de la *limonade*, ou de l'eau fimple [b]. On préferve encore la force & le reffort de cette partie par un femblable artifice ; car c'en eft un, que d'employer à propos ces fecours. Or, cet artifice confifte à munir l'eftomac d'un verre d'eau, avant l'ufage des boiffons qu'on prend chaudes, & qui pourroient (comme on l'a reconnu des bains chauds) relâcher, ou trop amollir les parties nerveufes. C'eft par cette raifon qu'on fait précéder le *chocolate* d'un verre d'eau, & que quelquesuns le confeillent auffi devant le *café*. L'ufage des bains froids fournit encore une preuve fenfible de la force, que l'eau fimple donne aux parties nerveu-

a *Boyle*, de effic. effluvior. p. 44. *Baglivi*, de fib. mot. p. 88. *Bellini*, opufc. 21. *id.* de villo contractili, p. 238. | b *V. Hippocr.* v. 5. aphor. 25. *Galen.* p. 12. *Method.* c. VII. *Mercatus*, l. III. p. 56.

ſes ; car on a éprouvé que le bain d'eau froide raffermit les nerfs , & guérit les *vapeurs* [a]. Enfin, des nations entieres plongeoient les enfans nouveaux nez dans l'eau , pour les rendre plus vigoureux, &c. Ce n'eſt donc pas une choſe ſi capable d'affoiblir, que l'eau; & l'on en diroit certainement moins de mal , ſi elle étoit auſſi agréable , que le vin.

Ce ſera donc de l'eau , qu'on permettra de boire hors les repas des jours de jeûne, quand il faudra modérer une ſoif, qu'on n'aura pû prévenir; quand il faudra calmer des feux , interrompre une fermentation, redreſſer enfin une digeſtion vicieuſe ; d'autant plus qu'une boiſſon ne peut être trop ſimple en tous ces cas , parce qu'elle ne ſauroit être trop indifférente , lorſqu'il n'eſt beſoin que de délayer. , *Le vin* riſqueroit au contraire , d'augmenter la plûpart de ces inconvéniens ; le *cidre* en favoriſeroit encore une grande partie; & la *bierre* eſt trop nourriſſante, pour être uniquement employée en qualité de *délayant*.

Il eſt vrai qu'on trouve dans l'hiſtoire [b] d'anciennes diſpenſes en faveur du

a *V. Floyerus*, de baln. frigid. p. 164. | b *Bailles* p. 122-125.

vin , mais c'êtoit au repas *a*, où il êtoit
alors inoui d'en boire ; ou fi c'êtoit hors
le repas, ce repas êtoit alors unique*b*, &
le vin tenoit la place de la colation; auffi
ne tarda-t-on pas à y joindre un morceau de pain, *ne potus noceat,* parcequ'on
fentit apparemment , qu'une liqueur
vineufe ne devenoit fupportable, que
quand on fe l'accordoit en mangeant.

La raifon de préférence , qu'on apporte en faveur du *vin*, en le donnant
pour un *digeftif* plus efficace, & pour
un *diffolvant* plus puiffant que l'eau, n'a
point ici de lieu. Rien au contraire, ne
s'oppofe tant que le jeûne, à l'ufage du
vin en cette qualité ; car comme le jeûne eft le temps où l'on mange le moins,
il y a, par conféquent , moins alors à
digérer. Mais il deviendroit fur-tout
pernicieux entre les repas dans ce même temps , parce que l'eftomac êtant
plûtôt vuide , un *diffolvant* trop actif y
trouvant peu ou point de pâture , ou
de matiere à diffoudre, agiroit immédiatement fur cette partie , & lui attire-
roit tous les inconvéniens, qu'on doit
attendre d'une matiere active & piquante, qui doit agacer & irriter êtran-
gement un vifcere tout nerveux & tres-

a *Id.* p.123. | b *Thomaff* p. 154.

senfible, qu'il trouveroit dégarni, &
qu'il *affecteroit* immédiatement. Ainfi
les mauvaifes fuites, pour léfquelles on
a été obligé d'abandonner les *avant-*
boiffons, dont nous avons parlé ailleurs,
doivent faire bannir le vin d'entre les
repas, aux jours de jeûne.

Une autre raifon doit encore le faire
profcrire, c'eft celle des *aigreurs*, dont
les eftomacs qu'on nomme foibles, font
tourmentez, particuliérement en Carême ; car rien n'entretient tant ces *ai-*
greurs, que le vin. Il eft plein d'un *aigre*,
qui fe développe d'abord, dès que la digeftion eft mauvaife, & qui paffe jufqu'au *fuc nerveux*, comme on le voit
dans les gouteux. Ceux qui ont traité
de ces *aigreurs*, qui fe font fentir en Carême, favent qu'on ne les guérit bien,
qu'en interdifant abfolument le vin à
ceux qui y font fujets.

L'ufage du *cidre* & de la *bierre*, eft auffi
peu fûr entre les repas de Carême. Ce
font encore des boiffons fujettes à *s'ai-*
grir dans des eftomacs indifpofez, plus
capables, par conféquent, de faire paffer ce vice dans le chyle, & à le faire
grumeler, que de le délayer, & le rendre coulant. Témoin ces ardeurs in-
fupportables d'urine, que l'*acide* de la

bierre attire à ceux , qui en boivent ; on veut que le cidre foit moins fujet à exciter des aigreurs dans l'eftomac ; mais il ne porte ni moins de trouble , ni moins de fermentation dans les vaiſſeaux , que le vin, & il mérite par cette raifon le même fort que la bierre ; car s'il incommode moins la premiere digeftion , il nuit beaucoup à la feconde. Il faut ajoûter, que le *cidre* réuffit moins bien que l'eau à appaifer la foif , & que la bierre eft plus propre à contenter la faim ; car c'eft effectivement une eau d'orge tres-épaiffe , une forte d'*apozéme domeſtique*, une tifanne nourriffante, ou un aliment liquide, qui fatisfait autant au befoin de manger, qu'à l'envie de boire. Il n'y auroit que quelque raifon d'infirmité , qui pût autorifer le *cidre* & la *bierre* hors les temps du repas. Mais à quelles fortes de maux ne trouvera-t-on point l'eau préferable au *cidre* , & à la *bierre ?* car elle a tous les avantages de ces boiffons , & n'en partage pas les inconvéniens.

Pour en mieux juger, imaginons l'éftomac au fortir du repas, comme un *matras* [a] plein de matieres , qui y font

[a] Sorte de bouteille à long col, dans laquelle les *chymiſtes* mettent des matieres en digeftion.

en *digeftion*, lefquelles ne fe diffolvent
bien , qu'autant qu'elles fe fondent
lentement, comme à petit feu , & au
bain-marie. Une liqueur vineufe pa-
roît-elle bien propre à cette *opération ?* Imaginons le fuc qui doit réful-
ter de cette *opération*, fous l'idée d'une
crême laiteufe , menacée de s'épaif-
fir ou de fe *grumeler* dans un eftomac
trop chaud , fi elle n'eft doucement
arrofée de quelque liqueur, qui la pénétre infenfiblement , qui l'amolliffe ,
& la délaye : l'eau certainement fera
mieux tout ceci , qu'une boiffon vineufe, qui mord l'eftomac, & qui l'a-
gace , qui durcit les alimens , qui devient enfin l'auteur & le pere de tant
de *concrétions falines* , *d'obftructions* , de
coagulations, &c.

    La méprife , où l'on tombe à cet
égard , vient de la fauffe idée qu'on
s'eft faite d'un eftomac foible , que
l'on croit relâché & *refroidi* , toutes les
fois qu'on le foupçonne de foibleffe :
d'où vient, qu'on ne s'occupe, en conféquence, qu'à le fortifier par des *aromates* , par des *liqueurs piquantes* , & par
des *ftomachiques* , qui vont à rehauffer
infiniment le reffort ou la force de ce
vifcere. Mais parce que cette penfée

eſt fauſſe, on réuſſit mal ordinairement à rétablir des eſtomacs prétendus
foibles. On en fait, au contraire, à
force d'en bander les fibres, & d'en
rarefier l'air, des *machines à vent*, des
éolipiles, d'où viennent des tenſions con-
vulſives, des *borborigmes* habituels, des
flatuoſitez intariſſables, des *vents* conti-
nuels, *&c.* Toutes marques d'un eſtomac irrité, d'une digeſtion turbulente,
de ſucs bouillans, & d'une efferveſ-
cence outrée. On s'en prend à un eſtomac relâché & refroidi, & l'on ou-
blie de remarquer, que la plûpart de
ceux qui ſont en cet état, ſont des
corps ſecs, des *atrabiliaires*, des *ſangs
bouillans*, qui ont le foye ſec, les entrailles brûlées, & le ventre ſi étrangement pareſſeux & ſerré, qu'il ſera
des ſemaines entieres ſans ſe décharger. Tout cela reſſemble-t-il à un eſtomac foible ou refroidi ? Le vin eſt-
il alors un reméde propre à ces accidens ? Quelques verres d'eau adroi-
tement placez après le repas, ne pa-
roiſſent-ils pas plus propres à calmer
ce tumulte ? car on rectifie ſouvent la
digeſtion en l'interrompant à propos,
& on la redreſſe alors en la retardant.
On parvient, par la même adreſſe, à

appaiſer les vents , à rabaiſſer les fer-
mentations , à lâcher le ventre : mais
ceci demanderoit une diſſertation particuliere.

Cependant, ſi l'eſtomac s'affadiſſoit
trop par l'uſage de l'eau, on pourroit
accorder aux perſonnes , qui ont la
permiſſion de boire, celle d'uſer d'u-
ne legere infuſion de *thé* ; d'autant
plus , qu'il nourrit peu , & qu'il a
moins d'inconvénient que le *vin* , le
café , &c. Une perſonne , par exemple , ſera ſujette à la *goutte* , à l'*aſthme*,
au *rhumatiſme*, à la *colique* , aux *cours de
ventre* ; une femme ſera tourmentée de
vapeurs ; un eſtomac ſera fatigué d'aigreurs, de vents, de cruditez , &c. dans
tous ces cas , on ſubſtituera , s'il eſt
néceſſaire , le *thé* à l'eau. C'eſt même
une obſervation faite à la *Cochinchine* [a] , par meſſieurs les miſſionnaires ,
comme nous l'avons dit ailleurs , que
le *thé* bû abondamment après les repas maigres , aide merveilleuſement à
la digeſtion.

L'on doit accorder le *café* , & le *chocolate* , avec beaucoup plus de précaution, parce que ce ſont dès liqueurs
flatteuſes , & d'ailleurs , tres-nourriſ-

a. *Dufour*, p. 278.

santes, puisqu'elles pourroient, sans aliment, servir à la subsistance de plusieurs jours. Le *café* passe, à-la-vérité, pour avoir un grand avantage, par rapport au jeûne, car il a la réputation de mortifier les passions ; mais l'eau le fera encore plus certainement, & elle est moins délicieuse. Il faut donc des raisons de santé, & des besoins réels, pour en permettre l'usage hors les repas. On se gardera, sur tout, d'autoriser de vains amusemens, & de faux prétextes ; mais on le permettra, par exemple, lorsque l'abstinence, ou le jeûne, seroit impraticable sans ce secours ; lorsqu'il tient lieu d'un reméde, qui a guéri ou qui prévient de grandes infirmitez ; lorsqu'il sert à soûtenir l'esprit contre de noires vapeurs, quand il le fortifie dans un travail, dans des applications ou des veilles nécessaires ; on peut en tous ces cas, & en de semblables, en tolérer l'usage.

Mais il y a, sur tout, quatre raisons, qui favorisent le *café*, & le *thé*, en Carême : 1°, l'un & l'autre corrigent singuliérement les *aigreurs*, si ordinaires dans ce temps : 2°, tous deux dissipent les assoupissemens, & les lan-

gueurs, dont on se plaint si communément en jeûnant, & en faisant maigre : 3°, ce n'est pas une nécessité de
prendre à jeun le *thé*, & le *café* ; ils se
prennent utilement l'un & l'autre immédiatement aprés le dîner : 4°, le
café, & le *thé*, réussissent mieux avec
le maigre.

Mais la difficulté est grande touchant
le *chocolate* ; car c'est moins permettre
le boire, que le manger, que d'en accorder l'usage, puisqu'il appaise autant la
faim, que la soif, & qu'il nourrit parfaitement. Il est d'ailleurs dangereux
de le mêler avec les alimens, parce
que lui tout seul peut faire un repas.
Il ne devient donc tolérable, que pour
ceux qui mangent peu, lesquels ne
pourroient faire Carême, s'ils ne trouvoient des nourritures qui pûssent les
soûtenir, sous un tres-petit volume.
Alors, ou on le permettra loin du repas, si la santé le demande, ou on
l'accordera aprés un leger dîner ; car
on a trouvé par son moyen, celui de
faire observer le Carême, à des personne-
nes qui n'avoient jamais pû le faire :

Novi ego qui, stomachi genio, sibi noxia
dudum

Sancta quadrageno senfit jejunia fole.

Cogebant miferum jejuni evertere leges,
Et querelum carnis revocare ad pabula
   ventrem ;
Aft ubi poft epulas pridem menfafque re-
   motas
Ferventem nocuas cocolatem fudit in ef-
   cas,
Ambrofio imbuta, & fenfim concocta li-
   quore
Prandia, nonnullo ftomachum torsêre la-
   tratu :
Servavitque facros indemni corpore ritus [a].

Quelques-uns auroient crû, qu'on auroit pû utilement faire fa colation d'u-
ne prife de *chocolate* ; on fait même
que quelques perfonnes s'en louent ;
on nous avertit cependant, qu'il n'eft
point fûr d'en ufer le foir :

At feram, moneo, rofei fub vefperis horam
Pocula ne forbe, &c. [b]

Mais les théologiens éxamineront,
s'il eft permis de mettre en ufage,

_____

a *Strozza*, de cocol. opific. p. 61. 62. | b *Ibid.* p. 63.

pour un repas de pure indulgence, une nourriture si délicate, & si pré-cieuse.

Le *chocolate* n'est donc bien sûr, que le matin : mais alors, il peut s'ac-corder à ceux, lesquels êtant jugez exemts du jeûne, ne seront capables que de faire plusieurs repas si legers, qu'ils ayent toûjours faim. En ce cas, une prise de *chocolate* pourra tenir lieu d'un repas, & la peine de souffrir un reste de faim, deviendra une sorte de jeûne. Hors ce cas, ou il faut renon-cer au *chocolate*, ou dîner moins, & se l'accorder sur la fin de ce repas. On doit apporter la même attention dans l'usage du *café* après dîner, par-ce qu'on ne doit ni comter pour rien, ni s'accorder par surcroît, des liqueurs si nourrissantes.

Mais ce retranchement n'est pas le seul qu'il convient faire, en prenant du *chocolate*, ou du *café*, en Carême, celui du vin n'y est pas moins néces-saire : car si les personnes de piété ont toûjours craint de satisfaire deux sens à la fois, on ne doit pas, dans un temps de pénitence, flatter le goût par deux sortes de liqueurs. Celles-ci, d'ailleurs, tiennent lieu de vin, dans les pays d'où elles viennent ; & nous avons vû, que l'eau rend le *chocolate*, & le *café*, moins dangereux à la santé. Il paroît en effet, aussi mal-aisé d'imaginer, que le vin s'accorde avec le *chocolate*, le *café*, &c. que de comprendre, que l'*aigre* s'accorde avec le *lait*, & l'*acide* avel l'*alkali* ; car le vin est plein d'*acide*, le café est un *alkali*, le chocolate est laiteux. Or l'eau elle-même n'est contraire au feu, que par une raison semblable ; car le feu, qui fait les *alkalis*, passe pour *acide*, & l'eau fade comme elle est, sans être ni salée, ni amére, est reconnue pour *alkali*. Il faudra donc un besoin réel, & une nécessité prouvée, pour user de *vin* & de *café*, ou de *chocolate*, dans un même repas.

Mais quelle que soit la boisson, dont on aura la permission d'user en Carême, on s'en privera autant qu'il sera possible, jusqu'au dîner ; parce que ce n'est, que pour soulager la soif, ou le travail, qu'on a commencé de permettre de boire : or l'on n'a encore, ni soif, ni travaillé le matin ; du moins, le dîner vient-il assez tôt, pour soulager l'un & l'autre. Cette attention ne sera pas inutile : car outre que la piété fanctifie jufqu'à la moindre contrainte, ce fera honorer l'ancien jeûne, que d'en conferver, du moins, de légeres apparences.

CHAPITRE XVIII.

Si le Tabac *romt le jeûne ?*

ON fait ici une derniere queftion : On demande, fi le *Tabac* romt le jeûne ? Cette difficulté mérite d'autant plus d'attention, que c'eft moins un doute imaginé, fur lequel on cherche à s'éxercer ; ou une fimple curiofité, dont on s'occupe, qu'un cas public, ou un fcrupule univerfel, dont on demande la décifion.

Mais qui n'apperçoit dans cette inquiétude fur le *tabac*, une forte de notion naturelle, ou une idée de tout le monde, qui décide la queftion ? Et peut-être chacun fentiroit-il cette décifion, s'il ne falloit plus que du fentiment, pour fortir d'un doute qui importune l'amour propre. On demande donc des preuves qui convainquent : on n'oferoit en promettre de celles-là ; mais on en proposera , qui ont paru raisonnables.

Le *tabac* se prend en poudre , en machicatoire , ou en fumée : mais sous quelque forme que ce soit , qu'on l'employe , c'est par sa vapeur qu'il agit , c'est par son volatil qu'il flatte , ou qu'il plaît. La question paroît donc se réduire à savoir , si le jeûne peut être rompu par quelque chose de purement vaporeux ? Alors la demande paroît bizarre , ou peu importante ; parce qu'on n'imagine pas volontiers , qu'une substance si legere , ou si mince , puisse intéresser le jeûne ; parce qu'on n'est pas accoûtumé à concevoir quelque chose de nourricier dans une odeur , & qu'on ne donne vulgairement le nom de nourriture , qu'à ce qui est sensible , ou palpable.

Mais cette idée ne paroît pas avoir été celle des *hébreux* , puisqu'ils se privoient des *parfums* , des *baûmes* , & des odeurs dans les jours de jeûne [a] ; & les *Turcs* s'interdisent encore aujourd'hui les odeurs pendant le temps du *rhamadan* [b] , qui est leur Carême.

D'ailleurs , cette idée , qu'un ali-

[a] Vid. *le R. Pére Calmet sur le Lévit.* p. 157. 170. *Daniel* , c. 10. v. 3. | [b] *Dufour , traité du Café.*

ment

ment soit une substance grossiére, qui
se voit, & qui se touche, n'est pas
éxacte, puisque l'on reconnoît des
nourritures simplement vaporeuses ,
alimentum [a] *vaporosum*. *Hippocrate* même paroît avoir été dans cette pensée, lui qui croyoit qu'un aliment étoit
principalement tel , par sa partie spiritueuse , *principium alimenti spiritus* [b].
Conformément à cette idée, la physique moderne, revenue de l'opinion ,
que les odeurs ne fussent que de simples qualitez , y reconnoît quelque
chose de corporel [c] ; car elle trouve
leur *volatil* ressemblant aux *esprits animaux* [d], sur tout, quand elles plaisent,
& qu'elles émanent de substances aromatiques [e]. De pareilles raisons ont
fait conclure , que les odeurs pouvoient nourrir [f]. Ce que rapporte *Pline*, qu'il y a des peuples aux *Indes* [g] ,
qui ne vivent que d'odeurs , confir-
meroit parfaitement cette opinion , si
un célébre auteur [h] ne la traitoit pas
de fabuleuse. L'histoire qu'on racon-

---

a *Valef* l. 1. math. medic. | b *Hipp*. de al. m. | c *Vid.*
Manard. epist. l. 18. ep. st. 6.] d Dissert. de tabaci usu ,
p. 77. Error æ. 1702. | e *Neander* , de tabaco , p. 38.
[f *Galen*. de sanit. tuend. c. 2. *Sebis*. de alim. p. 1249.
Dissert. de tabac. usu, p. 57. | g Lib. 7. c. 2. | h Stra-
bon.

te [a] de *Démocrite*, qui foûtint fa vie pendant trois jours, quoique dans un âge fort avancé, en refpirant feulement la vapeur de pains chauds ; celle de ceux qui ont retardé leur mort, uniquement en flairant du miel [b] : ces hiftoires, dis-je, paroîtroient avoir quelque chofe de plus férieux. Elles tiendroient même beaucoup du vrai, fi l'on adoptoit la diftinction [c] qu'on fait d'une nourriture *fubftantielle & phyfique*, qui fait croître les corps, & d'une autre reffemblante à celle-ci, quoique moins fenfible, qu'on prend moins pour ce qui augmente leur maffe, ou pour ce qui en groffit le volume, que pour ce qui les conforte, ou les empêche abfolument de périr.

Cette vertu dans les odeurs paroît éxagérée, à qui eft peu inftruit de la phyfique *corpufculaire*, parce que l'imagination ne lui laiffe prefque croire corps, que ce qui eft gros & épais. Mais fi l'on fait attention, qu'un atome, tout délié qu'il eft, ayant fon étendue, eft autant corps, qu'une maffe de matiére, quoiqu'il ait moins de volume qu'elle, on concevra, qu'une fubftance vaporeufe peut être capable

[a] *Diogen. Laert.* l. 9. | b *Scbif.* p. 1252. | c *Ibid.*

de beaucoup de chofes. Les anciens médecins l'avoient compris ; car comtant plus fur ce qui exhale des remedes, que fur ce qu'ils ont de volume, ou de maffe, ils croyoient beaucoup aux applications extérieures ; d'où vint le cas, qu'ils firent des *fumigations* [a]. *Hippocrate* & *Galien*, en font mention en plufieurs endroits [b] ; *Avicenne* en ordonne pour les maladies des yeux ; *Trallien* & *Diofcoride* en propofent dans les maux de poitrine ; *Pline* [c] enfin, en rapporte des exemples. La médecine en a encore d'autres preuves, dans les onctions, ou applications extérieures, qui fe font pour lâcher le ventre, pour dégager les urines, & pour procurer des fueurs. Mais les infufions d'*antimoine*, les *gobelets*, qu'on en prépare, & les *pilules éternelles*, qui en viennent, en font des preuves inconteftables ; car elles perdent fi peu de leur poids, en purgeant, qu'elles paffent pour purger par *irradiation*, c'eft-à-dire, par le moyen d'atomes falins & fondans, qui s'en échappent. Enfin, les poifons les plus promts, & les plus mortels, reffemblent fort aux vapeurs : car ceux

a *Magnenus de tabaco*, p. 52. | b *Hipp.* aph. l. 5. aph. l. 28. &c. *Galen.* hîc. | c *Plin.* l. 26. c. 6.

des *scorpions* & des *vipères*, ne font que
des efprits empoifonnez ; tel eft encore celui des *cantharides*, dont le con-
tact, tout feul, a quelquefois enflam-
mé la veffie, ou du moins, dont l'application extérieure donne de cuifan-
tes ardeurs d'urine. On doit, après
cela, fouhaiter, que le favant auteur [a],
dont nous tenons déja un excellent
ouvrage [b], execute le projet d'un traité des odeurs qu'il médite. Il ne faut
donc plus croire indifférente à la fanté, ou à la vie, une chofe, dont on
ne prendroit que la vapeur, le corps
peut en être foulagé ; & quand il ne
pourroit pas abfolument s'en nourrir,
il peut s'en fortifier, & en tirer de
la vigueur [c]. Or une pareille chofe
eft-elle indifférente au jeûne ? De bons
auteurs [d] vont jufqu'à croire, que le
tabac fait plus, & qu'il nourrit effectivement. Quelques-uns [e] en doutent,
à-la-vérité ; mais tous conviennent [f],
qu'il délivre, ou préferve de la faim,
& de la foif [g], qu'il conferve les for-

a *Ramazzini*, de morbis artificum, p. 121. | b *Id.*
| c *Differt.* de ufu tabac, p. 86. | d *Monard. Hoftim*
dans *Etcrartus* de tabac. *Zacah.* qu. med. leg. p. 754.
| e *Gortier*, p. 153. *Vid.* differt. de tabac. ufu,
p. 96. | f *Differt.* de ufu tabac. c. 69. | g *Ramazzini*,
p. 118.

ces des *Indiens*, pendant de longs voyages [a], sans le secours d'autres nourriture ; que les soldats [b] en Europe soûtiennent d'affreuses disettes à l'aide du *tabac*, & que les habitans de la *Floride* passent certains temps de l'année [c], sans d'autre nourriture, que celle de la fumée de cette plante.

Ces effets suprendroient, s'ils étoient les seuls, dont le tabac fut capable, & si tout ce qu'on rapporte d'ailleurs de son pouvoir sur le corps, & sur l'esprit [d], ne le rendoit pas encore plus merveilleux ; mais en cela, il paroît moins convenable à la pénitence, & plus contraire à l'esprit du jeûne : & c'est ce que ses merveilleuses qualitez laissent à craindre : *Hæc sunt frequentis suctionis tabaci fructus* [e] ; comme semble le prouver ce qu'on va en rapporter.

Le tabac est une plante, qui tient son nom d'une isle de la *Floride*, d'où il vient originairement [f]. L'usage qu'en font les habitans de ces pays, montre

a *Piso*, de re nat. & med. ind. l. 4. c. 45. | b *Bent.* p. 113. *Benit*, sepulchr. tom. III. lib. IV. p. 539. *Rajus*, hist. plant. p. 715. *Everart.* de tabac. p. 19. | c *Everart.* de tabac. p. 18. | d *Dissert.* de usu tabac. p. 77. | e *Kerchringius*, obs. anatom. p. 90. | f *Simon Paul.* p. 1.

à n'en pouvoir douter, qu'il n'est guére de plante, qui ait plus de pouvoir
sur le cerveau & sur l'esprit même. Il
est l'ame du conseil [a] de ces barbares,
& c'est en fumant, qu'ils décident des
plus importantes affaires [b], parce qu'il
ouvre l'esprit [c], & donne du courage [d].
Ils sont même prévenus, qu'il a quelque chose de divin ; c'est pourquoi,
leurs prêtres s'en enivrant, se procurent, au moyen de cette fumée, d'ar-
tificieuses extases [e], dans lesquelles ils
débitent, à ces malheureux peuples,
leurs superstitieuses rêveries, qu'ils
donnent pour des inspirations de leurs
impertinentes divinitez. Les esclaves [f],
instruits de ces effets, s'enivrent de
tabac, comme on fait de vin en Europe, ce qui leur attire de rudes puni-
tions de la part de leurs maîtres. De là
est venu, sans doute, la fureur [g] pour
le tabac, qui est devenu en si peu de
temps l'amitié des peuples, ou la folie [h] de tout le monde. On dit en peu
de temps ; car, quoique son usage soit

a *Neand.* p. 44. | b *Ihid.* dissert p. 75. | c *Bont.*
p. 112. | d *Bonet.* sepulchr. p. 539. | e *Neand* p. 43.
| f *Morard. Sim Paul* de abus. tabac. p. 5. | g Inva-
luit. in Europâ cacoëthes fugendi tabacum *Bonet* se-
pulchr. p. 538. | h Insania, *Gontier,* p. 153. fatuitas,
Hofman. de medic. p. 327.

ancien aux Indes, il est nouveau en Europe, où l'on en fait, cependant, plus de dégât, qu'aux Indes même. Quoi donc, qu'il n'ait guéres que cent cinquante ans d'antiquité, la rapidité, avec laquelle son usage s'y est répandu, a été telle, qu'elle a fait prendre d'abord des mesures contre lui. Les princes en apprirent apparemment les dangers, & voulurent les prévenir par de severes défenses. On leur en avoit fait peur, parce qu'il passoit pour rendre les mariages inféconds [a]; mais fut-ce par cette raison, fut-ce à cause des dérangemens qu'il apportoit dans l'esprit, & dans les mœurs, ils en interdirent l'usage dans leurs états. Ce fut dans ces veues que le grand seigneur *Amurat IV.* le duc de *Moscovie*, le roy de *Perse* [b], & *Jacques VI.* [c] roy d'*Angleterre*, le défendirent à leurs sujets. On reconnut ces mêmes dangers en France, où il fut défendu en 1635. [d] aux cabaretiers d'en débiter à qui que ce fût, & la permission d'en vendre, fut réservée aux seuls apotiquaires [e], qui ne pouvoient

a *Dissert.* p. 82. 83. | b *Sim. Paul.* de abus. tabac. p. 5. | c Vid. *Hofman.* de medic. p. 327. | d *M. de la Mare* tr. de la police, tom. 1. p. 122. 1?? | e *Ibid.*

le diſtribuer, que par ordonnance du médecin : de ſorte que toutes les *tabagies* [a] furent défendues, ſous peine de *quatre-vingt livres pariſis* d'amende. Le torrent de la coûtume, & de l'exemple, a abrogé ces loix, mais on a reclamé à l'encontre ; & un auteur [b] zélé, pour l'ordre, & pour la conſervation de la ſanté, a fait depuis [c] des vœux, pour voir revivre ces ſages réglemens, ſouhaitant, que tous les princes & les magiſtrats ſéculiers & eccléſiaſtiques, employaſſent leur autorité, pour mettre un frein à la licence [d] du tabac.

La piété chrêtienne auroit-elle été la ſeule, qui auroit manqué de prendre l'allarme, ſur l'entrée dans le monde chrêtien d'une plante ſi dangereuſe, qu'elle paſſoit pour ſéduire les ſens, & pour enchanter les eſprits ? On rapporte, qu'un ſavant pape [e] eſſaya d'en arrêter la licence, par une bulle, qui excommunioit [f] ceux, qui prendroient du tabac dans l'Egliſe ; des caſuiſtes [g] le crurent contraire au jeûne, & depuis ce temps, de ſavans médecins

a *Ibid.* | b *Simon Palu*, de abuſ. tabac. p. 6. | c En 1665. | d *Ibid.* | e *Urbain VIII.* | f Vid. Fr. *Bayle*, opuſc. diſſert. de virib. conſuetud. p. 7. | g *Lactance.*

ont trouvé de l'indécence [a], & quelque chose, ce semble, de pis, dans l'usage du tabac, les jours de jeûne. Il s'est cependant soûtenu dans le monde ; car tout le bien qu'on a publié de lui en faveur de la santé, a fait oublier les dangers, qu'on avoit sujet d'en craindre pour la vertu.

On s'est donc flatté, qu'on trouvoit dans cette plante des vertus universelles, & on n'a presque excepté aucune partie [b] du corps, dont elle ne fût le préservatif. On en a fait un remede de tous les temps [c], de tous les âges, & de toutes les saisons, au-dessus de toutes les loix ordinaires de la médecine. On a fondé tant de différens avantages, moins sur la présence d'un *sel volatil* [d] *anodin* commun à d'autres plantes, que sur l'abondance d'un *sel armoniac* [e], ou d'un *sel neutre* ou *salé*, qui lui seroit propre, & qui le rendroit capable d'opérer tant de différens prodiges, en des occasions différentes : de sorte qu'on a osé avancer, qu'en matiere de remede, il n'en est guéres au-dessus [f] du ta-

a Vid. *Boyle*, de virib. consuetud. *Zach* q. m. l. 1. p. 751. &c. *Differt* p. 70. 78. | b Vid. *Sim.* aul. p. 2. &c. | c *Bont.* p. 110. | d *Ettmuller F Vill.* | e *H. sman.* in Scroder. | f *Differt.* p. 57. Vid *Mercatum*, *Bont.* &c. *Henr. Sim. Paul.* p. 7.

bac. On l'a loué en particulier [a] pour les maladies du cerveau, pour les maux de poitrine, pour les incommoditez d'estomac. On lui a trouvé l'instinct d'échauffer, ou de rafraîchir [b], de rendre, ou d'ôter la faim [c], de lâcher le ventre [d], ou de l'arrêter ; on en a fait un prothée soûmis presqu'à l'intention du médecin, ou qui s'accommodoit au besoin du malade. On l'a donné pour soulager la vessie [e], pour dégager les nerfs, pour guérir la goutte [f] : on l'a crû capable d'engraisser les uns, d'amaigrir les autres [g]. On a prétendu qu'il dissipoit les lassitudes [h], qu'il rendoit le corps frais & dispos après de pénibles travaux, qu'il préservoit des fiévres malignes [i], & de la peste même [k]. Il ne falloit, pour s'assûrer tant d'avantages, que se priver de vin [l], & boire du thé [m] ; & avec ces précautions, on pouvoit tout se promettre de cette aimable fumée. On ajoûtoit, qu'on ne pouvoit guéres moins esperer du tabac maché, ou en poudre [n] ; comme s'il n'avoit fallu que flairer du tabac, pour gué-

---

a *Ibid.* dissert. p. 59. &c. | b *Ibid.* p. 60. | c *Dissert.* p. 93. | d *Bont.* p. 113. | e *Dissert.* p. 60. | f *Ibid.* | g *Rajus,* p. 715. | h *Sim. Paul.* p. 65. *Everart.* p. 16. | i *Dissert.* p. 79. | k *Rajus.* p. 714. | l. *Dissert.* p. 67. | m. *Bont.* p. 116. | n *Dissert.* p. 8486.

rir, ou se garantir de tous maux [a].

Mais ces louanges outrées n'ont point
été sans contredit, parce qu'elles donnoient trop de credit au tabac. D'habiles médecins se souleverent [b] donc contre cette coûtume, qui leur parut condamnable & dangereuse, *vitiosa consuetudo* [c]. L'amour pour cette plante leur
sembla moins une inclination raisonnable pour se soulager, qu'une passion in-
vincible de se satisfaire, *insanabile* [d] *cacoëthes tabaci*, &c. Ils traiterent de *folle
& d'infernale*, la fumée de cette plante,
vesana fuligo, fumus stygius [e], capable de
corrompre, ou de débaucher les hommes; *Tabaci fumus hodie est in tanta in-
sania, ut multi in eo se corrumpant* [f]. C'est
pourquoi on compara la fumée du ta-
bac à un vent malfaisant, qui avoit
porté le dégât par tout : *Tabaci fumus,
tanquam flatus Hibernus universum orbem
infecit* [g]. C'est pourquoi un savant médecin [h] s'étonne, qu'un si chétif & si indigne plaisir, ait pû trouver place dans
les cœurs de tant d'honnêtes gens, &
qu'il ait pû gagner ceux des jeunes &

a *Sim. Paul* p. 11. | b *Primrof.* de vuls. erroribus, l. 4.
c. 32. *Sim Paul* de abus tabac. | c *Ramazzini*, c. 17.
Vid. *Bayle*, de virib. con uetud. | d *Ibid* | e *Goutier*, p.
153. | f *Ibid.* | g *Guillel. Piso*, de re nat. & med. utriuf-
que Indiæ, c. 43. l. 4. | h *Lindan*, exer. c. n. art. 52.

des vieux, ceux des savans, & ceux des personnes vertueuses : *Quò magis miror his illecebris capi sapientes & doctos, juvenesque senesque, ... nemo prudens non intelligit, quid designem, & quidni apertè nominem ? sunt vinum ardens & tabacum, in quibus se tam multi corrumpunt hodie.* Enfin le premier, & le plus illustre des médecins [a] de ce siécle, a non seulement fait voir l'indécence de cette basse coûtume ; mais il a prouvé, que le fréquent usage du tabac abregeoit la vie.

Entrant dans un plus grand détail, on a fait observer, que le tabac étoit un narcotique [b], de la nature de la jusquiame [c], & par conséquent, de celle des poisons [d] ; qu'il étoit turbulent, fumeux & enivrant ; capable, comme le vin, d'énerver l'estomac, d'ôter l'appetit [e], & de ruiner les digestions ; en effet, on a reconnu qu'il causoit des cachexies [f], des phthisies [g], & des langueurs [h].

Ces reproches sont tombez principalement sur le tabac en fumée : on

a *M* Fagon, premier médecin du Roi, dans sa savante these, du 26. Mars 1699. *Si le fréquent usage du tabac, abrége la vie ?* | b *Ibid. Ettmuller VVillis.* | c *Dodon.* de purgant. c. 22. | d *Linder,* de venenis, p. 123. | e *Ramazzini,* p. 119. *Everart.* p. 17. | f *Sim. Paul.* p. 6. | g *Ramazzini,* p. 117. *Morton,* c. 6. *Neander* p. 54 *Dissert.* pag. 69. | h *Ibid.* p. 68.

l'a accufé en particulier de gâter le cerveau [a], de le deffécher, & de le noircir; fondé fur le rapport de quelques auteurs [b], qui affuroient que les cerveaux des grands fumeurs êtoient pleins d'une forte de fuye noire qui enduifoit les membranes de ce vifcere. Mais ces obfervations ont été conteftées [c]; parce qu'il eft impoffible que la fumée, ou la poudre du tabac; (car on en foupçonnoit auffi celle-ci) puiffent pénétrer [d], ou fe porter dans le cerveau. Il eft cependant demeuré conftant, que les poûmons des grands fumeurs fe font trouvez defféchez & noircis [e], de forte que la forge d'un *Vulcain* [f] n'auroit pas été plus enfumée. Il n'eft guére moins certain, qu'il expofe à des abbrutiffemens & à des apoplexies [g] (quoiqu'en dife un célebre auteur [h] moderne, pour l'en difculper) & à des pertes de mémoire [i]. Mais ce qui nous intereffe plus particuliérement, c'eft qu'on a obfervé qu'il êtoit contraire aux *bilieux*, *aux atrabilaires*, *aux tempéramens de feu* [k], & à ceux

a *Hofman.* de medic. p. 327. *Magnenus*, de tabac. *Thoner*, epift. N[illegible] ad. *Helmont Tulpius.* | b *Ibid.* | c *Schneid.* de catarrh. l. 1. c. 2. *Horferus*, her c. Vid. *Bonet.* fepulchr. p. 538. | e *Differt.* p. 80. *Primerof.* de vulgi erroribus. l. 4. c. 33. † e *Kerchring* abft. anat. p. 90. | f *Ibid.* | g *Differt.* p. 58. 68. | h *Lancif.* de morte repentina p. 112. | i *Mag.* p. 88. | k *Pifo* Hift. ind l. 4. c. 45. *Ramazzini*, p. 117.

qui boivent du vin [a], tels que font la plûpart des François. Un ardent zélateur [b] du tabac en fumée, prétend remedier à ce dernier inconvénient, en conseillant le thé au lieu de vin ; le correctif fera recevable , s'il remedie à tous les autres fâcheux accidens , qu'il attire. On fait encore que le tabac tient lieu de vin aux *Indiens* [c], quand ils font la débauche, & qu'ils veulent s'enivrer. Ils ne font pourtant pas les feuls, qui s'enivrent de fumée ; les *Scytes* [d], qui s'interdifent le vin , font brûler dans leurs fêtes certaines herbes, dont la fumée qu'ils favent humer , les enivre. Les *Thraces* [e] fe donnent un pareil plaifir , en s'enivrant auffi dans leurs feftins de la fumée de certaines graines qu'ils font brûler, & dont l'odeur , ou la vapeur les charme, ou les enchante. On raconte [f] enfin des *Babyloniens*, qu'ils brûlent certains fruits , dont la fumée les égaye & les enivre, jufqu'à les faire danfer & chanter.

Les avantages du tabac en machicatoire, ne font pas moins conteftez [g]. La malpropreté qu'il caufe , feroit peut-

a *Differt.* p. 67. | b *Bont.* elem. p. 116. | c *Monard.* | d *Alexand ab Alexand* l. 3. c. 11. | e *Pomp. Me* a. l. 2. c. 2. *Solin.* c. 15. | f *Herodot.* l. 1. fub fin. | g *Ramazzini*, c. 17. *Bayle* , de vifib. confuet. p. 7.

être suffisante, pour le faire bannir du commerce des honnêtes gens ; parce qu'une bouche noircie, ou infectée de tabac, ne peut être que fort déplaisante.

> *Linguaque nec rigeat, carcanique ru-*
> *bigine dentes,*
> *Nec malè odorati fit tristis anhelitus*
> *oris* [a].

Mais il est d'ailleurs nuisible à la santé, quand l'usage en est continu. C'est un *acre fondant* [b], qui passe continuellement de la plante dans la salive, & dans le sang : or, comme il est impossible qu'il s'y trouve toujours assez de sucs inutiles [c], ou grossiers, qui émoussent, ou qui occupent son action, il agit immédiatement sur la propre substance [d] du sang ; il en fait des fontes, & des *colliquations* [e] habituelles, qui la détruisent, en la dépouillant de sa partie blanche, ou de sa lymphe [f] nourriciere ; de sorte qu'il n'est plus qu'une liqueur saline, appauvrie, & dénuée d'esprits. Aprés cela il n'est plus étonnant, qu'on ait vû [g] des gens mourir de consom-

---

a Ovid. de arte amand. | b *Ettmuller.* col. pharm. 492, edit. ult | c *Ramazzini.* c. 17. | d *Dissert.* p. 73. | e *Ettm.* pag. 16. 493. | f *Ibid.* | g *Ramazzini*, c. 17.

ption [a], ou d'épuisement, pour avoir mâché trop de tabac. D'autres, en qui le sang, & les esprits dépourvûs de véhicule [b], étant devenus lents & croupissans, sont tombez en paralysie.

Ces effets paroîtront peu surprenans, si on fait attention à la nature de la salive, & à la quantité qui s'en sépare. Ce seroit *un levain universel*, s'il en étoit quelqu'un dans le corps humain : mais comme on est à présent revenu de cette rêverie, & que la doctrine des *ferments* est enfin décreditée au point, qu'on conteste à l'estomac [c] le droit de levain, il suffit de comprendre qu'elle est une liqueur précieuse, un délayant nécessaire qui commence les digestions, & qui peut-être les perfectionne. Quel abus donc de prodiguer par des crache-mens étudiez & artificiels, une liqueur qu'on ne sçauroit trop ménager ? Il faut ajoûter, que la dissipation est énorme. Une personne adulte fait dans 12. heures [d] une livre de salive, dont la plus grande partie doit tomber dans l'esto-mac, & se mêler avec les alimens. Si un mâcheur de tabac vient à perdre cet-

a *Ettmuler*, p. 16. 494. | b *Ibid.* | c *Linder*, de venen. p. 160. | d *Lanzonus*, de saliva humana, p. 38.

te quantité de liqueur dans 12. heures, ce sera un vingtiéme de son sang, ou de sa lymphe, qu'il dissipera dans ce petit intervalle de temps. C'est certainement distiller sa vie à tout moment ; car en faut-il davantage pour se mettre à sec, ou se vuider de sucs ? Mais si on fait réfléxion, que le volatil du tabac est tres-abondant [a], & qu'il est de la narure des *irritants & des fondants* [b], qui picotent, agacent, & sollicitent les glandes [c] à se décharger, on concevra que l'évacuation pourra aller beaucoup au delà de 12. onces [d] & qu'elle ira même à une entiere déperdition. L'apologiste du tabac croit parer encore cet inconvénient, en avertissant qu'il ne faut pas cracher toute la salive, que le tabac attire dans la bouche. Mais bon Dieu ! quel étrange ragoût il ménage aux hommes, qu'une salive empoisonnée ? Quoiqu'il en soit, il prétend que c'est une erreur de prendre du tabac pour cracher, parce que ce seroit prodiguer un volatil [e] merveilleux, qui abonde en cette plante, & dont il veut qu'on soit meilleur ménager ; car ce volatil (si on l'en croit) venant à pas-

a *Ettmuler*, ibid. p. 492. | b *Dissert*. passim. | c *Etmuler*, pag. 16. 493. | d *Bont*. elem. p. 113. | e *Ibid*. p. 114,

fer dans le fang, le rectifie, le corrige,
ou le préferve de corruption.

Mais tout le monde n'a pas fi bonne
opinion de ce *fel de tabac* : plufieurs
craignent de l'introduire fi librement
au centre du corps, de peur d'y mettre
en proye les fucs nourriciers, qu'il peut
corrompre. Imaginons en effet, un *fou-*
fre narcotique & empoifonné, qui fe mêle journellement dans la falive, qui
tombe dans le ventricule, qui va fe
mêler dans le fang & pénétrer jufque
dans les nerfs. Certes, s'habituer à une
pareille drogue, eft moins s'accoûtumer à un remede, qu'à un poifon [b].
C'eft du moins, expofer le chile & le
fang à l'action d'un *acre brûlant*, qui les
fermente, & les développe à l'excès,
& les efprits eux-mêmes à tomber dans
l'ataxie, dans le tumulte, & peut-être
en fureur [a]. De là viennent ces dégoûts [b], ces vomiffemens énormes [c], ces
douleurs cruelles [d], ces vertiges, &c.
que le tabac mâché caufe en quelques-
uns. Si on ajoûte, qu'on a fujet de craindre encore de fa part tous les mêmes
accidens [e], que du tabac en fumée ; on
fe trouvera effrayé des dangers, auf-

a *Differt* p. 73. | b *Linder* de venenis, c. 6. | c D*ffert*,
p. 74. | d *Ramazz.* p. 19. | e *Ibid.* | f *Ibid.* p. 79.

quels s'expoſent ceux qui s'y livrent.
Mais rien ne découvre ſi parfaitement
les inconvéniens du tabac, que tous
les accidens fâcheux qui menacent
ceux-là mêmes, qui ne font que le prendre par le nez ; car il leur arrive de perdre l'odorat [a], ou de tomber en apople-
xie [b]. Dans quelques-uns, la mémoire [c]
s'affoiblit ; la vûe diminue en d'autres ;
& il y a des exemples de perſonnes,
dont il a rendu l'ouie dure [d]. Enfin on a
obſervé, que ceux qui prennent beaucoup de tabac en poudre, font plus ſujets que d'autres, à tomber en phréné-
ſie, quand ils deviennent malades. On
pouſſe plus loin le danger du tabac en
poudre ; on prétend, qu'il deſſéche le
cerveau, & qu'il avance la vieilleſſe [e].
Enfin, on ſe croit fondé en obſervations, en aſſurant, que l'uſage du tabac,
tel qu'il ſoit, [f] rend les mariages inféconds [g]. Pour cette raiſon un ſavant auteur [h], fort inſtruit de la nature du tabac, veut qu'on en interdiſe l'uſage aux
jeunes femmes. Mais quand bien même
le tabac n'apporteroit pas la ſterilité

a *Ettmuler*, in colleg. prat. *Magnenus*, p. 108.
| b *Diſſert.* p. 58. 59. | c *Magnenus*, p. 108. | d *Ibid.* | e *Ibid.*
f *Diſſert.* p. 81. *Helmont*. &c. | g Facti contingentiâ
expertus loquor, cùm multos invenerim hac de cauſa
(tabaci usûs) inedtos & impotentes ad matrimonium.
Vitaglianus, de abuſu tabaci. | h *Diſſert.* de uſu tabaci,
pag. 83.

dans les mariages, il expoſeroit les femmes à en perdre les fruits. Car il les rend ſujettes à de furieuſes vapeurs [a], à de fauſſes couches, &c. Dans les mêmes intentions, cet auteur défend d'accorder le tabac (ne fût-ce qu'en poudre) aux enfans, parce qu'il les énerve, & les met hors d'état de devenir peres [b].

Mais cet inconvénient n'eſt pas le ſeul, qui regarde le ſexe. C'eſt un uſage établi, de laiſſer prendre du tabac à tout venant. Une tabatiere ouverte eſt un droit public, auquel tous prétendent, & qu'on ne refuſe à perſonne. Cet air de familiarité confond même les conditions. C'eſt pourquoi on a vû de grands princes renoncer à des tabatieres, uniquement, parce que des perſonnes ſubalternes avoient oſé y prendre du tabac entre leurs mains. Cette liberté bleſſe donc le reſpect dû aux princes ; mais n'intéreſſe-t-elle en rien celui, qu'on doit au ſexe ? Ne ſera-ce point manquer aux égards qu'il mérite, d'aller prendre du tabac entre les mains, & ſous les yeux d'une dame ? C'eſt, dit-on, politeſſe, c'eſt un ſavoir vivre : on l'appelle ainſi ; mais n'eſt-ce pas trop accorder aux hommes ? Ces

a *Ibid.* | b *Ibid.* p. 84.

facilitez font-elles dans les regles d'une
éxacte retenue ?

Ces effets du tabac en poudre,
fembleroient éxagérez; mais que de triftes accidents une odeur ne peut-elle
pas caufer, fur-tout dans les femmes ?
Quelle force, quelle énergie n'éprou-
ve-t-on pas tous les jours de la part des
volatils, qu'on fait feulement fentir
aux malades ? Or l'on fçait que le tabac abonde principalement en volatils;
car outre que les narcotiques, comme
l'opium, par exemple, en font pleins,
& que l'analyfe *a* du tabac en fait foi,
la précaution qu'on apporte, ayant foin
de le cueillir, avant qu'il ait pouffé fes
fleurs *b*, doit en perfuader; car cela ne
fe pratique que pour l'avoir dans toute
fa force, en ménageant aux feules feuilles tout le volatil de la plante ; en effet,
elles en ont peu, fi on manque à cette
précaution. Mais la qualité de ce volatil, eft encore plus capable de perfuader
des effets extraordinaires de cette plante. C'eft un *acre* tres-vif, qui picote, qui
mord, & qui agite ; auffi la vapeur feule
en eft-elle *émetique*, & *purgative* ; car,
fans parler des lavemens *e* de tabac,
fi on foufle la fumée du tabac dans une

a Differt. p.ss. &c. | b Neander, tabacol. p.29. |c Ettme-
ler, ibid. | e Voyez Stifferum, de machinis fumi auctoriis.

une bouteille de vin, le vin purge, &
fait vomir [a]. C'est d'ailleurs un puissant *sternutatoire*; par où l'on voit de
quoi il est capable, appliqué simplement à l'extérieur [b]. Mais ceci est prouvé par les observations suivantes, qui
ne permettent pas de douter, que le
seul contact du tabac est empoisonné.

Une tente imbibée d'huile de tabac [c],
passée comme un lardon à travers la
cuisse d'un chien, jette cet animal dans
des vomissemens énormes; & la déco-
ction de cette plante, dont on se seroit
frotté [d], fait vomir les hommes.

C'est donc une plante tres-*énergique*,
que le tabac; & cette vertu dépend
d'un volatil tres-abondant, fort acre,
& narcotique. Si l'on compare avec cela l'application continuelle de la poudre de cette plante sur des parties tendres, délicates, & des plus sensibles,
telles que sont celles du nez, semées
d'ailleurs d'un million de glandes, d'artéres, de venes, & de nerfs, quelles impressions ne peut-t-on pas craindre
d'un pareil sel volatil, qui les ébranle
continuellement, qui les pénétre, &
qui les imbibe? Le tabac en poudre

a *Bartholin*. centur. 6. hist. p. 66. | b *Ettmul.* ibid. p. 492.
| c *Ettmuler*, col. pharm. p. 492. | d *Ettm.* ibid.

étant donc moins indifférent, qu'on ne
pense, il peut causer de tres-fâcheux
accidens ; & l'usage n'en paroît bien
sûr, que pour ceux qui ont à vivre dans
des airs [a] épais, marécageux, ou em-
puantis ; peut-être même seroit-il
mieux de le renvoyer d'où il vient,
aux soldats, aux matelots, & aux gens
de travail, desquels il est passé [b] dans le
beau monde. Ainsi il y a (pour me servir de l'expression d'un [c] des plus polis
auteurs de notre siecle) plus de manie
que de raison dans la plûpart des personnes, qui se remplissent incessam-
ment le nez de tabac, sous prétexte de
purger les sérositez inutiles du cerveau.
C'est certainement un enchantement,
plûtôt qu'un remede, dont on ne peut
se passer, quand on s'y est laissé surprendre ; de sorte qu'on peut appliquer au
tabac en poudre, ce qu'un sage auteur
reproche au tabac en fumée :

> *Sed de nescio queis fucis, & fraude re-*
> *   centi,*
> *Efficit, ut proprii pereat mihi gratia*
> *   odoris ;*
> *Gratia, sed maneat modò subcisiva, ca-*
> *   rere*

a Dissert p. 84. | b Magnen. de tabac p. 104. Bayle,
opusc. ibid. | c M. de S. Evremont.

Quâ nequeunt, quicunque favum fuli-
ginis hujus
Gustarunt ; nam sic cum sanis fascinat
agros,
Ut morbo gaudere suo videantur ; &
optent
Usque frui fumo, prætextu sive ca-
tharri,
Sive alio affectu, cùm mens non sana la-
boret ;
Et mihi det pœnas ; nam fumus gloria
prima
Et desiderium : sed mî lacrymabile fu-
mus [a].

Ainsi le tabac pris par habitude, n'est plus un remede, c'est une accoûtumance [b] que le prétexte a formée, que le plaisir entretient, que la mode autorise, & qu'aucune nécessité n'excuse. Aussi avoue-t-on aujourd'hui, qu'il est indifférent ; parce que si personne n'en tire de vrai soulagement, tous conviennent qu'il ne fait aucun mal [c], & là-dessus on fait valoir l'exemple des *Indiens*, qui n'en reçoivent aucun dommage [d]. Mais n'en coûte-t-il rien à

a Threnodia Nicoteanæ apud Naand, tabacol. p. 205. |b *Bayle*, de virib. consuetud. |c *Primeros*, de vulgi erroribus, l, 4, c. 32. |d *Ibid. Bont*, p. 102. &c tom. 1.

la santé, pour s'y accoûtumer ? Peut-
on comter pour peu les vomiſſemens,
les maux de cœur, les étourdiſſemens,
& les vertiges, au prix deſquels il faut
aquérir l'inutile habitude du tabac ?
Enfin ceux-là mêmes qui y ſont le plus
ſervilement aſſujettis, ne ſe ſont-ils jamais repentis de cet eſclavage ? Ne les
entend-on pas tous les jours gémir ſous
le joug de cette ſervitude, & la décon-
ſeiller à leurs amis ? Sous quelle apparence donc, pourra-t-on ſe permettre
dans les jours de jeûne & de pénitence,
pendant leſquels on ſe ſoûmettoit autrefois à la pouſſiére & à la cendre, une
poudre purement voluptueuſe & ſenſuelle ?

Mais quand bien même il ſeroit vrai,
que le tabac fût un remede, en eſt-il
quelqu'un, dont l'uſage ſoit indiſpen-
ſable à tous les momens de la vie ? Ne
ſuffiroit-il pas d'en prendre ſeulement
à certaines heures ? & ces heures ne
pourroient-elles point être à peu prés,
celles des repas ? Car on nous dit que
toutes lui ſont bonnes, & qu'il s'accommode à tous les temps *a*. Ce ſeroit un
moyen pour le faire concourir avec le
jeûne, & pour en ménager la régularité;

a *Bout* elem. p. 110. tom. 1.

Tome II.   Y

sinon, ne sera-ce pas s'exposer à le rompre ? En effet, il n'est pas certain, qu'on ne prît alors une sorte d'aliment ; car est-il quelque chose, qui ressemble mieux à une nourriture, que ce qui ôte la faim & la soif, que ce qui soûtient les forces, & donne de la vigueur ? Voilà, cependant, les effets ordinaires du tabac, comme on l'a fait voir, & ce qui a fait conjecturer, qu'il pourroit bien tenir [a] de l'aliment.

Quelques-uns aiment mieux dire, qu'il n'appaise la faim, & n'entretient les forces, qu'en empêchant la dissipation des sucs nourriciers, que la vertu [b] *narcotique* du tabac retient & *concentre*, par la raison, que les *narcotiques*, à ce qu'on prétend, lient les esprits, & arrêtent toutes les évacuations. Mais s'il est vrai, que l'*opium*, par exemple, le plus puissant des narcotiques, suspend toutes les évacuations [c], hormis les sueurs qu'il provoque au contraire ; seroit-il impossible au tabac, par une qualité semblable, de faciliter la *transpiration* ? En ce cas, il faudra lui assigner une au-

a *Dissert.* p. 85. | b *Dissert.* p. 95. | c *H. Vedel.* opiolog. *Ettmuler*, de vi opii diaphoret.

tre qualité, pour soûtenir les forces sans nourrir, que celle qui ne feroit que ménager ou suspendre les évacuations.

Mais passons, si l'on veut, au tabac, cette vertu de retenir les sucs nourriciers, n'auroit-il rien alors de contraire au jeûne ? L'intention de celui-ci étant de mortifier ou d'affoiblir la nature, & de mater le corps, le tabac les fortifieroit, ou les préserveroit d'affoiblissement. C'en seroit assez pour le rendre suspect aux personnes régulieres, que de leur faire sentir, qu'il feroit en cela contraire à l'esprit du jeûne ; cependant, ce qui suit va le prouver.

Le tabac n'étant pas un être imaginaire, doit être défini. Or ce n'est pas un remede ou un médicament, quand il est habituel, on en convient ce n'est pas non plus un aliment : car beaucoup lui refusent ce titre ; reste, qu'il ne soit, qu'un amusement, un plaisir, un passe-temps. Or ce qui n'est qu'un amusement, ce qui enivre, ce qui donne des forces, ce qui ôte la faim & la soif, & ce qui ne se prend que pour le plaisir, ne romt-il [a] pas le jeûne ? Ne seroit-ce

[a] *Zacch.* q. m. leg. p. 758.

point se laisser aller à de nouveaux attraits, *novas suavitates* [a], dans le temps
où il faudroit punir ses anciennes con-
voitises : *Veteres concupiscentias castigan-
tes* [b]. L'observance de nos peres décideroit la question ; car ils se privoient
des *bains*, de la *chasse*, des *divertissemens,*
& des *jeux* : *Nulla vos voluptatum, tempore jejuniorum, vanitas seducere valeat* [c].
Or ces plaisirs étoient, sur tout, défendus, quand la mollesse, ou la sensualité les entretenoit : *Si pro luxu animi
atque voluptate quis lavari appetit, hoc
fieri, nec reliquo quolibet die concedimus* [d].
Parce que la pénitence exclut tout ce
qui tient de la volupté : *Abstinentia in
his diebus omnium deliciarum esse debet* [e].
Conformement à cette idée du jeûne,
que nous donne un grand saint [f], qui
se fit un exercice continuel de la vie
spirituelle. La pénitence, selon lui, doit
aller à éteindre tout sentiment avanta-
geux de soi-même, à se refuser tout
ce qui flatte ou satisfait, à se faire une
joye de tout ce qui afflige, à inventer
à sa chair de nouveaux supplices ; enfin, à domter courageusement son corps

a *S. August.* Serm. 205. | b *Ibid.* | c *Le pape Nico-
las*, I. homil. p. 512. | d *Ibid.* | e *Theodulphus
Aurelian.* episc. in capitul. c. 40. | f *S. Joan. Cli-
mat.* in scalâ parad. g. 5.

en l'affligeant fans trop de ménagement : *Pœnitentia eft fe ipfum condemnans
cogitatio, eft confolationis corporeæ perpetua
repudiatio ; eft volutaria rerum omnium,
quæ affligunt, toleratio, eft cruciatuum fibi
femper artifex ; eft valida ventris afflictio.*
Aujourd'hui on diftingue [a] le jeûne
eccléfiaftique, du jeûne euchariftique ; on
garde toute la févérité pour celui-ci ;
l'on fe rend indulgent pour l'autre.
On ne feroit donc plus à jeun [b], ni par
conféquent, en état de communier, fi
on avoit pris du tabac : mais ce ne fera
plus rompre fon jeûne, que d'en prendre, fi on n'a pas à communier. Les
fidéles des premiers fiécles portoient
plus loin leur refpect, même pour le
jeûne eccléfiaftique. Ils auroient crû
y manquer, s'ils euffent communié
un jour de jeûne, avant l'heure qu'ils
avoient coûtume de le rompre. C'eft
pourquoi, on difoit autrefois la meffe
le matin & le foir, le jour du jeudi
faint. Le matin, pour ceux qui ne jeûnoient pas, aufquels il étoit permis de
communier à cette heure ; & le foir,
pour ceux qui jeûnoient, parce qu'ils
n'auroient pas voulu recevoir, avant

a Zacch. quæft. medec. leg. p. 754. Differt. p. 96.
b Zacch. p. 755.

Y iij

ce temps, les *especes eucharistiques* [a]. Quelques-uns avouent aussi, qu'il seroit mieux [b] de se priver de tabac, en jeûnant, & même, de n'en jamais prendre dans les églises [c], conformement à la bulle d'*Urbain VIII*. La pratique opposée, l'emporte cependant, & est celle de tout le monde; mais un savant casuiste [d] y est contraire, & décide, que le tabac rompt le jeûne. Ce qui paroît certain, c'est qu'il n'est pas nécessaire à la santé; & supposé qu'il y fût nécessaire, il ne le seroit pas pour tous les jours; enfin, le fut-il pour tous les jours, il ne peut l'être pour tous les momens de la vie: car il ne peut passer pour remede, que lorsqu'il est pris pour la pure nécessité, & non par fantaisie: *Ad necessitatem, non ad libidinem* [e].

On peut donc conclure, que le tabac n'a rien qui doive tant interesser le monde en sa faveur, puisque la poudre seule en est dangereuse. Un célebre médecin [f] d'Italie s'en plaint amerement; il dit, que l'usage du

---

a Voyez *l'explication des cérémonies de l'Eglise*, par le savant religieux de Cluny M. l'abbé du Vert dans la préface, p. XIII. | b *Ibid.* dissert. p. 95. | c *Ibid.* p. 98. | d *Lezana* | e *Horstius*, tom. 3. p. 43. | f *Ramazzini* de morb. artif. c. 17.

tabac en poudre , eſt une malheu‑
reuſe invention de notre ſiécle , &
une accoûtumance *condamnable pour
tous les maux qu'elle cauſe au cer‑
veau , à l'eſtomac , *&c. Hujus ſæculi
inventum, ſeu vitioſa conſuetuⱥq eſt , pulvis
iſte ex herbâ nicotiavâ compoſitus , quas
noxias tum capiti , tum ſtomacho affligat
pulvis iſte ſatis norunt , &c. Il trouve ,
que c'eſt une manie , dont le monde
eſt ſottement infatué , & il craint que
le charme , d'uſer de tabac , ne ſoit de
la nature de ces plaiſirs , contre leſ‑
quels tout le monde crie , & que per‑
ſonne ne quitte : *Adeò inſanabile ca‑
coëthes tabaci ... tot homines infatuit ; quot
vitium ut reor ſemper damnabitur , ac ſem‑
per ſervabitur* b. Enfin , un grand prin‑
ce c trouvoit , que le tabac avoit de‑
quoi ſe faire haïr des hommes ; &
c'eſt le conſeil qu'il leur donne : *Tan‑
dem igitur , ô cives , ſi quis pudor ! rem
inſanam abjicite , ortam ex ignominiâ , re‑
ceptam errore , frequentatam ſtultitiâ ; undè
& ira numinis accenditur , corporis ſanitas
atteritur , res familiaris arroditur , dignitas
gentis ſeneſcit domi , vileſcit foris : rem viſu*

____

a Voyez *Bayles*, de virib. conſuetud. | b *Ibid.* | c *Jac‑
ques VI.* roy *d'Angleterre. Miſocapn.* ſive de abuſ.
tabac.

Y iiij

turpem, ac factu insuavem, cerebro noxiam, pulmonibus damnosam, & si dicere liceat atri fumi nebulis tartareos vapores proximè » repræsentantem. Quittez, enfin, dit ce
» prince à ses sujets ; quittez, s'il vous
» reste encore quelque sentiment d'hon-
» neur, cette coûtume insensée, qui est
» honteuse dans son origine, séduisante
» dans son progrès, folle dans son usa-
» ge : défaites - vous d'une chose qui
» blesse la religion, qui abbrége la vie,
» & qui incommode les familles ; sortez
» d'une coûtume, qui deshonore votre
» nation, en l'avilissant chez elle, & la
» décriant ailleurs. N'ayez que de l'hor-
» reur pour une chose dégoûtante à la
» vûe, insuportable à l'odorat, ennemie
» du cerveau, mortelle à la poitrine.
» Sortez, si je l'ose dire, de cette fumée
» d'enfer.

Mais comme le penchant l'emporte ordinairement sur la raison des hommes, il est à craindre, que ce conseil soit mal écouté :

Nunc mores nihil faciunt, quod licet,
Nisi quod lubet.
Mores mali quasi herba irrigua
Succreverunt uberrimè [a].

[a] *Plaut.*

CHAPITRE DERNIER.

Conclusion de cet ouvrage.

AU reste, le scrupule a eu moins de part à cet ouvrage, que la raison ; une juste crainte, plûtôt qu'une terreur panique, l'a fait entreprendre. La licence des dispenses de Carême s'accroissant à l'excès, bien - tôt elle n'aura plus de bornes, si on la laisse aller de même pas, qu'elle a fait depuis moins d'un siécle. En voici une preuve sensible, qui doit faire tout craindre pour la piété chrêtienne, si le zele des pasteurs & la sagesse des magistrats, n'arrêtent promtement cet abus.

Il n'y a pas quatre-vingts ans, qu'il ne se tuoit que six bœufs dans l'Hôtel-Dieu de Paris, pendant le Carême, c'étoit un bœuf par semaine ; & comme l'on tue dans les boucheries environ mille, tant veaux que moutons, pour cent bœufs, c'étoient environ soixante veaux & six bœufs, pour tout le Carême, parce que ce n'étoit que des veaux & des bœufs, qu'on y tuoit

Y

alors ? un bœuf, par conséquent, & dix veaux par chaque semaine.

En 1665. ce nombre étoit déja fort accrû, puisqu'il se tuoit alors dans l'Hôtel-Dieu 200. bœufs, &c.

En 1708. ce nombre étoit augmenté plus que du double ; car on y tuoit 500. bœufs, & les veaux & les moutons à proportion.

Il paroît donc, oseroit-on le dire ? que la piété de nos peres est méconnoissable parmi nous, puisqu'il y a entre la leur, & la nôtre, la même différence qu'entre 6. & 500. &c.

Par ce calcul, on voit, qu'on mange aujourd'hui 83. fois plus de viande en Carême, que n'en mangeoient nos peres il y a 80. ans. Mais cette étrange différence devient sensible, en examinant de combien la quantité de personnes, qui rompent aujourd'hui le Carême, est au-dessus du nombre de ceux, qui prenoient alors des dispenses. Ce n'est pas, qu'on prétende découvrir en ceci la vérité jusques dans sa juste précision ; mais ce qu'on va avancer, servira à faire entrevoir celle que nous cherchons.

L'on consomme, au moins, dans Paris, pendant le cours de l'année,

qui eſt de 46. ſemaines de charnage,
à 5. jours par ſemaine, 46000. bœufs;
ce ſont 200. bœufs par jour, qui font
8000. pour 40. jours, & l'on comte,
que cette quantité nourrit environ
600000. perſonnes. Or le nombre de
bœufs, qu'on conſomme dans les 40.
jours de Carême, montant à 500. on
mangera aujourd'hui, en Carême,
la ſeiziéme partie de la viande qu'on
mange en charnage. En effet, ſi 8000.
bœufs donnent 4000000. peſant de livres, pour les 40. jours de charnage,
500. bœufs en donneront 250000. [qui
font la ſeiziéme partie de 4000000.]
pour les 40. jours de Carême. Et comme les 4000000. de livres de viande,
pour 40. jours, donnent 100000. pour
chaque jour ; les 250000. pour 40.
jours, donneront 6250. livres par
jour, qui font la ſeiziéme partie de
100000. Mais parce que 500. font la
ſeiziéme partie de 8000. & 37000. [a]
la ſeiziéme partie de 600000. 37000.
perſonnes devront conſommer ces 500.
bœufs en Carême, par la même raiſon, que 600000. en conſomment
8000. dans 40. jours de charnage.

<hr>

a On a omis exprès les fractions dans la plûpart des
calculs, pour les rendre moins embarraſſez.

Y vj

Reste à montrer par le calcul suivant, de combien il s'en falloit, que le nombre de ceux qui faisoient gras il y a 80. ans, fût aussi grand.

Il ne leur falloit que six bœufs, & le reste à proportion, pour nourrir leurs malades pendant les quarante jours de Carême ; ce n'étoit que la 1333ᵉ partie de 8000. qui se consomment dans quarante jours de charnage. Or comme 450. font la 1333ᵉ partie de 600000. il s'ensuit qu'il n'y avoit alors que 450. personnes qui fussent dispensées de l'abstinence, & que le nombre de ceux qui font aujourd'hui gras en Carême, surpasse celui des malades qu'on dispensoit il y a 80. ans, de 36550.

Deux réfléxions pourroient faire douter de ce calcul : 1°, Paris est aujourd'hui plus grand, qu'il n'étoit il y a 80. ans : 2°, Il y a peut-être aujourd'hui plus d'infirmes, & de malades.

Rép. Paris est plus grand ; c'est-à-dire, il est plus étendu, mieux bâti, & plus magnifique, qu'il n'étoit il y a 80. ans : mais les maisons font-elles plus remplies ? Le peuple est-il plus nombreux ? Et quand il seroit aujourd'hui plus nombreux, y avoit-il moins de 600000. perfonnes il y a 80. ans ? Il n'y a point d'apparence ; car quelques-uns donnent aujourd'hui à Paris jufqu'à 900000. ᵃ hommes : or, il n'y a pas lieu de croire, qu'il foit augmenté de 300000. depuis 80. ans. Il y avoit donc alors au moins 600000. hommes. C'eft pourquoi, l'on a dit dès il y a long-temps de Paris, que c'étoit moins une ville, qu'un monde : *Non urbs, fed orbis eft.* En effet, *Charles-Quint* étant venu à Paris, dit en parlant de cette ville, qu'il avoit vû un monde en France. Ce qui eft certain, c'eft qu'il y avoit il y a 80. ans, plus d'étrangers à Paris, qu'à préfent ; la retraite des religionnaires n'étoit point encore arrivée. Il eft donc vrai-femblable, qu'il y avoit il y a 80. ans à Paris, à peu près autant d'habitans qu'aujourd'hui.

On ajoûte, que le nombre des malades étoit alors moindre, qu'aujourd'hui ; & c'eft la feconde objection : mais fi la quantité des habitans étoit la même, le monde, ni les corps, ne dépériffant point, comme on l'a fait voir, il n'y aura point aujourd'hui

ᵃ *Corneil*, Diction. Geografic. art. de Paris.

plus de malades, qu'autrefois.

Si donc ce nombre de 450. qui mangeoient de la viande, est si fort au-dessous de celui de 37000. c'est-à-dire, de ceux qui ne gardent pas aujourd'hui l'abstinence, ce n'étoit peut-être, que parce que l'ancienne coûtume de ne dispenser du Carême, qu'en cas de maladie grave, subsistoit encore en partie. Cette conjecture, qui honore la nation Françoise, est fondée, sur ce que les dispenses se sont répandues en France plus tard, & plus difficilement, que dans d'autres royaumes. On a remarqué, par éxemple, que ce ne fut principalement que du temps de l'héréfie de Calvin, que l'on commença à être moins scrupuleux, à demander des dispenses. C'est en effet de ce temps, que sont venus les premiers réglemens, pour l'observance du Carême [a]. On aura donc fait moins de difficulté, de comprendre dans les dispenses les infirmes, & les valétudinaires ; & ce sera ainsi, que le nombre de ceux qui font gras en Carême, se sera si fort augmenté.

Mais quand même on étendroit l'indulgence jusqu'aux infirmes, le nom-

---

[a] M. de la Mare, traité de la police, p. 356.

bre de 37000. qui ne garderoient pas
aujourd hui l'abſtinence, feroit une
preuve manifeſte de l'abus qu'on fait
des diſpenſes, puiſque celui des malades,
& des infirmes, eſt certainement dans
Paris au-deſſous de cette quantité.

Suppoſons que l'Hôtel-Dieu de Paris
contienne 1500. malades : ajoûtons-en
encore 1000. qui feront répandus dans
les autres hôpitaux : donnons à chaque médecin 20. malades, ou infirmes : comtons enfin juſqu'à 300. médecins, ou gens qui s'ingérent de voir
des malades dans Paris, ce feront
6000. malades à eux tous : il ne ſe
trouvera cependant que 9. à 10000.
malades, ou infirmes, dans Paris.
Reſte donc 27000. perſonnes dans Paris de plus que les malades, ou infirmes, qui feront gras en Carême ſans
néceſſité. On tire de tout ce raiſonnement une conſéquence qui le confond, & qui paroît preſque ſans replique. La voici : On a prétendu que
Paris êtoit euſſi grand il y a 80. ans,
qu'à préſent ; qu'il n'a point dû y avoir
moins de malades, &c. Mais on vient
cependant d'accorder, qu'il peut y
avoir aujourd'hui 9. à 10000. malades,
quoi qu'on eût avancé, qu'il n'y eu

avoit que 450. il y a 80. ans. Ainſi,
il a dû y avoir alors moins de malades : par conſéquent Paris aura êté
moins grand, & l'abus des diſpenſes
eſt moins conſidérable.

Rép. Mais on a déja averti, qu'on
ſe propoſe moins ici la juſte préciſion
d'une vérité auſſi impénétrable, que
celle que l'on recherche, que des vrai-
ſemblances, ou des lueurs, pour ainſi
dire, qui la laiſſent entrevoir. 8000.
bœufs étant la 16ᵉ partie des 46000.
que 600000. perſonnes conſomment :
de plus, 500. bœufs faiſant la ſeizième
partie de 8000. on a compris, qu'il falloit un ſeizième de 600000. pour conſommer en Carême 500. bœufs, puiſque les 600000. hommes en conſomment 8000. dans 40. jours de charnage. Ayant cherché enſuite la *quotité*
de 6. dans 8000. on a trouvé, que 6.
en étoit la 1333ᵉ partie ; l'on a conclu,
qu'il falloit trouver la 1333ᵉ partie de
600000. perſonnes, pour conſommer
6. bœufs dans 40. jours. Cette partie
de 600000. s'eſt trouvée 450. laquelle
étant comparée à 37000. découvre
d'abord une différence entre l'abſtinence de nos peres, & la nôtre, qui
frappe, & qui étonne. Mais enfin, le

fait eſt conſtant, qu'il ne ſe tuoit que
6. bœufs, & environ 60. veaux, ce
qui ne produit que 6600. livres de
viande, pour les 40. jours de Carême : ce ſeroit à peine dequoi nourrir
450. perſonnes. Reſte à conclure, que
ceux-là ſeuls, qui étoient vraiment malades, ſe faiſoient diſpenſer ; & que
les valétudinaires, qui font aujour-
d'hui le plus grand nombre, par rapport aux diſpenſes, n'y étoient pas
compris. Ajoûtez, qu'il n'y a pas 80.
ans, que les Anglois ne donnoient que
des crêmes d'orge & de ris à leurs malades ; apparemment, parce que les
bouillons à la viande, étoient moins
communs qu'aujourd'hui en Europe.
Après quoi, on ſera moins ſurpris du
petit nombre de malades, qui faiſoient
gras à Paris, en Carême, il y a 80.
ans.

On ſe retranche à dire, qu'il n'y a
pas 600000. hommes qui mangent en
charnage de la viande à Paris ; & que
c'eſt à tort qu'on en conclut, qu'il y
en aura 37000. qui rompent le Carême.

Mais ſuppoſé, que la ſeizième partie du nombre qui mange de la viande
en charnage, ne monte pas à 37000. il

est toûjours vrai, que 500. faisant la seizième partie de 8000. il faudra toûjours la seizième partie du nombre de ceux qui mangent les 8000. bœufs, pour consommer les 500. Ce nombre est le même qui consomme 46000. bœufs pendant toute l'année. Il est donc toûjours vrai, que la seizième partie du peuple de Paris, ne garde pas aujourd'hui l'abstinence ; tandis qu'il n'y avoit autrefois que la 1333ᵉ partie de ce peuple qui fît gras en Carême. La conséquence paroîtra vraisemblable, si l'on ajoûte à la grosse viande qui se débite en Carême, celle qui se vend en cachette ; si l'on fait encore réfléxion au nombre inimaginable de *poules*, de *poulets*, de *chapons*, d'*agneaux*, & à la quantité de *perdrix*, de *lapins*, de *faisans*, &c. qu'on vend dans Paris ; & l'on sera effrayé du nombre prodigieux de personnes qui font gras en Carême.

On ne craint donc pas d'avancer, qu'il est comme démontré, que le nombre de ceux qui ne gardent pas l'abstinence, surpasse de beaucoup celui des malades, puisque le nombre de ceux qui font aujourd'hui gras, est à celui de ceux qui le faisoient il y a

80. ans, comme 37000. est à 450. laquelle proportion réduite à ses moindres termes, est comme 82. $\frac{100}{450}$ est à 1. L'abus des dispenses du Carême, paroît donc parfaitement prouvé.

On croiroit, qu'il ne seroit pas impossible d'y rémédier ; ce seroit en faisant revivre d'anciens réglemens, & de sages coûtumes, qui bornoient autrefois les dispenses. Il falloit il y a 80. ans, porter à l'Hôtel-Dieu des attestations du curé, & d'un médecin. Ces attestations définissoient la nature de la maladie, & la qualité de la viande qui y convenoit. C'étoit du *veau*, quand il y avoit de la fiévre, ou du *bœuf*, quand il y avoit cours de ventre, &c. Car ce n'étoit que de la grosse viande qui se permettoit, ou se débitoit alors ; l'usage de la volaille étoit inconnu, bien différent de celui d'aujourd'hui, qui fournit des ressources aux impies & aux libertins, qui trouvent pour de l'argent dequoi satisfaire leur sensualité, & leur débauche, puisqu'ils ont à discrétion des *perdrix*, des *bécasses*, des *faisans*, des *lapins*, &c. tous mets, qu'il est aussi rare, que dangereux d'accorder à des infirmes.

Les édits de nos Rois, les arrêts des

Parlemens, & les ordonnances de police, n'ont rien omis pour prévenir ecs libertinages [a]. *Henry* II. fit un édit [b], pour défendre le débit de la viande en Carême, fans certificat de médecin. *Charles* IX. par un autre édit [c], défendit de vendre de la viande aux *Calviniftes*, pendant ce temps. Deux ans après, il ordonna [d], que la viande ne fe vendroit en Carême, que dans les Hôtels-Dieu, & aux malades feulement.

Le Parlement [e] entra dans les mêmes vûes quinze ans après ; car il ordonna que la viande ne fe vendroit en Carême, que dans l'Hôtel-Dieu, comme étant l'endroit où le befoin de viande eft plus grand. Cet arrêt défend de ne donner de la viande, qu'à ceux qui auront une permiffion, & dont on prendra les noms & les demeures. Cet arrêt fut confirmé vingt ans après par un fecond [f], qui réitere les mêmes difpofitions. En 1659. il fe trouve une ordonnance de police, pour réprimer les libertins qui alloient manger de la viande à *Charenton*. L'or-

[a] Vid. *M. de la Mare*, *traité de la police*, p. 356. | [b] Du 5. Janv. 1549. | [c] Du 34. Dec. 1563. | [d] Le 3. Fevr. 1565. | [e] *Arrêt* du 2. Mai 1575. | [f] Du 5. Fevr. 1595.

donnance de S. E. Monseigneur le *Cardinal de Noailles*, du 12. Février 1702. apporte encore plus de précaution pour prévenir les abus des dispenses de Carême. Enfin, par l'usage observé depuis 1667. le Parlement rend un arrêt quelques jours avant le Carême, qui ordonne que la viande ne se vendra, que dans les boucheries de l'Hôtel-Dieu, où l'on n'en vendra qu'aux infirmes, & aux malades, qui auront une permission du curé, & un certificat du médecin. Le Roy y joint son autorité, par un ordre exprès ; & le magistrat de police le fait exécuter.

Tant de précautions réitérées, font voir l'attention des princes & des magistrats, pour faire observer le Carême, & pour prévenir les abus ; mais elle va encore, cette attention, à ne point laisser manger d'œufs sans nécessité. Quand donc il y a nécessité, les officiers de police requerent le parlement ; le parlement invite l'archevêque de Paris d'accorder cette indulgence : la dispense accordée, le parlement rend un arrêt. Tel fut celui qu'il rendit le 21. février 1670. Toutes ces précautions ne vont qu'à retrancher aux libertins les moyens de faire gras

en Carême ; c'est pourquoi il est ordonné, de ne vendre de la viande,
qu'aux malades, qui auront des attestations du curé & du médecin. Quatre choses donc pourroient arrêter
la licence des dispenses du Carême.
1°, La permission du pasteur, sans
laquelle on ne donneroit jamais de
viande. 2°, L'exactitude des médecins
à ne donner des certificats, que pour
de vrais besoins bien réels. 3°, Leurs
soins à marquer la qualité de la viande, qui seroit nécessaire, si ce seroit
du *veau*, du *bœuf*, de la *volaille*, &c.
du *bouilli*, du *rôti*, &c. avec la précaution de marquer le temps que devroit
durer la dispense, tout le Carême, ou
en partie. 4°, La sévérité de ceux qui
seroient préposez dans les boucheries,
pour recevoir les attestations, à les
exécuter à la lettre.

C'est par ces moyens, qui s'observoient encore, pour la plûpart, il n'y a
que 80. ans, qu'on s'étoit maintenu dans
les régles de l'Eglise, & on pourroit
espérer de les voir encore plus exactement suivies, si on faisoit revivre les
mêmes moyens.

Mais qu'il est à craindre, que toutes
ces vûes ne deviennent inutiles ! par-

ce qu'il eſt rare, qu'on revienne d'un préjugé, d'une erreur même, quand elle eſt devenue publique, & quand elle autoriſe la cupidité. Alors l'eſprit s'égare, & le cœur ſe gagne ; & après de tels progrès dans l'erreur, rarement on en ſort : *Serò ſapiunt Phryges* [a]. On ſe laiſſe donc aller d'abord à ce qui plaît, & l'on s'y livre, dès qu'on ſe trouve appuyé de l'uſage, d'un grand nom, ou d'une opinion reçûe : *Homines potiùs amplexantur quæ voluptati placent, quàm dum maximè claſſicorum virorum opinione ſe tuentur* [b]. Cet ouvrage court donc riſque d'être mal écouté, & plus mal encore pratiqué. Mais, du moins, la médecine doit être doreſnavant diſculpée, & on ne ſera plus en droit de la charger des fautes du public, au ſujet des diſpenſes du Carême ; car elle ſe déclare ici contre les abus, qui s'y commettent, elle les condamne, contente d'elle-même, ſi ſes devoirs ſont remplis : *Si adhuc his omnibus reclamari videtur, nobis in lucro erit noſtrum inſtitutum peregiſſe, dum illa à medecinæ principiis deduximus* [c].

Voilà ce que la phyſique nous a paru

<hr>

a *Tull.* l. 7. epiſt. fam. p. 16. | b *Caldera*, Trib. mag. med. p. 488. | c *Ibid.*

avoir de plus conftant fur cette matiere : voilà ce que nous apprend la médecine : voilà enfin, notre devoir rem-
pli : *Hoc conftat in vera philofophia ; hoc
nos docuit fapiens medicina : quod cadit fub
noftrum tribunale proferimus* [a]. C'eft à préfent aux docteurs, & aux pafteurs de
l'Eglife, à juger de ce qu'on vient d'a-
vancer. On eft fûr de leurs fuffrages,
parce qu'on n'a rien à craindre de
leur complaifance. On les prie donc
de juger, affurez que l'on eft, qu'ils
ne donneront pas dans le goût du
fiécle, que la licence des opinions
inonde, parce qu'il eft temps d'arrêter cette difpofition malheureufe, &
ce dangereux panchant, & qu'il feroit
pernicieux de les flatter : *Vos ergo, ô
viri nobiliffimi theologi, ut judices Ecclefiæ,
..... fuper hoc nunc decernite, ... &
judicate obfecro, uti in illo fæculo, quod
licentiofa libertate, fræno magis-quàm cal-
caribus indiget* [b]. Car, à Dieu ne plai-
fe, qu'on les croye, prévenus de cette fauffe prudence du fiécle, qui va
à flatter l'opinion déja trop répandue
par plus d'un auteur, que les efprits,
les temps & les affaires ne peuvent
plus s'accommoder de maximes féve-

a *Ibid.* | b *Ibid,*

res

res & d'opinions rigoureuses, qu'il eſt temps, au contraire, de donner cours à des ſentimens moins gênans, qui contraignent moins les conſciences, & qui leur épargnent les ſcrupules. Nous laiſſons à l'habileté de meſſieurs les théologiens à décider, ſi cette voye large eſt la plus ſure pour le ſalut : *Niſi fortè prudentius videatur, hujus ſæculi communis adulandi neceſſitas, à pleriſque theologis validè commendata, nempe quòd hodie hominum & reipublicæ ſtatus, & publica negotia non ferunt ſtrictas magis opiniones, ſed illas quæ in moderata latitudine ambulare permittunt, ne conſcientias nodo inextricabili injiciant ; quod, an ſecuriùs, prudentiores viderint* [a].

[a] Tout ce paſſage latin eſt de Caldera, p. 488.

Fin du ſecond tome.

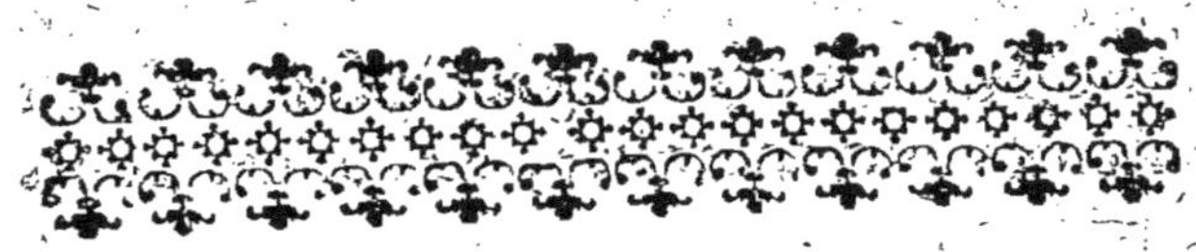

TABLE
DES MATIERES,

Contenues dans ce second tome.

DES MATIERES.

C

DES MATIERES.

F

Z iiij

V

Fin de la table des matieres.